Kohlhammer

Rat + Hilfe

Fundiertes Wissen für Betroffene, Eltern und Angehörige – Medizinische und psychologische Ratgeber bei Kohlhammer

Eine Übersicht aller lieferbaren und im Buchhandel angekündigten Ratgeber aus unserem Programm finden Sie unter:

https://shop.kohlhammer.de/rat+hilfe

Die Autorinnen

Dr. phil. Dipl.-Psych. Almut Dorn:
Psychologische Psychotherapeutin, Praxis für Gynäkologische Psychosomatik, Hamburg.
www.almutdorn.de

Dr. med. Anneliese Schwenkhagen:
Fachärztin für Frauenheilkunde und Geburtshilfe, HORMONE HAMBURG, Praxis für gynäkologische Endokrinologie, Dres. Schaudig + Schwenkhagen, Hamburg.
www.hormone-hamburg.de

Prof. Dr. med. Anke Rohde:
Fachärztin für Psychiatrie und Psychotherapie, Universitätsprofessorin für Gynäkologische Psychosomatik, Universität Bonn.
www.rohde-bonn.de

Gemeinsame Website der Autorinnen zum Thema PMDS:
www.pmds.team

Almut Dorn
Annelise Schwenkhagen
Anke Rohde

PMDS als Herausforderung

Die Prämenstruelle Dysphorische Störung als schwerste Form des PMS

2. Auflage

Verlag W. Kohlhammer

2. Auflage 2023

Gesamtherstellung: W. Kohlhammer GmbH, Heßbrühlstr. 69, 70565 Stuttgart
produktsicherheit@kohlhammer.de

Illustrationen von Fides Velten, Illustratorin und Grafikdesignerin, Hamburg
fidesvelten.com

Print:
ISBN 978-3-17-044560-4

E-Book-Formate:
pdf: ISBN 978-3-17-044561-1
epub: ISBN 978-3-17-044562-8

Inhalt

Ihr Wegweiser durch dieses Buch

Möglicherweise haben Sie als Betroffene, als Angehöriger oder auch als jemand, der aus beruflichen Gründen mit dem Thema zu tun hat, unterschiedliche Interessen, wenn Sie dieses Buch lesen. Die einzelnen Kapitel sollen deshalb auf die verschiedenen Bedürfnisse eingehen, ohne dass Sie beim Lesen eine bestimmte Reihenfolge einhalten müssen. Jedes Kapitel ist inhaltlich so angelegt, dass es für sich allein – und damit unabhängig von den weiteren Kapiteln – verständlich ist. Falls Begriffe verwendet werden, die in einem anderen Abschnitt genauer erklärt sind, wird darauf verwiesen.

Das Buch beginnt mit einem historischen Exkurs sowie einem Blick auf Frauenbilder gestern und heute, es folgen Fakten zu Symptomen und Diagnose der PMDS, Ursachen und Einflussfaktoren sowie die Abgrenzung gegen andere Störungen. Anschließend werden Behandlungsmöglichkeiten erörtert und Selbsthilfestrategien dargestellt, bevor nach einem Kapitel mit häufig gestellten Fragen Erfahrungsberichte Betroffener vorgestellt werden. Die abschließenden Hinweise auf weitere Literatur und Internetlinks können verständlicherweise nicht vollständig sein, helfen Ihnen aber vielleicht bei weiteren Recherchen.

Da die verwendeten Fachbegriffe in den jeweiligen Kapiteln erklärt werden, wurde auf ein zusätzliches Glossar von Fachausdrücken verzichtet. Sollten Sie einen bestimmten Begriff suchen, schlagen Sie einfach im Inhaltsverzeichnis nach oder folgen Sie den entsprechenden Verweisen im Text.

Noch ein Wort zum »Gendern«: Wir haben uns entschlossen, auf Gendersternchen oder ähnliches zu verzichten und stattdessen die weiblichen und männlichen Berufsbezeichnungen parallel, d. h. durch einen Schrägstrich getrennt, zu verwenden. In Einzelfällen haben wir willkürlich nur die weibliche oder männliche Form gewählt, da sonst z. B. Aufzählungen verschiedener Personengruppen zu unübersichtlich geworden wären. Es versteht sich von selbst, dass in allen Fällen jeweils alle Geschlechter gemeint sind.

Das gleiche trifft übrigens für die Verwendung des Begriffes »Partner« zu. Wir sind uns darüber im Klaren, dass heute Regenbogenfamilien in vielen Konstellationen existieren, und wir wissen aus der praktischen Arbeit mit gleichgeschlechtlichen Paaren, dass diese im Zusammenhang mit Menstruationszyklus und PMDS unter den gleichen Problemen leiden können wie heterosexuelle Paare. Allerdings haben wir uns im Sinne der besseren Lesbarkeit dagegen entschieden, aus dem Partner (mit dem sowohl Ehe- als auch Lebenspartner gemeint ist) die Formulierung »der Partner/die Partnerin« zu machen. Aber selbstverständlich sind bei den entsprechenden Ausführungen immer auch Partnerinnen bzw. Ehefrauen gemeint.

Vorwort

Eine schöne Entwicklung in der Medizin und Psychotherapie ist die immer größer werdende Offenheit für die interdisziplinäre Zusammenarbeit und Behandlung von Störungen. Ich selbst hatte das Glück, seit Beginn meiner Berufstätigkeit immer in fachübergreifenden Teams arbeiten zu können. Vor allem meine zehnjährige Tätigkeit in der Gynäkologischen Psychosomatik an der Universitätsfrauenklinik Bonn unter der Leitung von Frau Professor Anke Rohde (Psychiaterin und Psychotherapeutin) im engen Austausch und Kontakt mit allen Disziplinen der Frauenheilkunde hat mich geprägt. Bereits in dieser Zeit lernte ich Dr. Anneliese Schwenkhagen auf Kongressen kennen, auf denen sie ihre große Expertise zu Hormonen, Psyche, Sexualität und neurologischen Themen mit Kollegen und Kolleginnen teilte, stets auf ihre mitreißende Art. Was für ein Glück, dass mich mein Weg nach Hamburg führte und wir somit weiter zusammenrücken konnten. Durch die gemeinsamen Themen hatten sich zu dem Zeitpunkt übrigens auch Anke Rohde und Anneliese Schwenkhagen bereits kennengelernt. Die enge Verbundenheit mit Anke Rohde hat sich auch über die Hamburger Jahre weiter intensiviert.

Ein Thema, zu dem wir uns mit unseren drei Fachrichtungen immer wieder austauschen, ist die PMDS. Über verschiedene Wege und Kanäle suchen Frauen unsere Hilfe mit deutlichen Symptomen, die der Prämenstruellen Dysphorischen Störung zuzuordnen sind. Häufig haben diese Frauen bereits lange Leidenswege hinter sich, haben selbst recherchiert und sich »schlau gemacht«, wie ihre Beschwerden einzuordnen sind. Sie haben schon vieles ausprobiert, um Linderung zu erfahren – und sind immer noch auf der Suche nach professioneller Hilfe.

Die Häufigkeit der PMDS wird in Studien mit 3–5 %, manchmal auch höher angegeben; dabei sind nur Frauen mit dem Vollbild der PMDS berücksichtigt. Bei ca. 15 Millionen Frauen im Alter zwischen 20 und 50 Jahren ist also selbst bei vorsichtiger Schätzung von etwa einer halben Million Frauen in Deutschland auszugehen, die monatlich oder zumindest in vielen Monaten unter ausgeprägten psychischen Beeinträchtigungen in der 2. Zyklushälfte leiden. Dabei liegt die Dauer der Symptome zwischen wenigen Tagen prämenstruell bis zur kompletten 2. Zyklushälfte. Nicht selten führen die Beschwerden zur zeitweisen Arbeitsunfähigkeit. Vor allem durch die sehr typischen Symptome, wie starke Reizbarkeit, Ärger und Wut, geraten viele Frauen in dieser Zeit in erhebliche Konflikte – vor allem mit ihrem Partner bzw. ihrer Familie, was ganz häufig zu ausgeprägten Schuldgefühlen bei ihnen führt. Depressive Symptome gehen bis hin zur Suizidalität.

»Ja, ich kenne das, ich fühle mich vor meiner Periode wie Dr. Jekyll und Ms. Hyde, aber ich weiß nicht, wie ich mit meiner Wut umgehen soll« ist eine typische Äußerung. Durch die fehlenden Kriterien in unserem derzeit gängigen medizinischen Diagnosesystem ICD-10 fühlen sich weder Psychiater noch Frauenärztinnen wirklich zuständig für die Problematik. Von Psychiatern werden die Symptome nicht selten anderen Störungen zugeordnet, Frauenärztinnen stufen prämenstruelle Veränderungen schnell als »normal« ein, und auch im aktuellen Ausbildungskatalog der Psychotherapeutinnen kommt die frauenspezifische Psychosomatik nicht vor. Somit ist unsere Ratgeber-Idee ein Stück weit aus dieser Not der Betroffenen geboren, die wir fast täglich durch Terminanfragen und E-Mails spüren.

Wir möchten unser Wissen und unsere klinische Erfahrung mit den betroffenen Frauen teilen. Aber auch Kolleginnen und Kollegen unserer drei Fachdisziplinen möchten wir erreichen – nicht zuletzt durch die Erfahrungen der betroffenen und belesenen Frauen selbst, die sich bereit erklärt haben, darüber zu berichten.

Unser Ratgeber soll den Frauen die Möglichkeit geben, ihre Symptome selbst einschätzen und einordnen zu können. Hilfe zur Selbsthilfe ist ein Bestandteil der Eigenbewältigung, der uns in allen therapeutischen Zusammenhängen immer sehr wichtig ist, denn wir sind große Verfechterinnen der Idee der Patientinnen-Autonomie. Deshalb ist auch eines unser Anliegen, betroffene Frauen zu »Expertinnen für ihre Störung« zu machen.

Die Beschreibung der Problematik soll helfen, die Grenze zwischen »Beschwerden« bzw. »Befindlichkeitsstörungen«, die man mit verschiedenen Selbsthilfestrategien oder pflanzlichen Mitteln bewältigen kann, zur »therapiebedürftigen Störung« im engeren Sinne zu erkennen, bei der möglicherweise zusätzlich eine medikamentöse Behandlung angezeigt ist.

Um zu verstehen, wie alle diese Symptome einzuordnen sind, werden die aktuellen Entstehungstheorien zu PMS und PMDS vermittelt sowie die Bandbreite der Symptomatik und deren Ausprägungen dargelegt. Die Therapieoptionen aus Sicht der Psychotherapie, der Frauenheilkunde und der Psychiatrie möchten wir verständlich vermitteln. Wie schon erwähnt, ist es uns auch wichtig, die betroffenen Frauen durch Zitate, Fragen und Erfahrungsberichte zu Wort kommen zu lassen, denn durch unsere Patientinnen haben wir sehr viel über die PMDS gelernt.

Die Illustrationen von Frau Fides Velten strukturieren mit feinen Linien die Kapitel und runden in ihrer bildlichen Darstellung unser Thema ab.

Für die Autorinnen
Almut Dorn

Hamburg, Frühjahr 2022

1 Ein Blick zurück zu Beginn

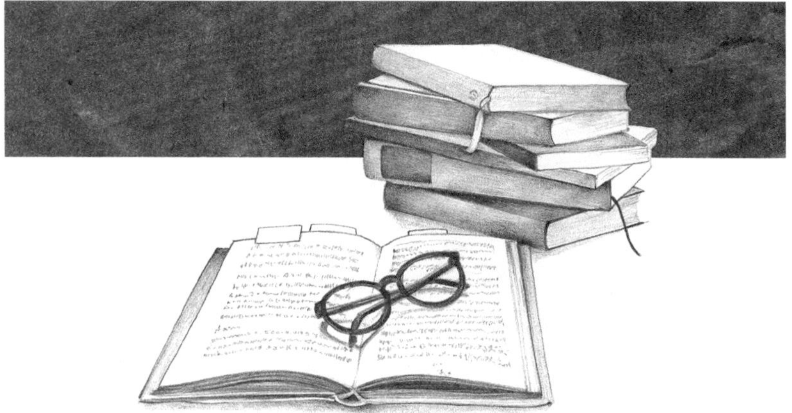

In aller Kürze

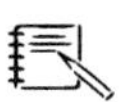

- Zyklusabhängige Stimmungsschwankungen sind schon seit der Antike überliefert.
- Ab dem 19. Jahrhundert fanden vor allem »Erregungszustände« im Zusammenhang mit der Menstruation bzw. mit der Funktion der Eierstöcke das Interesse von gynäkologischen und psychiatrischen Forschern.
- Rund um die Menstruation und den Hormonzyklus der Frauen ranken sich bis heute viele Mythen.

- In die Bewertung von Symptomen rund um den Zyklus fließen Frauen- und Rollenbilder mit ein, die sich über die Zeit ändern.

Exkurs Historisches

Bereits in der Antike gab es Beobachtungen über Stimmungs- und Verhaltensänderungen von Frauen im Zusammenhang mit der Menstruation. Der griechische Arzt und Gelehrte Hippokrates beschrieb vor etwa 2.500 Jahren zyklusabhängige Stimmungsveränderungen, die er als Folge eines verhinderten Abflusses des Menstruationsblutes interpretierte. Das sei gefolgt von Fieber, Ängsten, sprachlichen und tätlichen aggressiven Impulsen gegen andere bis hin zu Sinnestäuschungen und Suizidgedanken.

Bei den Betrachtungen der prämenstruellen Veränderungen standen im 19. und Anfang des 20. Jahrhunderts die besonders auffälligen Symptome im Vordergrund, wie man sie auch bei Psychosen kennt (z. B. Fremdheitsgefühle oder Erregungszustände, die wir heute als Impulsdurchbrüche bzw. »Ausraster« bezeichnen würden). Der deutsch-österreichische Psychiater Richard von Krafft-Ebing sprach Ende des 19. Jahrhunderts vom »Menstrualen Irresein«, wobei seine Beschreibung sehr unseren heutigen PMDS-Kriterien ähnelt. Der in der gleichen Zeit tätige deutsche Psychiater Eugen Bleuler beschrieb als »Menstruationspsychose« bzw. »Menstruelles Irresein« ebenfalls alle Facetten zyklusabhängig vorkommender psychischer Störungen: manisch-depressive Zustände ebenso wie Psychosen, wobei er u. a. auch die impulsiven Handlungen erwähnte. Er machte aber gleichzeitig deutlich, dass die Zyklusvorgänge dabei neben einer bereits bestehenden Störung bzw. der Neigung nur ein Teil der Ursache sind.

Die systematische Erforschung begann, nachdem Robert T. Frank 1931 den Begriff »Premenstrual tension« für die prämenstruellen Spannungszustände eingeführt hatte. Er beschrieb 14 Fälle von Frauen, bei denen es vor der Menstruation zu einer Zunahme von epileptischen Anfällen oder anderen medizinischen Problemen sowie von Stimmungsschwankungen und/oder gesteigerter Libido gekommen war und bei denen alle diese Symptome in der 1. Zyklushälfte wieder völlig verschwanden.

Der Begriff »Prämenstruelles Syndrom« (PMS) wurde 1953 von Raymond Greene und Katharina Dalton eingeführt. Ein Problem in den folgenden Jahrzehnten der Erforschung des PMS war allerdings, dass in den verschiedenen Studien unterschiedliche Definitionen verwendet wurden, wodurch die Vergleichbarkeit der Studien hinsichtlich Häufigkeit und Therapieerfolg nur bedingt gegeben war. Ein Forscherteam um J.A. Hamilton hat 1984 zusammengetragen, dass in den Arbeiten zu diesem Thema bis zu 150 verschiedene Symptome in Zusammenhang mit einem prämenstruellen Syndrom gebracht wurden.

Entwicklung der Forschung

Eine richtungsweisende Veränderung in der Forschung zu Diagnostik und Behandlung der prämenstruellen Beschwerden war die Aufnahme der Kategorie »Dysphorische Störung der späten Lutealphase« 1987 in das DSM-III-R (Deutsche Fassung 1989). DSM ist die Abkürzung für »Diagnostic and Statistical Manual of Mental Disorders« (= »Diagnostisches und Statistisches Manual Psychischer Störungen«), wie das Diagnosesystem der »American Psychiatric Association« (APA) heißt. Es wird hauptsächlich für Forschung eingesetzt. Im Gegensatz dazu findet im klinischen Alltag weltweit die ICD (»Internationale Klassifikation von Störungen«), das System der Weltgesundheitsorganisation Anwendung.

Die Kriterien der »Dysphorischen Störung der späten Lutealphase« waren im Wesentlichen die gleichen wie die heutigen im DSM-5, allerdings wurde der anfangs sehr sperrige Name bereits in der vierten Fassung des DSM (DSM-IV) aufgegeben zugunsten der Bezeichnung »Premenstrual Dysphoric Disorder, PMDD« (»Prämenstruelle Dysphorische Störung, PMDS«). Das Wort »Dysphorie« repräsentiert dabei eines der wesentlichen Kernsymptome der PMDS, nämlich die Missstimmung, worunter man auch Gereiztheit, Stimmungsschwankungen etc. einordnen kann. Allerdings gab es 1987 noch eine große Diskussion, ob es sich bei dem Beschwerdebild überhaupt um eine abgrenzbare psychische Störung handelt, weshalb die Kriterien im Anhang A angesiedelt waren (»Vorschläge für diagnostische Kategorien, die weiterer Forschung bedürfen«). Auch im DSM-IV verblieben die Kriterien der Prämenstruellen Dysphorischen Störung (PMDS) noch im Anhang.

Obwohl auch in den folgenden Jahren weiterhin die Frage diskutiert wurde, ob es sich tatsächlich um ein diagnostisch und therapeutisch wichtiges Störungsbild handelt oder *nur* um eine Ansammlung von Symptomen ohne Krankheitswert, setzten die neuen Kriterien eine umfassende Forschungstätigkeit in Gang. Es wurde eine Vielzahl von systematischen Studien durchgeführt, vor allem zur Behandlung der PMDS, deren positive Ergebnisse letzten Endes mit dazu beigetragen haben, dass nach langer Diskussion im Jahr 2000 die PMDS als Störungsbild anerkannt und durch die Food and Drug Administration (FDA) in den USA ein Medikament für die Behandlung zugelassen wurde, nämlich der SSRI Fluoxetin; später folgten Sertralin und Paroxetin.

Vor allem in den ersten Jahren wurden diese Studien von der Kritik begleitet, mit den Kriterien und den Behandlungsstrategien würden »natürliche weibliche Vorgänge« erst »medikalisiert«, d. h. zu einem medizinischen Problem gemacht.

Unsere Meinung

Es ist uns wichtig, deutlich zu machen, dass wir nicht jede leichte Stimmungsschwankung, Gereiztheit oder Niedergeschlagenheit als krankheitswertige und zu behandelnde Störung betrachten und dass es nicht für jedes körperliche Zipperlein ein Medikament geben muss. Und wann immer es möglich ist, mit anderen Strategien zurechtzukommen, würden wir von der Empfehlung hormoneller und antidepressiver Behandlungsansätze, wie sie in Kapitel 5 beschrieben sind, absehen. Allerdings hat jede von uns Autorinnen mittlerweile viele hunderte von Frauen beraten bzw. behandelt, die unter einem erheblichen Leidensdruck standen, weil sie mit ihren »Dämonen« in der 2.

Zyklushälfte nicht zurechtkamen und weil manches Mal der ganze Familienzusammenhalt bzw. die Partnerschaft auf der Kippe standen.

Wenn Sie selbst zu dieser letztgenannten Gruppe gehören: Lassen Sie sich von niemandem einreden, dass »wir Frauen da alle jeden Monat durchmüssen« und dass Hormone oder Psychopharmaka »Teufelszeug« sind. Viel mehr möchten wir Ihnen dabei helfen, selbst die Expertin für den Umgang mit »Ihrer« PMDS zu werden, um dann die für Sie richtige Entscheidung treffen zu können.

Mythen und Frauenbilder

Das fehlende Wissen über die reproduktiven Vorgänge im Körper der Frau ließ in der Menschheitsgeschichte viel Spielraum für Mythen und Volksglauben, die sich rund um die Menstruation und das Menstruationsblut ranken konnten. Daraus entstanden aber auch Ideologien und Frauenbilder, die sich erst mit der zunehmenden Aufklärung korrigieren ließen.

Hier soll nur ein kurzer Überblick über die Einstellungen zur Menstruation und zu prämenstruellen Veränderungen über die Zeit gegeben werden. Die Expertinnen Sabine Hering und Gudrun Maierhof haben 2002 diese spannende Geschichte systematisch aufgearbeitet. Auf sie wollen wir gerne verweisen, und auf ihren Ausführungen basieren die meisten der Angaben in diesem Kapitel.

Frühe Frauenbilder waren zum Teil geprägt von Mythen zu sogenannten Erdgöttinnen oder auch Fruchtbarkeitsgöttinnen, die sich in ur- und frühgeschichtlichen Kulturen finden. Diese Göttinnen galten bezogen auf die Fruchtbarkeit von Pflanzen und Tieren als mächtig und als Schutzgöttinnen für Schwangere und Gebärende. Neben dem vielleicht starken und positiven Frauenbild, das man hieraus ableiten kann, galten diese Göttinnen aber auch als furchteinflößend und herrisch.

Von diesen frühen Bildern abgesehen wurde den wiederkehrenden mysteriösen Blutungen der Frauen, deren Bedeutung man noch nicht kannte, eher skeptisch und mit Ablehnung begegnet. Die wiederkehrende Menstruation wurde in manchen Kulturen und Völkern als eine Art Dämon angesehen, der von den Frauen Besitz ergreift und durch verschiedene Kulte ausgetrieben werden muss. Aus mehreren Ländern sind Menstruationshütten bekannt, in die die Frauen sich zurückziehen mussten, um sie – oder die anderen – vor bösen Geistern oder vor dem schlechten Einfluss zu bewahren. Spezielle Menstruationskleidung gab es nicht nur aus hygienischen Gründen, sondern vor allem, um die Frauen kenntlich zu machen. Der Brauch der Menstruationshütten hält sich in manchen Ländern bis heute. So wurde die Absonderung menstruierender Frauen aus der Dorfgemeinschaft in fensterlose Hütten in Nepal erst 2005 offiziell verboten, findet aber bis heute statt und fordert durch mangelnde Belüftung immer wieder Todesopfer.

Die Absonderung der Frauen geht u.a. auch auf die Vorstellung von unreinem Blut zurück. Diese findet bereits Erwähnung im Alten Testament sowie in vielen Volksmythen. So galt in der Antike bis ins Mittelalter die Frau als »Mangelwesen«, als untätig, schwach und eben unrein. Es gab die Empfehlung an die Männer, menstruierende Frauen nicht anzusehen, um nicht krank, blind oder impotent zu werden. Die Anwesenheit oder die Berührung menstruierender Frauen brachte angeblich Speisen zum Verderben. »Der Hefeteig geht nicht an, die Konserven verderben, der Wein kippt, die Milch wird sauer, Blumen und Früchte verdorren«. Kirchen durften von Frauen während der Periode nicht betreten werden, und für die Arbeitswelt außerhalb des eigenen Hauses galten sie sowieso als nicht geschaffen. Häufig zitiert ist der Satz des berühmten Arztes Paracelsus aus dem Jahre 1566 »Es gibt kein Gift in der Welt, das schädlicher ist als das menstruum«. Interessant ist, dass sich solche oder ähnliche Mythen trotz des medizinischen Wissens und der Aufklärung bis heute halten, manchmal sogar in Industrienationen.

Auch Ende des 19. Jahrhunderts wurde die monatliche Schwäche als Beweis der weiblichen Unterlegenheit gegenüber den Männern angeführt. So schreibt Sir Henry Maudsley: »Mit einer Woche im Monat mehr oder weniger krank und unfit für harte Arbeit« galten Frauen als »intellektuell gehandicapt« und »Wenn eine Frau versucht, den Ausbildungsstandard von Männern zu erreichen…, wird ihr die notwendige Energie zum Kinderkriegen und -aufziehen fehlen«.

Im Kapitel »Exkurs Historisches« sind Begriffe wie das »menstruelle Irresein« erwähnt, die im 19. Jahrhundert geprägt wurden. Auch noch zu Beginn des 20. Jahrhunderts galten Frauen, die sich zyklusabhängig »auffällig« verhielten, schnell als »irre« und nicht zurechnungsfähig. Die Erkenntnis, dass die Eierstöcke mit ihrer Hormonproduktion für das monatlich wiederkehrende Geschehen verantwortlich sind, führte dann zu der Heilmethode, die als »Battey's Operation« bekannt wurde: Die Eierstöcke wurden operativ entfernt (bei einer Sterblichkeit im Zusammenhang mit der Operation von 10–25 %!).

Zudem wurde damals schon die Ansicht vertreten, dass sich dieser wiederholende Ausnahmezustand strafmildernd vor Gericht auswirken sollte, weil Frauen sich in der prämenstruellen Zeit zu wahren »Furien und Xanthippen« entwickeln und ebenso zu Mörderinnen, Diebinnen oder Brandstifterinnen werden könnten. Eine Strafmilderung kann übrigens bis heute in den USA und in England in diesem Zusammenhang berücksichtigt werden. Insbesondere die bereits erwähnte britische Ärztin Katherine Dalton hat viel darüber geforscht und war wiederholt als Gutachterin bei Gerichtsverhandlungen dazu tätig. Auch das deutsche Recht bietet im Prinzip die Möglichkeit, eine Schuldminderung festzustellen, wenn beispielsweise eine Straftat durch einen schweren Impulsdurchbruch zustande gekommen ist – wie etwa ein körperlicher Angriff auf den Partner.

Erst nachdem die Zusammenhänge der Menstruation mit dem reproduktiven Zyklus der Frauen erkannt wurden, kamen die prämenstruellen wie menstruellen Beschwerden in den Verdacht, mit dem Kinderwunsch bzw. mit dem weiblichen Rollenbild in Verbindung zu stehen. Die Psychoanalyse sah diese Symptome im unterbewussten Ausdruck der »Versagung eines Kindes« begründet, wie von Karen Horney 1931 in der Zeitschrift für psychoanalytische Pädagogik veröffentlicht. Bis heute halten sich übrigens Mythen um die Bedeutung von Unterbauchschmerzen und anderen körperlichen Problemen als Ausdruck eines unerfüllten Kinderwunsches, wenn z. B. Myome oder Endometriose diagnostiziert werden.

Rollenbilder und Emanzipation

Mit der zunehmenden Verfügbarkeit der »Anti-Baby-Pille« und der fortschreitenden Emanzipation änderten sich das Körpergefühl, der Selbstbestimmungswunsch und das Selbstbild von Frauen. Die Autorinnen Angelika Blume und Sylvia Schneider wehren sich in ihrem Buch von 1985 gegen die negativen v. a. männlichen Interpretationen und Zuschreibungen zur Periode.

Hering und Maierhof sehen die Ursachen der Menstruationsbeschwerden auch zu Beginn des 21. Jahrhunderts weiterhin im Zusammenhang mit weiblichen Rollenkonflikten, nur dass sich die Rollenkonflikte mit dem Zeitgeist geändert hätten.

Mit der Zunahme von Berufstätigkeit entwickelten Frauen den Wunsch nach »Unauffälligkeit« im Zusammenhang mit ihren körperlichen Prozessen. Im Sinne der Gleichberechtigung wurden Schwächen rund um die Periode negiert, ihnen wurde mit Medikamenten, Schmerzmitteln oder Hormonen gegengesteuert. Die Verhütungspille wurde fast zum »Lifestyle-Produkt«, das neben der sicheren Verhütung Hautprobleme, starke Blutungen und Schmerzen gleich mit beseitigen konnte.

Aktuell ist eine starke Bewegung »gegen Hormone« zu verzeichnen. Junge Frauen suchen vermehrt nach alternativen Verhütungsmitteln, Frauen in den Wechseljahren sehen mehr Risiken als Vorteile in der Hormoneinnahme. Beides ist wohl nicht zuletzt mit verursacht durch die Vielzahl sich wiedersprechender Informationen, auf die man bei Internetrecherchen stößt. Und das zunehmend selbstverständliche Bedürfnis nach Autonomie, also Selbstbestimmung, gerade auch im Zusammenhang mit dem eigenen Körper.

Der weibliche Zyklus bekommt wieder mehr Aufmerksamkeit, durchaus im positiven Sinne. In manchen Ländern gewähren Firmen ihren weiblichen Angestellten beispielsweise sogar Sonderurlaub oder Krankentage rund um die Menstruation, wohl auch aus der Erfahrung heraus, dass Frauen nach der Periode besonders leistungsstark sind und alles wieder aufarbeiten, wenn sie ihre Beschwerden zuvor auskurieren können.

Die verschiedenen Perspektiven aus der zum einen medizinischen Sicht (»Wie können wir die Beschwerden nehmen?«) und der sehr naturbezogenen Sicht (»Normale physiologische Prozesse zulassen statt sie zu bekämpfen«) können sehr polarisieren. Wie so häufig liegt die Wahrheit wohl irgendwo in der Mitte. Inzwischen sind körperliche Ursachen für starke Schmerzen bei der Menstruation bekannt, wie z.B. Endometriose oder Myome, die behandelt werden können. Hormontherapien werden immer individueller, gezielter und nach umfangreicher Aufklärung über Nebenwirkungen verschrieben, anstatt sie allen zu empfehlen.

Unsere Meinung

Wir wollen mit diesem kurzen Überblick zeigen, dass die Einstellungen zum weiblichen Körper, zu Körperprozessen und zum Umgang mit diesen dem Zeitgeist und Gesellschaftstrends unterliegen. So eben auch die Menstruation bzw. der Menstruationszyklus mit all seinen Begleiterscheinungen.

Brauchen wir die Menstruationszyklen noch?

Schon seit längerer Zeit wird diskutiert, ob die vielen Menstruationszyklen, die Frauen heute erleben, wirklich notwendig bzw. gesund sind. Wissenschaftler aus den USA und Brasilien plädieren deshalb für die Pille im sogenannten *Langzyklus*, womit die Blutung komplett über mehrere Monate unterdrückt wird. Durch das immer frühere Einsetzen der ersten Monatsblutung, die wenigen Schwangerschaften und die geringe Kinderzahl in den Industrienationen erleben Frauen deutlich mehr Menstruationszyklen als früher, als sie im Extremfall noch wechselnd schwanger waren oder stillten – oder beides gleichzeitig. Die Wissenschaftler weisen auf einen »unnötigen« und »nutzlosen Blutverlust« durch die monatliche Blutung hin sowie auf die häufigeren Zellteilungen in der Gebärmutterschleimhaut, die nach ihrer Ansicht zu erhöhtem Krebsrisiko, Blutarmut und Eisenmangel führen können. Auch auf die Reduzierung von zyklusbedingten Kopfschmerzen wurde im Zusammenhang mit dem Langzyklus hingewiesen. Dieses Vorgehen wird sogar mittlerweile in der Leitlinie zur Therapie und Prophylaxe von Migräneattacken als mögliche Therapieoption diskutiert. 2018 wurde eine schon seit langem in Deutschland verfügbare konventionelle Pille auch für die Anwendung im Langzyklus von der EMA (Europäische Arzneimittel Agentur) zugelassen.

Aus den Fachkreisen gibt es aber auch Kritik und Gegenstimmen bezüglich der längerfristigen Unterdrückung des Zyklus. Ein bewussterer Umgang mit der Periode und den eigenen Körperprozessen wird gefordert, weil dieser für ein besseres Körperbewusstsein und damit auch Selbstbewusstsein der Frauen sorgen könne.

Zusammenfassen lässt sich die Diskussion so: Wie in ganz vielen Bereichen sind abgewogene Entscheidungen nach guter Aufklärung wichtig, wobei jeweils die individuellen Gegebenheiten berücksichtigt werden müssen.

Unsere Meinung

Die Diskussion um den »richtigen Umgang« mit dem weiblichen Zyklus und der Periodenblutung möchten wir hier in unserem Ratgeber nicht führen. Wenn wir zum Thema der hormonellen Behandlungsmöglichkeiten auf die Einnahme von Hormonen auch im Langzyklus hinweisen, geschieht dies aus rein therapeutischer Sicht, weil vielen betroffenen Frauen damit geholfen werden kann. Therapieempfehlungen werden immer sehr individuell getroffen, sind immer das Ergebnis einer sorgfältigen Abwägung von Für und Wider und sollten nicht weltanschaulichen Meinungen oder Trends folgen. Und wir möchten noch hinzufügen: Die Frauen selbst sollten sich durch entsprechende Informationssuche in die Lage versetzen, an einer guten Entscheidungsfindung mitzuwirken. Stichwort »Autonomie«.

2 Die Prämenstruelle Dysphorische Störung (PMDS)

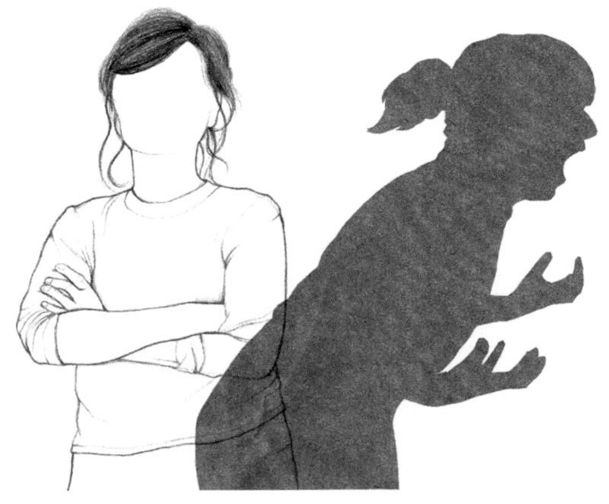

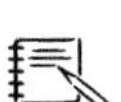

In aller Kürze

- Die Kernsymptome der PMDS sind Stimmungsschwankungen, Reizbarkeit/Wut, Depressivität und Angst/Anspannung.
- Körperliche Symptome können, müssen aber nicht zusätzlich auftreten.
- 3–8 % der Frauen im gebärfähigen Alter sind betroffen.
- Zur genauen Diagnostik sollte über mindestens 2–3 Menstruationszyklen ein Zyklustagebuch geführt werden.
- Die Diagnose der PMDS wird anhand des amerikanischen Klassifikationssystems DSM-5 gestellt.

- In der ICD-11 gibt es sehr ähnliche Diagnosekriterien unter dem Begriff »Premenstrual Dysphoric Disorder (derzeit aber noch nicht für das deutsche Gesundheitssystem verfügbar).
- Die PMDS ist in der Regel behandlungsbedürftig.

Definition und Häufigkeit der PMDS

Die Prämenstruelle Dysphorische Störung ist die schwerste Form des Prämenstruellen Syndroms (PMS), und in der Regel erzeugt die Symptomatik einen so starken Leidensdruck, dass Behandlungsbedürftigkeit vorliegt. Mehrere Studien belegen ein Auftreten der schweren PMDS Symptomatik bei 3–8 % der Frauen im gebärfähigen Alter.

Die meisten Frauen erleben sich in der 2. Zyklushälfte ganz anders als in der 1. Hälfte (»Dr. Jekyll und Ms. Hyde«-Phänomen). Sie tun oder sagen Dinge, für die sie sich im Nachhinein schämen und die ihnen leidtun. Trotz aller Bemühungen, der starken Impulsivität und Aggressivität nicht nachzugeben, gelingt es ihnen nicht, sich zu beherrschen. Erhebliche Probleme in zwischenmenschlichen Kontakten und im sozialen Umfeld (mit dem Partner, Kindern, Arbeitskollegen) sind eine typische Folge. Der Kontrollverlust gegenüber ihren Kindern ist ein häufiger Anlass, sich Hilfe zu holen, da die betroffenen Frauen es unerträglich finden, wenn sie ihre Kinder anschreien oder sogar schlagen, was sie zu anderen Zeitpunkten niemals tun würden.

Merke

Wenn wir von der 1. Zyklushälfte sprechen – in Abgrenzung von der 2. problembehafteten Zyklushälfte – dann sind wir uns sehr wohl darüber im Klaren, dass es in der Realität nicht immer so »mathematisch« zugeht. Dass beispielsweise manche Frauen auch um den Eisprung herum Probleme haben, denen dann noch einmal eine »ruhige Phase« folgt, und dass sie die PMDS-Symptome am ehesten mit Phasen der hormonellen Umstellung in Verbindung bringen. Oder dass die Symptome nach Eintritt der Periode vielleicht auch noch zwei oder drei Tage anhalten.

Die »1. Zyklushälfte« steht also für problemfreie bzw. problemarme Zeiten, die »2. Zyklushälfte« für Phasen mit Symptomen und daraus resultierenden Problemen.

Im aktuell in Deutschland verwendeten *Klassifikationssystem ICD-10* gibt es keine PMDS-Kriterien, sodass derzeit nur die Einordnung in irgendeine andere Störungskategorie möglich ist, abhängig von der bestehenden Symptomatik. Eine Veränderung wird sich ergeben, wenn die ICD-11 (international eingeführt ab 01.01.2022) in deutscher Übersetzung verfügbar ist. In der ICD-11 gibt es unter der Bezeichnung »Premenstrual Dysphoric Disorder« (auf Deutsch voraussichtlich Prämenstruelle Dysphorische Störung) Diagnosekriterien, die denen der DSM-5 sehr ähnlich sind. Interessant ist die Ansiedelung im Kapitel mit gynäkologischen Störungsbildern, was sicherlich dazu beitragen wird, die Problematik zu »entstigmatisieren«. Denn viele Betroffene fühlen sich ja derzeit in eine »psychisch kranke Ecke« gedrängt.

Im amerikanischen, wissenschaftlich orientierten *Klassifikationssystem DSM-5* ist die PMDS als eigenständige Störung mit eindeutigen Diagnosekriterien verzeichnet (zusammengefasst und gekürzt in ▶ Tab. 2.1, Originalkriterien sind unter APA 2020 einsehbar). Dazu gehören elf klar definierte Symptome bzw. Symptomgruppen, die zeitliche Einordnung der Symptome und die Diagnosebestätigung. Auch die Auswirkungen der Störung im sozialen und familiären Umfeld gehören zu den Kriterien.

Tab. 2.1: Diagnosestellung PMDS (nach DSM-5-Kriterien)

Kernsymptome (in deutlicher Ausprägung)	1. Affektlabilität (Stimmungsschwankungen, erhöhte Empfindlichkeit) 2. Reizbarkeit, Wut, vermehrte zwischenmenschliche Konflikte 3. Depressive Verstimmung, Hoffnungslosigkeit, selbstherabsetzende Gedanken 4. Angst, Anspannung, Überreizung, Nervosität
Weitere Symptome	5. Verringertes Interesse an üblichen Aktivitäten 6. Konzentrationsschwierigkeiten 7. Lethargie, leichte Ermüdbarkeit, deutlicher Energieverlust 8. Appetitveränderungen, Heißhunger 9. Schlafstörungen (Insomnie/Hypersomnie) 10. Kontrollverlust, Gefühl des Überwältigtseins 11. Körperliche Symptome
Symptome für Diagnosestellung	Mindestens ein Kernsymptom, insgesamt mindestens fünf Symptome
Zeitpunkt des Auftretens	Während der Mehrzahl der Zyklen (in der letzten Woche vor Beginn der Periode, Besserung wenige Tage nach Beginn der Periode)
Auswirkungen	Starkes Leiden oder Beeinträchtigung der Arbeits- oder Schulleistung oder gewöhnlicher sozialer Aktivitäten und Beziehungen zu anderen
Abgrenzung zu anderen Diagnosen	Die Symptome sind nicht nur Ausdruck einer anderen Störung, z. B. einer depressiven Störung, einer Angststörung oder einer Persönlichkeitsstörung (obwohl es mit jeder der genannten Störungen gleichzeitig auftreten kann). Die Symptome sind nicht verursacht durch Substanzen/Medikamente oder eine körperliche Erkrankung (wie etwa eine Schilddrüsenfunktionsstörung).
Diagnosebestätigung	Die Symptome müssen in entsprechender Schwere während der meisten Menstruationszyklen des vorangegangenen Jahres aufgetreten sein. Durch Führung eines Zyklustagebuches mit täglichen Einschätzungen während mindestens zwei symptomatischer Zyklen wird die Diagnose bestätigt.

Auf die einzelnen Symptome möchten wir im Folgenden ausführlich eingehen.

1. Affektlabilität (Stimmungsschwankungen, erhöhte Empfindlichkeit)

Die Veränderung der Stimmung ist eins der vier Kernsymptome der PMDS. Betroffene Frauen versuchen Monat für Monat, die Ursachen für ihre Stimmungswechsel zu finden. Und wenn man sucht, findet man auch Gründe, z. B. beim unaufmerksamen Partner oder bei den überdrehten Kindern, bei Unzufriedenheiten mit dem Job oder Spannungen mit den Kolleginnen.

Diese Probleme können durchaus einen realen Hintergrund haben, doch in der 2. Zyklushälfte erscheinen sie unlösbar, unerträglich, aber von großer Bedeutung. Frauen stellen sich dann selbst infrage, denken über Trennung nach, verspüren den Wunsch, alles zu verändern, den Job zu wechseln, auszuwandern – denn irgendetwas in ihrem Leben muss doch verantwortlich sein für diese Stimmungsschwankungen.

Dazu kommt eine erhöhte Empfindlichkeit gegenüber Kritik oder auch nur möglicher Kritik, die aus jeder Kommunikation herausgefiltert bzw. hineininterpretiert wird. Die Frauen selbst sehen sich in dieser Zeit extrem kritisch. Und da der Partner gerne zur Projektionsfläche wird, also als eine Art Spiegel des eigenen Selbst fungiert, wird ihm der kritische Blick unterstellt. Bei vielleicht sogar gerechtfertigter Kritik wird diese als extrem kränkend und vernichtend erlebt. Auch Kritik oder kritische Nachfragen bei der Arbeit können emotionale Krisen auslösen.

Manche Frau fragt sich, ob sie »eigentlich« die Frau in der 1. Zyklushälfte ist, oder ob sich in der 2. Zyklushälfte ihre »wahre« Persönlichkeit zeigt (Dr. Jekyll und Ms. Hyde-Phänomen).

2. Reizbarkeit, Wut, vermehrte zwischenmenschliche Konflikte

Vielleicht sind starke Reizbarkeit und Wut kombiniert mit dem Gefühl des Kontrollverlustes sogar die deutlichsten Zeichen der PMDS. Diese

Symptome können durchaus auch bei einer Persönlichkeitsstörung oder seltener auch bei einer Depression vorkommen, meist dann aber nicht so dominant und periodisch auftretend wie bei der PMDS.

Die Frauen haben den Eindruck, auf ALLES gereizt zu reagieren, in einer Art gereizter Grundstimmung zu sein. Daher kann jedes Ereignis den Funken zum Explodieren bringen. Das können alltägliche Dinge sein: Der Partner ist nicht pünktlich, das Kind schmatzt beim Essen, ein Strafzettel, ein Stau, eine unerwartete Rechnung – die Liste ist beliebig erweiterbar. Alles wird als Katastrophe erlebt. Dies sind Dinge, Situationen, Begegnungen, die in der 1. Zyklushälfte niemals diese heftigen Gefühle auslösen würden.

Vor allem die Wut, die sich in der Partnerschaft und gegenüber den eigenen Kindern Bahn bricht, wird im Nachhinein als beschämend erlebt und von massiven Schuldgefühlen begleitet. Obwohl den Betroffenen sehr bewusst ist, dass Schreien, Schlagen, Gegenstände werfen oder Türen knallen keine Besserung bringt, weder in Beziehungs- noch in Erziehungsfragen, sind diese Reaktionen nicht unterdrückbar. Manche Frauen beschreiben es so, dass sie in der Zeit komplett »neben sich stehen«.

Selbst Partner, die den Zusammenhang dieser Wutausbrüche mit dem Menstruationszyklus durchaus kennen, kommen an ihre Grenzen der Akzeptanz und Geduld, wenn sich diese Spannungen monatlich wiederholen und alle Maßnahmen nicht zu helfen scheinen. Manch eine Trennung geht sicherlich auf die PMDS zurück.

3. Depressive Verstimmung, Hoffnungslosigkeit, selbstherabsetzende Gedanken

Die PMDS ist nicht immer leicht abzugrenzen von einer depressiven Episode (► Kap. 4). Vor allem, wenn die PMDS-Symptomatik sich über mindestens 14 Tage ausbreitet, also die gesamte 2. Zyklushälfte bestimmt, denken Frauen, dass sie eigentlich an einer depressiven Erkrankung leiden. Negative Gedanken, Hoffnungslosigkeit, Pessimismus kommen bei der PMDS häufig vor. Daher ist es sehr wichtig, die Symptome über den Zyklus genau zu erfassen und auf symptomfreie Intervalle in der 1. Zyklushälfte zu achten. Manche Frauen beschreiben, dass es mit Einsetzen der

Periode eine Art »Aufklaren« ihrer Gedanken gibt und dass sie sich die Stimmung und die Negativität der Vortage nicht einmal mehr selbst erklären können. Sie erleben sich plötzlich wieder optimistisch, antriebsvoll, aktiv und zuversichtlich. Bis der Stimmungseinbruch im nächsten Zyklus kommt.

Mit der negativen Stimmung verbunden erleben viele Frauen starke Selbstwertzweifel. Obwohl sie sich »normalerweise« selbstbewusst fühlen und nicht unter größeren Zweifeln leiden, sackt das Selbstwertgefühl in der 2. Zyklushälfte plötzlich »bis in den Keller«. In diesem Zusammenhang werden viele Entscheidungen, die getroffen wurden, infrage gestellt. »Habe ich wirklich den richtigen Partner?« »Hätte ich eine andere Ausbildung machen sollen?« »Bin ich richtig in meinem momentanen Job?« »Warum habe ich nur Kinder gewollt?« »Ich bin keine gute Mutter!« »Mein Partner bleibt vielleicht nur aus Bequemlichkeit mit mir zusammen, er liebt mich nicht wirklich.« »Auch meine beste Freundin hat sich schon lange nicht mehr gemeldet, der bin ich inzwischen wohl egal.« Fatal kann es werden, wenn in dieser Stimmungslage weitreichende Entscheidungen gefällt werden, die hinterher bereut werden und nicht immer rückgängig zu machen sind, wie eine Trennung, die Kündigung des Jobs oder der Wohnung, Aufkündigung von Freundschaften etc. Die Frauen berichten, sich in dieser Zeit der PMDS-Symptome »klein, hilflos, unnütz, unsicher und verletzlich« zu fühlen, ohne dass sie sich sonst so sehen oder bezeichnen würden.

Die Kombination aus depressiver Stimmung, Hoffnungslosigkeit und Selbstwertverlust kann zu *lebensmüden Gedanken* führen, die den Betroffenen selbst Angst machen. Auch Scham ist mit diesen Gedanken verbunden, vor allem wenn Kinder vorhanden sind, die man niemals allein zurücklassen möchte. Lebensmüde Gedanken als Teil einer PMDS-Symptomatik sind nicht zu verwechseln mit einer akuten Suizidalität, bei der es um den konkreten Wunsch und die Absicht geht, sich selbst zu schaden bzw. wirklich nicht mehr leben zu wollen; in der Regel aus einer ganz speziellen Situation oder psychischen Erkrankung heraus. Dennoch kommen Suizidversuche in dieser PMDS-Zeit vor, was dann zu Klinik- oder Psychiatrieaufenthalten führt und deren Grund sich die Betroffenen wenige Tage später schon nicht mehr vorstellen können. Dramatisch, wenn ein Suizidversuch gelingt, ohne dass alle Behandlungsmöglichkeiten vorher ausgeschöpft wurden.

4. Angst, Anspannung, Überreizung, Nervosität

Vor allem Frauen, die sowieso zu einer gewissen Ängstlichkeit neigen, können in der 2. Zyklushälfte eine Angstintensität erleben, der nur schwer entgegen zu steuern ist. Die Angst scheint sie »im Griff« zu haben. Diese Ängste können nach außen gerichtet sein, z. B. die Angst, dass etwas Schlimmes passieren könnte. Sie können aber auch, gepaart mit dem Absinken des Selbstwertgefühls, auf die eigene Person gerichtet sein: Die Angst, anstehenden Aufgaben und Anforderungen nicht gewachsen zu sein, kann im Vordergrund stehen oder auch starke Verlust- und Verlassensängste.

Gepaart sind Ängste häufig mit dem Gefühl einer unerträglichen Anspannung, innerer Unruhe und Nervosität. Gut eingeübte Entspannungsverfahren erscheinen plötzlich ohne Wirkung, weil das Anspannungslevel deutlich höher ist als sonst. »Obwohl ich todmüde bin, komme ich nicht zur Ruhe.« »Meine Gelassenheit kommt in dieser Zeit abhanden.« ALLES wird als »Störung« erlebt. Die Möglichkeit, Reize im Alltag einordnen und auch »ausblenden« zu können, ist so gemindert, dass selbst normale Geräusche wie Telefonklingeln, Radiomusik, Autoverkehr, ein singendes Kind, der pfeifende Partner oder Hundebellen zu extremer Gereiztheit führen können. Auch eine erhöhte Lichtempfindlichkeit wird bisweilen geäußert.

Wird die innere Anspannung als unerträglich erlebt, kann es zu autoaggressiven Handlungen, also Selbstverletzungen kommen, wie Ritzen, sich selbst schlagen oder sich anderweitig Schmerz zufügen.

5. Verringertes Interesse an üblichen Aktivitäten

Da der Interessensverlust ebenfalls ein Leitsymptom einer Depression ist, ist die zeitliche Begrenztheit wiederum ein wichtiges Kriterium für die PMDS. Erleben sich Frauen in der 1. Zyklushälfte als leistungsstark, voller Energie und Tatendrang, haben Ideen für Projekte und die Zukunft, so ist ihnen all das in der 2. Zyklushälfte plötzlich egal, unwichtig oder scheint auch gar nicht machbar, weil der Antrieb fehlt. Irgendwie scheint die Freude an allem verloren gegangen zu sein, was sonst den Alltag und die Freizeit ausmacht. Selbst Aktivitäten, die helfen könnten Spannungen abzubauen, wie z. B. das Treffen enger Bezugspersonen, werden vermieden.

6. Konzentrationsschwierigkeiten

Grübel- und Denkschleifen verhindern, dass Frauen sich z. B. auf ein Buch, ein Spiel, ihre Aufgaben, ihre Arbeit oder auch nur auf ein Gespräch konzentrieren können. Durch Überforderungsgefühle besteht der Eindruck, alles gleichzeitig erledigen zu müssen, wodurch die Konzentration ebenfalls gestört wird. Die mangelnde Konzentrationsfähigkeit steht auch im Zusammenhang mit der erhöhten Ängstlichkeit und der starken inneren Anspannung, die zu Hektik und Aktionismus führen. Manche Frauen erleben sich dann als »wuschig«, »tüddelig«, »dusselig«, »vergesslich«. Andere beschreiben es so, dass sie eigentlich »nur Löcher in die Luft starren«, anstatt etwas leisten zu können.

7. Lethargie, leichte Ermüdbarkeit, deutlicher Energieverlust

Auch das Abflauen des Aktivitätsgrades steht im Zusammenhang mit anderen Symptomen. Die Lethargie entsteht aus dem Interessensverlust oder geht diesem voraus. Wer innerlich wie körperlich sehr angespannt ist, wird schnell müde, neigt zum Rückzug, fühlt sich ausgelaugt und schwerfällig. Auch körperliche Beschwerden können dazu beitragen. Unter dem Gefühl des Aufgedunsenseins, durch Wassereinlagerungen oder auch unter Schmerzen verstärken sich diese Symptome. Ein- und Durchschlafstörungen haben ebenfalls einen entscheidenden Einfluss auf das Energielevel.

8. Appetitveränderungen, Heißhunger

Sehr viele Frauen berichten von Appetitveränderungen prämenstruell. Häufig gibt es eine Art »Kohlenhydrat-Craving«, also das Verlangen oder sogar die Gier nach hochkalorischen Lebensmitteln, wie Chips, Kartoffeln, Nudeln, aber auch nach Süßem wie Schokolade, Kuchen, Keksen, Gummibärchen etc. In dieser Zeit ist es schwierig, die Essens-Menge zu kontrollieren; dann wird die gesamte Tafel Schokolade oder die ganze Chips-Tüte verputzt, ohne vorher stoppen zu können, selbst wenn man sich dies vorher fest vorgenommen hat.

Der Einfluss von Kohlenhydraten auf die Stimmung ist bekannt, nämlich dass sie einen beruhigenden, »befriedigenden« Effekt haben. Leider sind diese Ess-Attacken hinterher mit einem schlechten Gewissen, wenn nicht sogar mit Schamgefühlen verbunden – ein weiterer Grund, sich dafür dann wieder selbst stark abzuwerten. Dabei handelt es sich eigentlich sogar um eine Art »Selbstmedikation«, da diese Nahrungsmittel eine unmittelbar beruhigende, befriedigende Wirkung mit sich bringen.

Auch vermehrter *Alkoholkonsum* bei Auftreten der PMDS-Symptome wird berichtet. Diese »Selbstmedikation« dient allerdings nicht dem Vergnügen und hat ihre Nebenwirkungen. Wenn man dieses als »unkontrollierbares Verlangen« interpretiert, gehört hier der häufig erhöhte Konsum von *Nikotin*, *Cannabis* und anderen Rauschmitteln in der 2. Zyklushälfte dazu.

9. Schlafstörungen (Insomnie/Hypersomnie)

Veränderungen des Schlafverhaltens können in der 2. Zyklushälfte bei betroffenen Frauen in alle Richtungen erlebt werden. Es kann ein *erhöhtes Schlafbedürfnis* (= Hypersomnie) wahrgenommen werden, aber selbst bei längeren Schlafenszeiten entsteht nicht das Gefühl, gut ausgeruht und ausgeschlafen zu sein. Oder es entstehen Schlafstörungen mit *Einschlaf- und/oder Durchschlafschwierigkeiten* (= Insomnie) bzw. vorzeitiges Erwachen ohne die Möglichkeit, wieder in den Schlaf zu finden. Als ursächlich dafür wird die starke innere Anspannung, Nervosität und auch das vermehrte Grübeln in dieser Zeit empfunden. Zudem tragen die vermehrten zwischenmenschlichen Konflikte, Ärger und Wut dazu bei, wach zu liegen und das Gedanken-Karussell nicht stoppen zu können.

Fehlender Schlaf befeuert auf der anderen Seite die Empfindlichkeit und Gereiztheit – es ist dann wie ein Teufelskreis, der schwer zu durchbrechen ist. Frauen, die seit jeher unter Schlafstörungen leiden, erfahren in der 2. Zyklushälfte eine deutliche Verstärkung dieser Problematik.

10. Kontrollverlust, Gefühl des Überwältigtseins

Alle bisher genannten Symptome können in ein Gefühl der völligen Überwältigung führen. Bewältigungsmechanismen, die sonst in Krisenzeiten oder bei schlechter Stimmung hilfreich sind, sind dann nicht mehr verfügbar bzw. abrufbar. So türmen sich alle Symptome und Beschwerden auf, bis der Turm umkippt – um in diesem Bild zu bleiben.

Der Kontrollverlust wird besonders beeinträchtigend bezüglich Reizbarkeit und Wut sowie depressiver Verstimmung und Selbstwertverlust erlebt. Es kann zu extremen Wutausbrüchen, Schreianfällen, aber auch Weinkrämpfen kommen. In einigen Fällen kommt es in dieser Zeit zu körperlichen Übergriffen, zum Werfen von Gegenständen, Schlagen von Türen, wilden Autofahrten, Wegrennen oder anderen Kurzschlusshandlungen. Vor allem Aggressivität gegen die eigenen Kinder, Schreien, Abwerten oder sogar Schlagen, werden als extrem belastend und beschämend erlebt und sehr bereut. Aber auch Angriffe auf den Partner führen später zu massiven Schuldgefühlen. Wir erleben in der Praxis immer wieder Paare, die sich unter dem Einfluss dieser Verhaltensweisen getrennt haben oder kurz davorstehen.

Wie schon zuvor beschrieben, kann es im Zusammenhang mit dem Kontrollverlust zu Selbstverletzungen oder sogar Suizidhandlungen kommen.

Ein Kontrollverlust muss aber nicht immer so dramatisch aussehen. Er äußert sich eventuell auch »nur« in unkontrollierten Kaufimpulsen oder übermäßigem Computerspielen und Social-Media-Nutzung im Vergleich zu sonst.

11. Körperliche Symptome

Wassereinlagerungen, Brustspannen, Gelenk-/Muskelschmerzen und andere typische prämenstruelle Beschwerden stehen bei der PMDS meist nicht im Vordergrund, verstärken aber die aufgelisteten psychischen Symptome und sind somit ebenfalls von Bedeutung im Gesamtgeschehen. Wenn das Selbstwertgefühl sowieso absinkt, führt beispielsweise das Gefühl des Aufgedunsenseins dazu, sich besonders unattraktiv zu fühlen. Zudem fehlt die Zuversicht, dass sich die Symptome in wenigen Tagen zurückentwickeln werden und nur vorübergehend auftreten.

Durch das Führen eines *Zyklustagebuches* können betroffene Frauen für sich selbst Zusammenhänge der Stimmung zu anderen Lebensereignissen und zum Zyklus gut einzuordnen lernen. Die Führung eines Zyklustagebuches ist für die Diagnostik unerlässlich und dient auch der Abgrenzung zu anderen Störungsbildern. Ein Zyklustagebuch können Sie unter www.pmds.team herunterladen.

Abgrenzung zum Prämenstruellen Syndrom (PMS)

Etwa 75 % aller Frauen im gebärfähigen Alter nehmen in der 2. Zyklushälfte und besonders in den Tagen vor Beginn der Menstruation körperliche und/oder psychische Veränderungen wahr. Die Frauen bemerken an leichten Symptomen, dass ihre Periode sich ankündigt, ohne dass sie dafür Hilfe bei Ärztinnen/Ärzten suchen würden. Bei stärker auftretenden Beschwerden spricht man vom Prämenstruellen Syndrom (PMS). Es handelt sich um eine Befindlichkeitsstörung mit sehr unterschiedlichen Beschwerden. Der Übergang zur ausgeprägten PMDS, die die o. g. Kriterien erfüllt, ist fließend. Oftmals leiden Frauen unter einem PMS, das sich dann nach einer Geburt oder mit zunehmendem Alter so verschlechtert, dass die Kriterien einer PMDS erfüllt sind.

Auch beim PMS treten die Beschwerden in der 2. Zyklushälfte auf, also nach dem Eisprung, und lösen sich mit oder kurz nach Beginn der Periode wieder auf.

Häufig stehen beim PMS die körperlichen Beschwerden im Vordergrund, psychische Symptome kommen aber ebenso vor. Es sind im Grunde genommen die auch bei der PMDS vorkommenden körperlichen Symptome (wie etwa Schmerzen verschiedener Art, Erschöpfung und Abgeschlagenheit, Wassereinlagerungen, Appetitveränderungen) und psychische Symptome (wie etwa Stimmungsschwankungen, Reizbarkeit, Antriebslosigkeit etc.), die nicht in jedem Zyklus gleich ausgeprägt sein müssen. Die meisten Frauen, die unter einem PMS leiden, benötigen keine spezielle Behandlung, sondern helfen sich mit eher allgemeinen Mitteln (z. B. Wärmflasche, Entspannungstee, pflanzliche Mittel).

Merke

Beim PMS handelt es sich um ein uneinheitliches Beschwerdebild! Man kann es auch als eine Vorstufe der PMDS betrachten.

Da es keine klaren Definitionskriterien für das PMS gibt und die Symptomatik in wissenschaftlichen Studien mit sehr unterschiedlichen Erfassungsinstrumenten erhoben wurde, ergibt sich eine große Schwankung in den angegebenen Häufigkeiten. Zwischen ca. 20–50 % der Frauen im gebärfähigen Alter geben demnach PMS-Symptome an. Nur die wenigsten entwickeln einen so starken Leidensdruck, dass schließlich die Kriterien einer PMDS erfüllt sind und sich daraus eine Behandlungsbedürftigkeit entwickelt.

Zyklustagebuch als Diagnoseinstrument

Inzwischen gibt es verschiedene Apps, die Frauen die Dokumentation ihres Zyklus und aller damit verbundenen Symptome auf Mobilgeräten erleichtern. Jedoch sind diese häufig nicht auf die speziellen PMDS-Symptome ausgerichtet. Lediglich Stimmungs-Smileys auszulesen, reicht nicht für eine gute fundierte Diagnosestellung.

Merke

Für uns bewährt sich nach wie vor die Papier-Stift-Variante. Hier finden Sie das Zyklustagebuch zum Ausdrucken: www.pmds.team

Um die Diagnosekriterien zu erfüllen, ist das Führen eines solchen Zyklustagebuches über zwei Zyklen die Voraussetzung. Gerade wenn Symptome nicht in jedem Zyklus gleich stark auftreten, kann auch ein Zeitraum von drei Zyklen und mehr sinnvoll sein. Neben der Diagnostik geht es auch darum, dass betroffene Frauen für sich selbst Zusammenhänge der Stimmung zu anderen Lebensereignissen und zum Zyklus gut einzuordnen lernen. Gleichzeitig dient es zur Diagnosebestätigung, wenn sichtbar wird, dass sich die eingetragenen Beschwerden dem Zyklusgeschehen anpassen. In ▶ Abb. 2.1 ist so ein Verlauf schön zu sehen (allerdings nicht mit allen elf Symptomkategorien, die im Zyklustagebuch dokumentiert werden).

Meist gibt es zu Beginn des Zyklus (Eintreten der Periode = 1. Tag) noch 1–3 Tage mit abnehmender Symptomatik, dann eine Phase von 2–3 Wochen, die völlig symptomfrei bleibt. In dieser Zeit fühlen sich die Frauen »normal«, energievoll, anpackend, voller Ideen und Tatendrang. Ab Zyklusmitte (etwa 11.–15. Zyklustag) beginnen dann häufig die prämenstruellen Symptome, wie sie in Abbildung 2.1 anhand der vier Kernsymptome dargestellt sind.

Zeigen sich Symptome über den gesamten Zyklus, könnte es sich auch um eine andere psychische Störung handeln (wie etwa eine chronische Depression), die sich durchaus prämenstruell verstärken kann. Auch

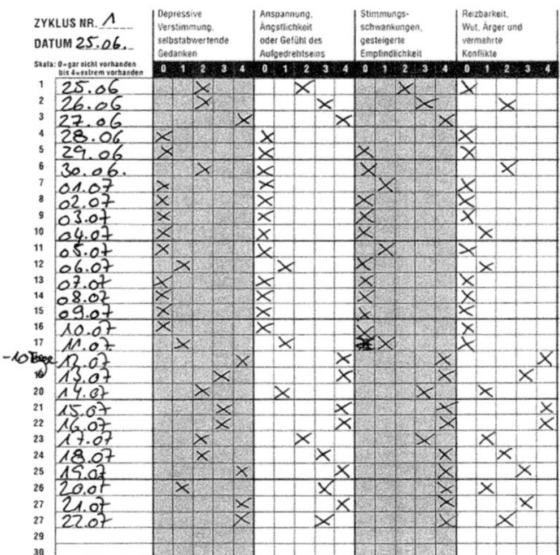

Abb. 2.1: PMDS-Diagnose bestätigt

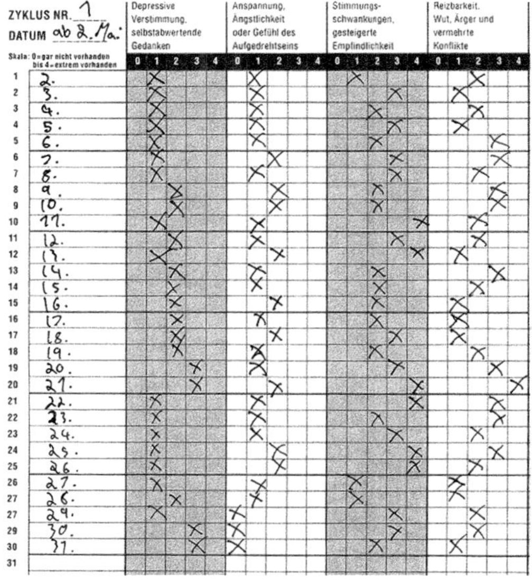

Abb. 2.2: PMDS-Diagnose fraglich

andere Faktoren, die für die Beschwerden verantwortlich sein könnten oder die Symptome verstärken (wie etwa besondere Belastungen, Stress), lassen sich durch die Einträge erkennen.

Die Abgrenzung anderer Einflüsse oder Störungen zur PMDS ist auch bezüglich der Therapiestrategien sehr wichtig. So zeigt sich in der ► Abb. 2.2, dass die Patientin auf keiner der Symptomskalen jemals eine Symptomfreiheit, also »0« angekreuzt hat und dass andererseits direkt in den Tagen vor der Menstruation die Symptome auch nicht in besonders starker Ausprägung vorhanden waren. Es ist davon auszugehen, dass eine psychische Grundsymptomatik vorhanden ist, die sich vor dem Eisprung und prämenstruell zusätzlich verstärkt.

PMDS über die Lebensspanne

Beginnen kann eine PMDS in jedem Alter nach Einsetzen der ersten Periode. Der Häufigkeitsgipfel liegt im 2. und 3. Lebensjahrzehnt. In Behandlung kommen die betroffenen Frauen meist zwischen 30 und 40 Jahren. In manchen Fällen liegt das am ehesten am Absetzen der bis dahin eingenommenen Pille aufgrund eines Kinderwunsches. Aber auch stressige Lebensumstände und fehlende Rückzugsmöglichkeiten durch die Versorgung von Kindern, Job, Pflege von Angehörigen etc. können damit zusammenhängen. Nicht selten wird eine Zunahme der Symptomstärke nach einer Entbindung oder mit zunehmendem Alter berichtet.

Auch die geplante eigene Sterilisation oder die Sterilisation des Partners führen zum Absetzen von hormonellen Verhütungsmitteln. Anschließende Stimmungseinbrüche werden eventuell auf andere Ursachen zurückgeführt, und der Zusammenhang mit den bis dahin stimmungsstabilisierenden Hormonen wird nicht erkannt (► Kap. 5).

Die Symptome und die Symptomstärke können in verschiedenen Zyklen variieren. Gewöhnlich verschwinden die Symptome in der Menopause (= letzte Periode). In der Zeit der Wechseljahre, auch als Klimakterium bezeichnet, die der Menopause vorausgehen und in denen der Zyklus unregelmäßiger wird, können sie jedoch auch verstärkt und weniger vorhersehbar auftreten.

Letztlich können sich Beschwerden überlagern und gegenseitig verstärken. In dieser Phase können nicht nur die typischen PMDS-Beschwerden auftreten, sondern auch die für das Klimakterium typischen Beschwerden mit Schlafstörungen, Hitzewallungen, Nachtschweiß, Blutungsunregelmäßigkeiten und so weiter. Erst wenn die Eierstockfunktion erloschen ist und keine Eisprünge mehr stattfinden, haben die PMDS-Symptome ein Ende.

3 Ursachen/Einflussfaktoren

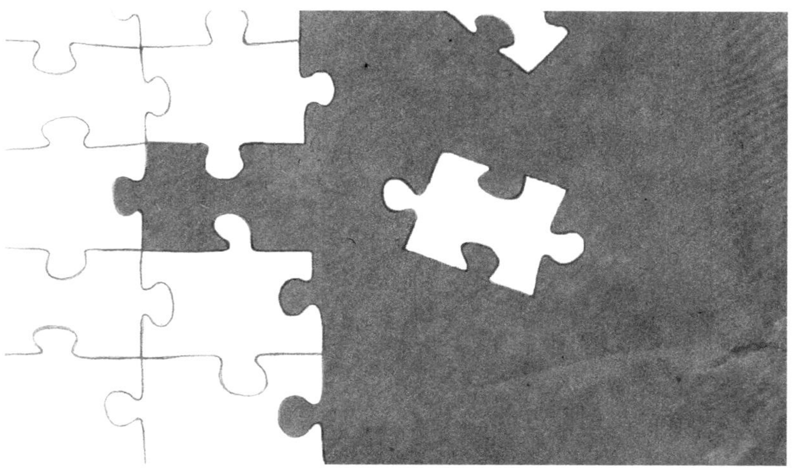

In aller Kürze

- Die Entstehung der PMDS ist noch nicht in Gänze bekannt.
- Viele Faktoren spielen bei der Verursachung eine Rolle, vermutlich in unterschiedlichen Zusammensetzungen.
- PMDS ist KEINE Hormonstörung.
- Bei der PMDS scheint das Stimmungssystem im Gehirn empfindlich auf Hormonwechsel zu reagieren.
- Es sind verschiedene Hormone und Botenstoffe bzw. deren Verstoffwechselung an der Entstehung der PMDS beteiligt.

- Veranlagung, Vorerkrankungen und Stressempfinden nehmen ebenfalls Einfluss.
- Wir sprechen von einem bio-psycho-sozialen Entstehungsmodell.

Die genauen Ursachen der PMDS sind noch nicht bis ins Detail bekannt. Es ist nach den aktuellen Forschungsergebnissen von einem Zusammenspiel mehrerer Faktoren auszugehen, was man auch als »multifaktorielle Verursachung« bezeichnet. Gerne spricht man auch vom »bio-psycho-sozialen Entstehungsmodell«. Dazu später mehr.

Die Hormone im Menstruationszyklus

Der weibliche Menstruationszyklus erstreckt sich bei den meisten Frauen über 21 bis zu 35 Tage. Der 1. Tag der Regelblutung bezeichnet den Beginn des Zyklus, der letzte Tag vor Beginn der nächsten Blutung das Ende. Im Zyklus werden zwei Phasen voneinander unterschieden: Als Follikelphase wird die 1. Hälfte des Zyklus bezeichnet, die 2. Phase nach dem Eisprung als Gelbkörperphase oder auch Lutealphase (abgeleitet von Corpus luteum = medizinische Bezeichnung für Gelbkörper).

In der 1. Hälfte des Zyklus wird nur Östradiol gebildet, in der 2. Zyklushälfte kommt Progesteron dazu. Die wichtigste Aufgabe der beiden Hormone besteht darin, den Körper auf eine Schwangerschaft vorzubereiten und diese dann auch zu erhalten, sollte es zu einer Schwangerschaft kommen.

Wie man in Abbildung 3.1 sehen kann, schwanken die Östradiol- und Progesteronspiegel im Verlauf eines Zyklus sehr stark.

Östradiol wird in der Wand der heranreifenden Eibläschen, auch Follikel genannt, gebildet. Die Follikel stellen eine Art Schutzhülle für die Eizellen dar. Alle Eizellen sind bei der Geburt schon vorhanden und werden im Lauf des Lebens nach und nach verbraucht. Zum Zeitpunkt der Geburt ist das »Eizell-Konto« mit etwa 1,4 Millionen Eizellen gut gefüllt.

Bis zum Beginn der Pubertät schrumpft der Vorrat schon erheblich bis auf etwa 300.000–400.000 Eizellen. Nur ca. 400 Eizellen schaffen es bis zum Eisprung. Alle anderen gehen im Laufe der Zeit zugrunde.

Zu Beginn jedes Zyklus beginnt zunächst eine ganze Gruppe von Eizellen zu wachsen. Zu diesem Zeitpunkt sind die Follikel nur wenige Millimeter groß. Zunächst wird dementsprechend auch nur wenig Östradiol gebildet (► Abb. 3.1). Aber nicht alle Follikel entwickeln sich weiter. In der Regel schafft es nur einer bis zum Eisprung. Dieser Follikel vergrößert sich innerhalb von 14 Tagen sehr stark, bis er schließlich eine Größe von etwa 25–30 mm erreicht hat. Parallel dazu steigt die Östradiolproduktion kräftig an. Während man zu Beginn des Zyklus nur einen Östradiolspiegel von etwa 30–50 pg messen kann, steigt dieser bis zum Zeitpunkt kurz vor dem Eisprung auf Werte um 250–300 pg/ml an.

Schließlich platzt der Follikel, die Eizelle wird freigesetzt und wandert durch den Eileiter in Richtung Gebärmutterhöhle.

Nach dem Eisprung (der Ovulation) fällt der Östradiolspiegel kurzfristig kräftig ab. Dies kann man sich auch leicht vorstellen, da die Hülle des Follikels, in deren Zellen das Östradiol gebildet wird, durch den Eisprung verletzt wird.

Dann organisiert sich der Rest des Follikels aber neu, und es bildet sich der Gelbkörper (in der Fachsprache das Corpus luteum). Jetzt wird nicht mehr nur Östradiol gebildet, sondern auch in sehr großen Mengen Progesteron. Die maximale Leistungsfähigkeit des Gelbkörpers zur Bildung beider Hormone wird etwa eine Woche nach dem Eisprung erreicht. Kommt es nicht zu einer Schwangerschaft, bildet sich der Gelbkörper zurück, die Hormonproduktion nimmt ab und fällt schließlich völlig in sich zusammen. Die Lutealphase (= Gelbkörperphase) dauert in der Regel 12–14 Tage, bis die Menstruation eintritt. Hieran ändert auch eine verkürzte oder verlängerte Follikelphase in der Regel nichts.

In der Follikelphase wächst die Gebärmutterschleimhaut unter dem Einfluss von Östradiol. Je höher der Östradiolspiegel ist, desto höher wird die Schleimhaut. In der Lutealphase wird der Schleimhautaufbau durch das jetzt zusätzlich gebildete Progesteron gestoppt und die Schleimhaut transformiert, also umgebaut, sodass sich das befruchtete Ei dort einnisten kann. Bricht die Hormonproduktion am Ende des Zyklus in sich zusammen, weil keine Befruchtung der Eizelle stattge-funden hat, fehlt der

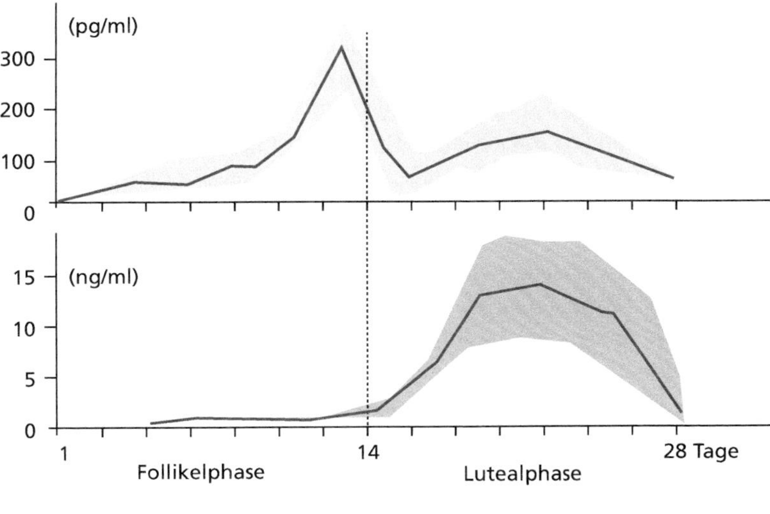

Abb. 3.1: Die hormonellen Veränderungen im Verlauf des Zyklus

Schleimhaut sozusagen ihre Existenzgrundlage, und sie blutet ab – die Menstruation beginnt.

Dann beginnt der nächste Zyklus. Das Ganze läuft im Idealfall ganz regelmäßig ab, gesteuert von übergeordneten Zentren im Gehirn, dem Hypothalamus und der Hypophyse (Hirnanhangsdrüse). Letztgenannte setzt die hierfür wichtigen Hormone FSH (Follikel stimulierendes Hormon) und LH (Luteinisierendes Hormon) frei. Will man sich diese Prozesse bildlich vorstellen, dann passt am besten das Beispiel »wie Ebbe und Flut«.

Mit zunehmendem Alter nimmt nicht nur die Zahl, sondern auch die Qualität der Eizellen ab. Das hat zur Folge, dass sich die Chancen auf eine Schwangerschaft verschlechtern. Aber auch das Zyklusgeschehen verändert sich nach und nach. Die frühe Phase des Klimakteriums, also der Wechseljahre, beginnt. In der Fachsprache wird diese Phase auch als *perimenopausaler Übergang* bezeichnet.

Die Follikelreifung läuft in dieser Zeit gestört ab: Sie kann verkürzt oder verlängert sein. Der Eisprung findet zunehmend unzuverlässig statt und bleibt schließlich ganz aus. Die Zyklen verkürzen sich am Anfang oft etwas, werden dann länger und unregelmäßiger. Die Lutealphase kann, sofern überhaupt ein Eisprung zustande kommt, sehr unausgewogen sein. Oft findet sich ein Östrogenüberschuss, auch als Östrogendominanz bezeichnet, kombiniert mit einem Progesteronmangel. Diese Situation wird auch als Lutealphaseninsuffizienz bezeichnet, also eine Lutealphase schlechter Qualität.

Nicht geplatzte Follikel können einfach weiterwachsen und zu sogenannten Funktionszysten werden, in deren Wand große Mengen von Östradiol gebildet werden können. Ein »zu viel« an Östrogen macht sich oft durch Brustspannen, Wassereinlagerungen und zum Teil sehr starke und manchmal auch sehr schmerzhafte Blutungen bemerkbar. Die Blutungsprobleme lassen sich sehr einfach dadurch erklären, dass die Gebärmutterschleimhaut durch die langanhaltende und starke Wirkung des Östradiols immer weiterwächst und immer dicker wird, da das Progesteron fehlt, welches diesen Prozess normalerweise eindämmt. Mit Fortschreiten der Wechseljahre nimmt die Leistungsfähigkeit des Eierstocks immer weiter ab. Nach und nach herrschen Östrogenmangelsituationen vor. Dazwischen kann die Eierstockfunktion aber immer noch einmal aufflackern.

Gibt es schließlich keine entwicklungsfähigen Eizellen mehr, ist der Eizellvorrat endgültig erschöpft, kommt auch die Hormonproduktion zum Erliegen. Die Gebärmutterschleimhaut kann nicht mehr aufgebaut werden. Blutungen finden nicht mehr statt. Die letzte Regelblutung, der ein Jahr lang keine weitere Blutung gefolgt ist (was man natürlich immer nur im Nachhinein sagen kann), wird als Menopause bezeichnet. Das durchschnittliche Menopausenalter liegt in Deutschland etwa bei 51 Jahren.

Östradiol und Progesteron wirken aber nicht nur auf die Gebärmutterschleimhaut und die Brust, sondern sie haben weitreichende Effekte auf den gesamten Körper und das Zentralnervensystem.

Exkurs Begriffsklärung:

Da möglicherweise die verschiedenen Bezeichnungen für die Hormone verwirrend sind, findet sich in ▶ Tab. 3.1 eine Übersicht, in der auch die Synonyme erwähnt sind, also die Bezeichnungen, die mit der gleichen Bedeutung verwendet werden.

Tab. 3.1: Hormone, Synonyme und Bedeutung/Funktion

Hormon	Synonym	Bedeutung/Funktion
Östrogene	Estrogene	• Gehören zur Gruppe der Sexualhormone. • Zu den natürlichen Östrogenen des Menschen gehören: – Östron (E1) – Östradiol (E2), das wichtigste natürliche Östrogen – Estriol (E3) – Estetrol (E4) • Das wichtigste künstlich hergestellte (= synthetische) Östrogen ist Ethinylestradiol, welches bei der Verhütung zum Einsatz kommt und sehr viel stärker wirksam ist als natürliches Östradiol
Östradiol	Östradiol, E2	• Wird hauptsächlich in der Wand des heranreifenden Follikels und im Gelbkörper (Corpus luteum) gebildet. • Ist das am stärksten wirksame natürliche Östrogen der Frau. • Ist u. a. verantwortlich für die Ausbildung der Brust, der Gebärmutter, der Scheide und der äußeren Geschlechtsorgane, die weiblichen Proportionen und das Fettverteilungsmuster. • Hat zusätzliche Effekte auf viele weitere Systeme, u. a. Haut, Haare, Knochen, Gehirn, Herz-Kreislauf-System, Gerinnung, Magen-Darm-Trakt, Blutfette und Immunsystem.

Tab. 3.1: Hormone, Synonyme und Bedeutung/Funktion – Fortsetzung

Hormon	Synonym	Bedeutung/Funktion
Gestagene		• Gehören zur Gruppe der Sexualhormone. • Der wichtigste Vertreter ist das Progesteron. • Hiervon abzugrenzen sind die synthetischen Gestagene. Diese wirken ähnlich wie Progesteron, haben aber oft noch zusätzliche Effekte und werden in erster Linie zur Verhütung und im Rahmen der Hormonersatztherapie eingesetzt.
Progesteron	Gelbkörperhormon (Name abgeleitet von **Proge**stational **Ster**oidal Ket**on**)	• Progesteron ist der wichtigste Vertreter der Gestagene. • Wird in großen Mengen im Eierstock nach dem Eisprung in der 2. Zyklushälfte (= Lutealphase) im Corpus luteum (= Gelbkörper) und im Mutterkuchen (= Plazenta) gebildet. Aber auch viele andere Organe sind dazu in der Lage, Progesteron zu bilden, u. a. die Nebennierenrinde. • Ist für das Zustandekommen und den Erhalt einer Schwangerschaft von entscheidender Bedeutung. • Wandelt die durch Östrogene vorbereitete Gebärmutterschleimhaut um, sodass sich ein befruchtetes Ei einnisten kann. • Fördert das Wachstum der Gebärmutter und hat einen Einfluss auf die Brust. • Neben diesen Effekten haben Progesteron bzw. seine Abbauprodukte noch eine Vielzahl von Auswirkungen auf eine ganze Reihe anderer Organsysteme, u. a. das Zentralnervensystem (ZNS).

Befindlichkeitsveränderungen im Menstruationszyklus

Es ist die 2. Phase des Zyklus, in der viele Frauen, insbesondere wenige Tage vor Beginn der Regelblutung, körperliche und psychische Veränderungen wahrnehmen, die meist innerhalb der ersten ein bis drei Tage nach Beginn der Blutung wieder abklingen. Diese Veränderungen sind den hormonellen Veränderungen in dieser Zeit geschuldet und sind bei den meisten Frauen nicht behandlungsbedürftig, oft nicht einmal beeinträchtigend. Erst wenn die Symptome schwerer sind bzw. wenn viele davon zusammenkommen, sodass sich das Allgemeinbefinden verändert oder sogar erheblich beeinträchtigt ist, spricht man von einem Prämenstruellen Syndrom (PMS) oder sogar einer Prämenstruellen Dysphorischen Störung (PMDS).

Welche Symptome vorkommen, kann bei jeder Frau anders sein und auch in verschiedenen Zyklen wechseln.

Psychische und körperliche Erkrankungen im Menstruationszyklus

Betrachtet man die oben geschilderten hormonellen Schwankungen im Verlauf des Zyklus, ist es nicht überraschend, dass sich bei einer Vielzahl von körperlichen und psychischen Symptomen und Erkrankungen ein Zusammenhang mit dem Menstruationszyklus herstellen lässt.

Manche Erkrankungen treten auch nur in *bestimmten Phasen* des Zyklus auf:

Ein typisches Beispiel hierfür ist die *menstruelle Migräne*, die ausschließlich in direktem zeitlichem Zusammenhang mit der Menstruation auftritt. Auslöser ist hierbei der Abfall des Östradiolspiegels vor der Periode (▶ Abb. 3.1). In vielen Fällen treten die Migräneattacken aber nicht nur um die Menstruation, sondern auch zu anderen Zeitpunkten im Verlauf des Zyklus auf. Oft berichten die Frauen jedoch, dass die menstruell auftretenden Migräneattacken sehr viel stärker und von längerer Dauer seien.

Manchmal klagen auch Frauen mit einer *Epilepsie* über eine Häufung von Anfällen in Abhängigkeit vom Zyklus. Treten die Anfälle zum Zeitpunkt der Regelblutung oder unmittelbar davor gehäuft auf, ist der Auslöser meist der Abfall des Progesteronspiegels, dessen Stoffwechselprodukt Allopregnanolon eine starke anfallshemmende Wirksamkeit hat. Östradiol hingegen wirkt anfallsfördernd. Deshalb reagieren manche Frauen auch auf die kurzfristig sehr hohen Östradiolspiegel unmittelbar vor dem Eisprung mit einem gehäuften Auftreten von Anfällen.

Auch psychische Störungen, wie *Depressionen, Angststörungen* oder *Psychosen*, können auf hormonelle Veränderungen reagieren. Dies ist letzten Endes dadurch zu erklären, dass es Wechselwirkungen zwischen Östrogen, Progesteron und deren Stoffwechselprodukten und den Botenstoffen im Gehirn, die für bestimmte Störungen mit verantwortlich sind, gibt.

Neben den Erkrankungen des zentralen Nervensystems gibt es eine ganze Reihe körperlicher Erkrankungen, von denen man vielleicht auf den ersten Blick gar nicht erwarten würde, dass die Symptome in Abhängigkeit vom Zyklusgeschehen unterschiedlich ausgeprägt sein können. Dies gilt beispielsweise für *Autoimmunerkrankungen*, wie Rheuma.

Zeigt sich bei einer Erkrankung eine Zyklusabhängigkeit, kann sich das Krankheitsgeschehen auch während der Schwangerschaft und in den Wechseljahren verändern.

Um zu verstehen, was der Auslöser einer zyklusgebundenen Erkrankung sein könnte, ist es entscheidend, detailliert herauszuarbeiten, welches Symptom in welcher Intensität zu welchem Zeitpunkt im Zyklus aufgetreten ist. Dies kann man beispielsweise durch das Zyklustagebuch dokumentieren.

Die Rolle der Hormone bei der PMDS

Schon früh war klar, dass die Funktion der Eierstöcke (= Ovarien) bei der Entstehung der prämenstruellen Befindlichkeitsveränderungen eine wichtige Rolle spielt. Bevor die Eierstöcke in der Pubertät ihre Arbeit aufnehmen (diesen Zeitpunkt bezeichnet man als Menarche) und monatlich eine oder mehrere Eizellen für die Befruchtung vorbereiten sowie nach der letzten Regel (= Menopause), wenn nämlich die Frau in den Wechseljahren ist, tritt die PMDS nicht (mehr) auf.

Der Begriff »Wechsel*jahre*« wird übrigens verwendet, weil die Eierstöcke nicht von heute auf morgen ihre Arbeit einstellen und keine Geschlechtshormone mehr produzieren, sondern weil das ein Prozess über mehrere Jahre rund um das 51. Lebensjahr von Frauen ist. Allerdings kann sich in diesen Jahren der Umstellung und der immer weiter nachlassenden Hormonproduktion eine typische Wechseljahrproblematik mit zum Teil ähnlichen Symptomen präsentieren; zu nennen sind da vor allem Depressivität, Reizbarkeit und Stimmungsschwankungen.

Der Zeitpunkt des Auftretens und des Nachlassens der für ein PMS/eine PMDS typischen Beschwerden in der 2. Zyklushälfte vom Eisprung in der Zyklusmitte bis zum Eintreten der nächsten Regelblutung spricht dafür, dass die hormonellen Schwankungen im Verlauf des Zyklus für deren Entstehung von besonderer Bedeutung sind.

Ist ein Progesteronmangel die Ursache?

Zunächst wurde vermutet, dass die Ursache der prämenstruell auftretenden Beschwerden in einer »Gelbkörperschwäche« oder »Lutealphaseninsuffizienz«, genauer in einem Missverhältnis zwischen den Hormonen Östrogen und Progesteron zu suchen sein könnte. Es wurde angenommen, dass ein Östrogenüberschuss (eine Östrogendominanz) mit einem relativen bzw. absoluten Progesteronmangel mit einer hieraus resultierenden Wasserretention (= Wasseransammlung) verantwortlich für die Symptome sei.

Heute weiß man jedoch, dass sich bei PMDS-betroffenen und gesunden Frauen in der Regel keine bedeutsamen Unterschiede zwischen den im Blut bestimmten Progesteron-Spiegeln nachweisen lassen. Auch die zusätzliche Gabe von Progesteron in der 2. Zyklushälfte verbessert das Beschwerdebild nicht. Im Gegenteil: Bei Frauen, die vor den Wechseljahren unter einer PMDS gelitten haben oder bei denen die Aktivität der Eierstöcke durch Behandlung mit einem GnRH-Analogon (einem Anti-Hormon) ausgeschaltet wurde, lassen sich durch die Gabe von Progesteron sogar PMDS-ähnliche Beschwerden auslösen.

Weitere spannende Ergebnisse lieferte eine gut gemachte Studie an Frauen, bei denen es zunächst durch die Gabe eines GnRH-Analogons, was praktisch einer Ausschaltung der Eierstöcke entsprach, zu einer Verbesserung der PMDS-typischen Symptome gekommen war. Die anschließende Gabe von Östradiol und Progesteron führte erwartungsgemäß zu einem Wiederauftreten der Symptome. Interessanterweise fanden sich aber nach zwei bzw. drei Monaten unter der fortlaufenden Hormontherapie mit Progesteron und Östradiol keine Unterschiede zu den Probandinnen mehr, die in dieser Phase ein Placebo, also ein hormonfreies Scheinpräparat, erhalten hatten.

Diese verschiedenen Befunde sprechen dafür, dass es in erster Linie *die starken zyklischen Schwankungen der Hormone* sind, die das Auftreten der Symptome in der 2. Zyklushälfte triggern, und nicht die Hormone als solche. Das Untersuchungsergebnis passt dazu, dass PMDS-Symptome in der Schwangerschaft nicht auftreten – wenn auch unabhängig davon bei vielen Frauen vor allem in der Frühschwangerschaft Symptome wie Reizbarkeit etc. vorkommen. Auch das kann übrigens als Auswirkung der Hormone Östrogen und Progesteron verstanden werden, die in der Schwangerschaft in hohen Konzentrationen vorhanden sind und die im Verlauf der Schwangerschaft immer weiter ansteigen.

Welche Rolle die Östrogene (vor allem Östradiol) und Progesteron bei der Entstehung einer PMDS im Einzelnen spielen, ist bisher also nicht eindeutig geklärt. Klinische Daten lassen vermuten, dass beide mit ihren Schwankungen bei der Entstehung der PMDS-Symptomatik beteiligt sind bzw. zusammenwirken.

Wie so oft in der Medizin sind also die Zusammenhänge komplexer als auf den ersten Blick zu vermuten. Da eine PMDS sich nicht einfach durch einen Progesteronmangel erklären lässt, ist sie auch nicht einfach mit Progesteron zu therapieren (▶ Kap. 5). Anders ist dies bei einem einfachen PMS oder einem nachgewiesenen Progesteronmangel; in einer solchen Situation kann Progesteron durchaus hilfreich sein.

Ein Exkurs für besonders Interessierte: Allopregnanolon und die Stressachse

Heute geht man davon aus, dass eine Minderheit von Frauen auf die normalen Hormonschwankungen im Verlauf des Menstruationszyklus mit einer PMDS-Symptomatik reagiert, während die meisten Frauen allenfalls leichte PMS-Symptome haben. Anders ausgedrückt: Die Eierstockfunktion an sich ist auch bei von PMDS betroffenen Frauen in Ordnung. Das Problem scheint eher die Reaktion des Gehirns auf die mit dem Eisprung und dem Zyklus verbundenen hormonellen Schwankungen zu sein.

Ganz besondere Bedeutung wird hierbei der Reaktion des Gehirns auf Allopregnanolon beigemessen. Allopregnanolon ist ein sogenanntes neuroaktives Steroid (NAS): ein Hormon, welches mit neuronalen Rezeptoren im Gehirn interagieren kann, wie beispielsweise dem GABA-(Gamma-Amino-Buttersäure)-A Rezeptor. Allopregnanolon kann die Struktur und Aktivität dieses Rezeptors modulieren. Es wird aus Progesteron gebildet, das nach der Ovulation in der 2. Zyklushälfte in großen Mengen aus dem Corpus luteum, dem Gelbkörper, freigesetzt wird. Normalerweise hat Allopregnanolon indirekt über seine Wirkung auf den GABA-A Rezeptor eine beruhigende, entspannende, schlafanstoßende und angstlösende Wirkung (▶ Abb. 3.2). Auch viele Beruhigungsmittel entfalten ihre Wirkung durch eine Interaktion mit dem GABA-A Rezeptor, z. B. Benzodiazepine.

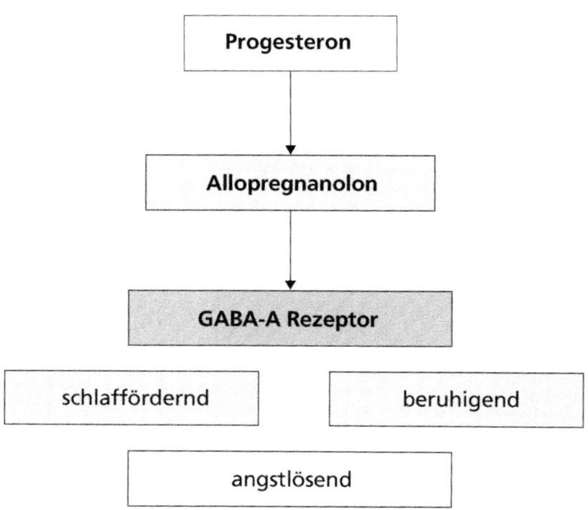

Abb. 3.2: Physiologische Reaktion auf Allopregnanolon

Genau die gegenteiligen Symptome erleben aber Patientinnen mit einer PMDS: Bei ihnen stehen Gereiztheit, Aggressivität und Anspannung im Vordergrund. Zunächst war man davon ausgegangen, dass möglicherweise die Metabolisierung (= biochemischer Um-/Abbau einer Substanz durch körpereigene Enzymsysteme) von Progesteron zu Allopregnanolon gestört sei und dadurch weniger Allopregnanolon und/oder andere Progesteron-Metabolite entstünden, was für die veränderte Stimmung bei PMDS-Patientinnen verantwortlich zu machen sei. Belastbare Studien, die diese Vermutung belegen könnten, gibt es jedoch nicht.

Man geht heute viel mehr davon aus, dass die PMDS-typischen Symptome Folge einer *paradoxen Reaktion* auf die Bindung von Allopregnanolon an einen dysfunktionalen GABA-A Rezeptor sind (▶ Abb. 3.3). Die Folge wäre eine Umkehr der sonst üblichen Wirkung von Allopregnanolon: Statt Ruhe und Entspannung entstehen Aggressivität und Gereiztheit.

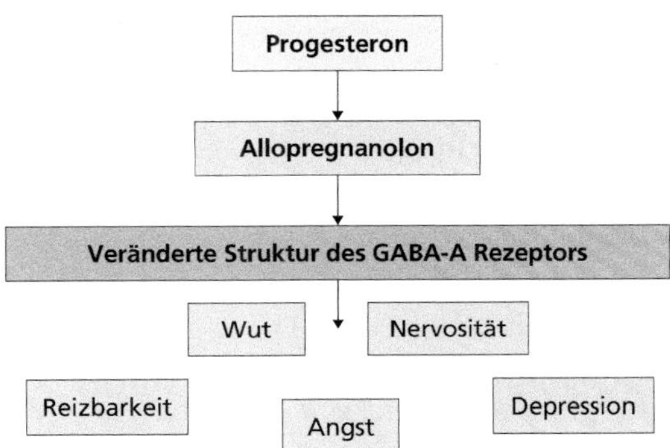

Abb. 3.3: Paradoxe Reaktion bei Frauen mit PMDS

Und auch in anderem Zusammenhang wird Allopregnanolon bei PMDS eine Bedeutung beigemessen: Frauen mit einer PMDS reagieren anders auf *Stress* als gesunde Frauen. Sie leiden nach dem Eisprung in der Lutealphase oft unter einer subjektiv erhöhten Stressempfindlichkeit. Es gibt auch Hinweise darauf, dass zurückliegende Traumata oder eine die Patientin akut belastende Lebenssituation die Ausprägung bzw. den Schweregrad der PMDS-typischen Symptome erhöhen kann. Als Auslöser wird eine veränderte Reaktivität der »Stressachse« vermutet, zu der die für die Verarbeitung von Stress verantwortlichen Strukturen im Gehirn (Hypothalamus und Hypophyse = Hirnanhangsdrüse), die auch die Ausschüttung der Eierstockhormone steuern, und der Nebennierenrinde, die Stresshormone bildet, gezählt werden. Die GABA-Rezeptoren sind an der Steuerung dieser Stressachse beteiligt, indem sie unter anderem das Ausmaß und die Dauer der Stressreaktion herunterregulieren. Allopregnanolon wirkt auf diesen Prozess modulierend.

Stark vereinfacht könnte man sagen, dass Allopregnanolon normalerweise die Reaktion des Körpers auf Stress drosselt. Nach heutigem Stand des Wissens spielt diese Interaktion möglicherweise auch für die Entwicklung einer Depression nach der Entbindung oder in den Wechseljahren eine Rolle. Schon länger wird vermutet, dass eine solche dysfunktionale Interaktion auch für die gestörte Stressempfindlichkeit von Frauen mit einer PMDS verantwortlich sein könnte.

Obwohl die Stressachse und die damit verbundene Cortisol-Ausschüttung in Beobachtungsstudien zu PMS/PMDS eingehend untersucht wurden, gibt es keine verlässlichen Beweise für abnorme Cortisolspiegel oder Reaktionen auf Stress bei der PMDS.

Um genau zu verstehen, wie der Zusammenhang zwischen den hormonellen Veränderungen im Verlauf des Zyklus und der Stressachse bzw. der Verarbeitung von Stress ist, gibt es offenkundig noch viel zu tun.

Welche Rolle spielt das Serotoninsystem?

Für das reibungslose Funktionieren des Gehirns ist eine Vielzahl von Botenstoffen erforderlich. Einer hiervon ist das Serotonin. Schon in den 1990er Jahren wurde vermutet, dass Störungen im Serotoninsystem bzw. der Steuerung des Serotonin-Systems für die PMDS-typischen Beschwerden verantwortlich sein könnten. Östrogen- und Progesteronrezeptoren finden sich in vielen Bereichen des Gehirns. Sexualhormone können die Aktivität des Serotonin-Systems beeinflussen. Mittlerweile gibt es eine große Zahl von Studien, die überzeugend zeigen konnten, dass Psychopharmaka aus der Gruppe der SSRI (= selektive Serotonin-Wiederaufnahmehemmer) zu einer Verbesserung der PMDS Symptome führen können.

Über welchen Wirkmechanismus die PMDS-Symptome entstehen und wie die positiven Effekte der Behandlung mit einem SSRI auf die PMDS-typischen Symptome genau zustande kommen, ist aber immer noch unklar.

Störung im Kontrollzentrum des Gehirns?

In den letzten Jahren haben sich die Möglichkeiten der bildgebenden Diagnostik des Gehirns (auch als Neuroimaging bezeichnet) erheblich weiterentwickelt. Die Ergebnisse dieser Untersuchungen legen nahe, dass die hormonellen Schwankungen im Verlauf des Menstruationszyklus Einfluss auf die Plastizität bzw. die Struktur des Gehirns haben. Bisher gibt es noch relativ wenige Neuroimaging-Studien zur PMDS. Welche Bedeutung die vielen Veränderungen haben, die im Rahmen dieser Untersuchungen aufgefallen sind, ist bei weitem noch nicht genau geklärt. Die vorhandenen Studien lassen jedoch erste Muster erkennen, die Rückschlüsse auf die neurobiologischen Grundlagen der Entstehung der PMDS nahelegen.

So fanden sich bei Frauen mit einer PMDS u.a. Veränderungen der neuronalen Vernetzung, die auch die kognitive Kontrolle von Emotionen und negativen Stimmungssymptome betreffen. Die betroffenen Strukturen des Gehirns sind für Einsicht, Urteilsvermögen und Aufrechterhaltung angemessener sozialer und emotionaler Verhaltensweisen verantwortlich. Sollten diese Kontrollstrukturen nicht mehr richtig funktionieren, entstehen genau die Probleme, die Frauen mit einer PMDS so oft beschreiben: Es ist einfach alles außer Kontrolle!

Bio-psycho-soziales Entstehungsmodell

Wie wir bisher gesehen haben, gibt es deutliche Hinweise darauf, dass die PMDS durch biologische Abläufe im Körper ausgelöst bzw. in ihrer Ausprägung beeinflusst wird. Gleichzeitig kommen Begriffe wie Stress und Stressachse in den Erklärungsmodellen vor, und schon wird der Übergang zur Psyche, zur subjektiven Bewertung und zur individuellen Verarbeitung des Erlebten deutlich.

Nach dem bisherigen Kenntnisstand ist also davon auszugehen, dass die PMDS-Symptomatik das Ergebnis einer sehr individuellen Kombination verschiedener Einflussfaktoren ist, also »multifaktoriell« entsteht (► Abb. 3.4). Bei der einen Frau steht eine gewisse Veranlagung bzw. Empfindlichkeit für psychische Störungen (auch als »Vulnerabilität« oder »Prädisposition« bezeichnet) im Vordergrund, weshalb sie besonders mit der Stimmung auf den Hormonwechsel im Zyklus reagiert, bei einer anderen Betroffenen spielen vielleicht die Lebensumstände eine größere Rolle, bei noch anderen Frauen sind das Alter, bestimmte Erfahrungen oder auch akute Belastungen von Bedeutung. Lernt man sein ganz eigenes »Risikoprofil« kennen, gibt es eine Reihe von Möglichkeiten, auf die Einflüsse zu reagieren und ihnen zu begegnen.

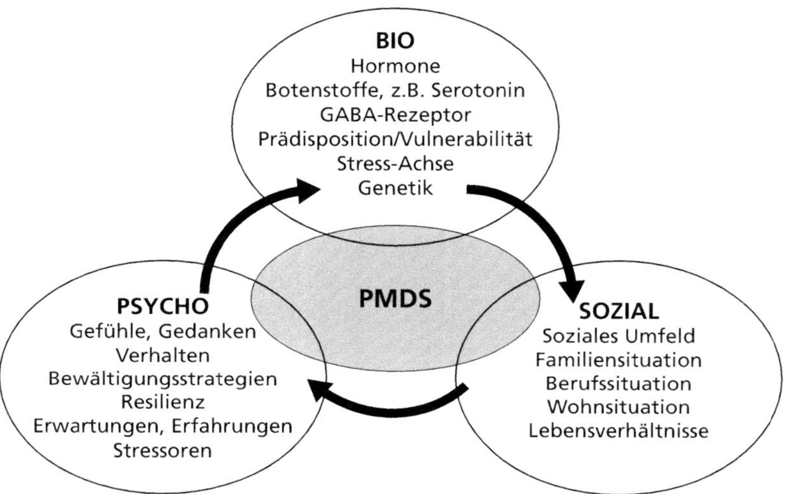

Abb. 3.4: Bio-psycho-soziales Entstehungsmodell der PMDS

Wichtig ist es, sich immer wieder bewusst zu machen, dass es sich nach heutigem Erkenntnisstand bei der PMDS *nicht* um eine rein psychische Störung handelt, die beispielsweise vergleichbar ist mit einer wiederkehrenden Depression oder einer Angststörung. Allerdings kann man auch nicht davon ausgehen, dass sie eine rein organische, d.h. also durch körperliche Faktoren ausgelöste Störung ist, wie beispielsweise ein Fieberdelir oder depressive Symptome bei einer Schilddrüsenfunktionsstörung. Wie schon zu Beginn gesagt – eine PMDS ist eine multifaktorielle Störung, bei der vieles zusammenspielt. Dadurch jedoch, dass sie an die monatliche wiederkehrende Menstruation gebunden ist, suchen Frauen oftmals lange nach der körperlichen Ursache.

Doch so viel wissen wir mittlerweile: Nicht alle Frauen – richtiger gesagt die wenigsten – leiden monatlich an der typischen psychischen PMDS-Symptomatik; bei der psychischen Reaktion auf den Hormonzyklus muss also wohl noch etwas anderes eine Rolle spielen. Und anders herum betrachtet fällt die recht einheitliche Symptomatik auf, die letzten Endes auch die Diagnose so leicht macht. Also muss es ein gemeinsamer Faktor sein, der im Zusammenspiel von Hormonzyklus und individueller Prädisposition (= persönlicher Empfindlichkeit) zur typischen PMDS-Symptomatik führt.

Gibt es eine Veranlagung für PMDS?

Es scheint eine gewisse familiäre Häufung für die PMDS zu geben. Nicht selten schildern Frauen, dass bereits ihre Mütter oder Großmütter unter zyklusabhängigen Stimmungsschwankungen litten oder leiden, oftmals unter dem »Label« einer wiederkehrenden Depression.

Mehrere Zwillingsstudien deuten ebenfalls darauf hin, dass es eine genetische Beteiligung bei der PMDS geben könnte.

Mit den modernen Methoden der Genetik hat man mittlerweile versucht herauszubekommen, ob sich Unterschiede zwischen Patientinnen mit einer PMDS und gesunden Frauen finden lassen. Tatsächlich sind in den letzten Jahren erste Untersuchungen veröffentlicht worden, bei denen winzige genetische Veränderungen (sogenannte Polymorphismen) aufgefallen sind. Bei der Interpretation solcher Daten muss man allerdings höchste Vorsicht walten lassen. Welche Vorhersagekraft der Nachweis einer solchen Veränderung tatsächlich für die individuelle Frau hat, lässt sich zurzeit nicht beantworten. In diesem Zusammenhang wird auch darüber nachgedacht, ob (und wenn ja welche) sogenannte epigenetische Faktoren für die Entstehung einer PMDS wichtig sein könnten. Hierbei wird versucht aufzuklären, welche äußeren Faktoren dafür entscheidend sind, ob ein bestimmtes Gen aktiv oder inaktiv ist.

All das kann man zusammenfassen unter dem Begriff »Vulnerabilität« (= Empfindlichkeit) bzw. Prädisposition für die Entwicklung psychischer Störungen, die ein Mensch sozusagen »mitbringt« und die ein Leben lang bestehen bleibt. Abhängig davon, was noch an zusätzlichen Faktoren dazukommt, entstehen dann psychische Störungen.

Bedeutung von Vorerfahrungen/anderen Erkrankungen

Immer wieder wird diskutiert, ob traumatische Vorerfahrungen das Risiko für eine PMDS erhöhen können, ebenso wie Stressfaktoren, wie oben schon besprochen. Auf jeden Fall zeigt unsere Erfahrung mit Patientinnen, dass frühere bzw. andere Störungen einen Einfluss auf die Symptomatik haben können. Bei einer Patientin mit einer Depression in der Vorgeschichte treten vielleicht prämenstruell besonders häufig Suizidgedanken auf, eine Angst-Patientin ist in der 2. Zyklushälfte besonders ängstlich und angespannt, und eine vortraumatisierte Frau kann sich vielleicht besonders in der prämenstruellen Zeit kaum gegen Albträume und ungewollte Wiedererinnerungen (= Intrusionen) wehren.

Um psychische Symptome gut voneinander abgrenzen zu können, ist deshalb das Wissen über andere psychische Erkrankungen und die entsprechende Diagnostik derselben besonders wichtig (► Kap. 4).

Auf körperlicher Ebene zeigte sich zudem ein Zusammenhang zwischen starkem Übergewicht und einer Häufung von PMDS-Symptomen. Da starkes Übergewicht den Hormonhaushalt ebenfalls beeinflusst, könnte der Effekt hierüber wiederum erklärbar sein.

Einfluss der Persönlichkeit

Eine spezielle PMDS-Persönlichkeit gibt es nicht. Persönlichkeitsfaktoren haben aber sicherlich einen erheblichen Einfluss auf den Umgang mit Veränderungen, Problemen und Konflikten. Je anpassungsfähiger, also flexibler, spontaner eine Frau ist, desto besser kann sie mit den Schwankungen im Zyklus umgehen, körperlichen wie psychischen. Ein großes Kontrollbedürfnis und Gefallen an Planungssicherheit und Vorhersagbarkeit können den Anpassungsprozess empfindlich stören.

Als ein positives Persönlichkeitsmerkmal gilt die *Resilienz*, also die Widerstandskraft in Krisen. Gerade bei Menschen mit körperlichen Erkrankungen bzw. Gesundheitsproblemen zeigt sich ein deutlicher Zusammenhang zwischen Resilienz und psychischer Gesundheit. Dies beschreibt demnach die Fähigkeit, sich trotz Beschwerden und Beeinträchtigungen eine psychische Stabilität zu bewahren. Dabei spielen zwei Hauptfaktoren der Resilienz eine Rolle, nämlich die »persönliche Kompetenz« und die »Akzeptanz des Selbst und des Lebens«.

Zur persönlichen Kompetenz zählen wiederum Selbstvertrauen, Unabhängigkeit, Beherrschung, Beweglichkeit, Ausdauer. Zur Akzeptanz des Selbst tragen Anpassungsfähigkeit, Toleranz und eine flexible Sicht auf sich selbst und den eigenen Lebensweg bei.

Überträgt man dies auf die PMDS, kann man annehmen, dass genau diese Resilienzfaktoren in der 2. Zyklushälfte von besonderer Bedeutung sind und dass von ihnen abhängt, ob eine Frau mit den auftretenden Symptomen mehr oder weniger gut umgehen kann bzw. welchen Einfluss die Symptome auf ihren Umgang mit Familie, Partner und im beruflichen Leben haben. Spezifische Forschungsergebnisse in diesem Zusammenhang sind uns jedoch nicht bekannt.

Einfluss der aktuellen Lebenssituation

Eine Zunahme der PMDS-Symptomatik im 3. und 4. Lebensjahrzehnt wird beobachtet; zudem das erstmalige Auftreten oder ein höherer Leidensdruck nach der Geburt des ersten Kindes. Noch gibt es keine systematischen Untersuchungen zu dieser Dynamik. Da wir wissen, dass das Stresslevel junger Eltern besonders hoch ist, liegt die Vermutung nahe, dass sich dieser Stress auch in einer stärkeren PMDS niederschlägt. Frauen berichten, dass sie sich vorher bei prämenstruellen Symptomen ganz bewusst ein paar Tage »Auszeit« vor der Periode genommen haben. Geplant oder spontan ist so ein Rückzug möglich, wenn man sich nicht um ein Baby oder Kinder kümmern muss.

Wird die Familie größer oder kommen pflegebedürftige Angehörige hinzu, werden die Belastungen mit zunehmendem Alter größer. Auch anstrengende Zeiten mit dem Wiedereinstieg in den Beruf oder Stellenwechsel fallen häufig in diese Lebensphase. Und nicht zuletzt machen sich nach etlichen Jahren Partnerschaft oftmals die ersten Dauerprobleme bemerkbar, die zur Unausgeglichenheit noch beitragen. Hinzu kommt, dass die PMDS als solche mit ihren Symptomen der höheren Reizbarkeit, Aggressivität und Wut solche Konflikte manchmal erst hervorruft, anheizt oder zumindest einen konstruktiven Umgang mit eben solchen fast unmöglich macht.

Schlussfolgerung Ursachen/Einflussfaktoren

Zusammengefasst kann man sich das Zusammenspiel der verschiedenen Einflussfaktoren auf die Entstehung der PMDS-Symptome wie in Abbildung 3.4 zur bio-psycho-sozialen Verursachung vorstellen. Es ist davon auszugehen, dass die Gewichtung der einzelnen Faktoren bei jeder Frau unterschiedlich ist.

Die vielen beteiligten Einflussfaktoren (neben Hormonzyklus und Prädisposition die erwähnten weiteren Faktoren wie Lebenssituation, Stressempfindlichkeit etc.) machen die Sache manchmal recht kompliziert. Sie bieten auf der anderen Seite jedoch vielfältige Möglichkeiten der Einflussnahme – durch Hormone, bestimmte Psychopharmaka, Psychotherapie (► Kap. 5) und – in ihrer Bedeutung nicht zu unterschätzen – auch die Selbsthilfestrategien (► Kap. 6).

4 Abgrenzung PMDS und Zykluseinflüsse bei anderen Störungen

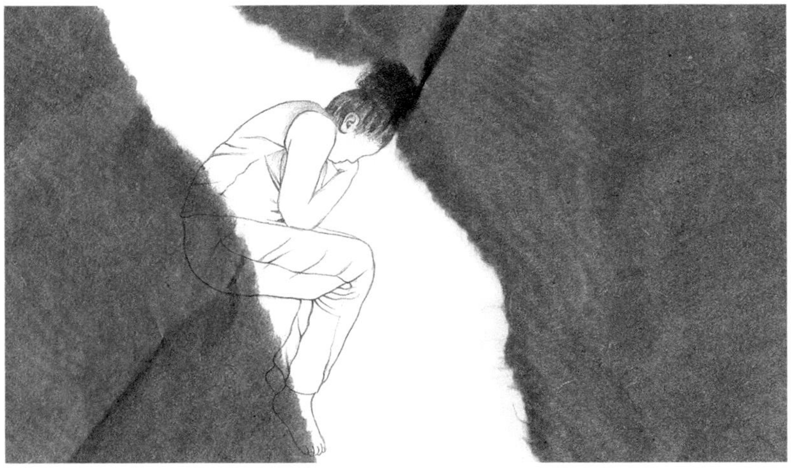

In aller Kürze

- Es gibt Erkrankungen, deren Symptome sich prämenstruell verstärken können.
- Die Abgrenzung der PMDS zu anderen psychischen Störungsbildern gelingt durch gute Diagnostik, wozu auch die Führung eines Zyklustagebuches gehört.
- Die richtige Diagnose ist für die Ableitung der Therapiemöglichkeiten sehr wichtig.

- Prämenstruelle psychische Symptome und andere psychische Störungen schließen sich nicht gegenseitig aus, sie können sich gegenseitig beeinflussen.
- Zykluseinflüsse können sich sowohl bei körperlichen als auch psychischen Erkrankungen zeigen.

Zykluseinflüsse auf körperliche Erkrankungen

Es gibt eine Reihe von körperlichen Erkrankungen, die zyklusabhängige Schwankungen zeigen können, so etwa eine Verschlechterung in der Lutealphase, d. h. in der Zeit vor der Menstruation. Dazu gehören beispielsweise Asthma, manche Probleme mit dem Magen-Darm-System oder auch Allergien, Rheuma und Multiple Sklerose. Andere Erkrankungen, wie etwa Migräne oder Epilepsie dagegen können eine Zunahme von Anfällen in der Zeit der Menstruation zeigen, bis hin dazu, dass nur dann Anfälle auftreten (so etwa bei der menstruellen Migräne oder Epilepsie).

Relativ leicht ist die Abgrenzung von rein gynäkologischen Störungen, wie etwa Endometriose oder eine ausgeprägte Dysmenorrhoe, da diese hauptsächlich mit Schmerzen einhergehen und die typischen psychischen PMDS-Symptome fehlen.

Zykluseinflüsse auf psychische Erkrankungen

Da die Hauptsymptome der PMDS psychischer Natur sind, die teils sehr ausgeprägt in der 2. Zyklushälfte auftreten, ist es leicht nachvollziehbar, dass sich praktisch jede psychische Grunderkrankung im Laufe des Zyklus verändern kann. Durch prämenstruell auftretende Symptome wie Stimmungsschwankungen, Reizbarkeit etc. kann die Symptomatik von Depressionen, von Psychosen und auch von Angst- und Zwangsstörungen beeinflusst werden. Ebenso kann das Konsumverhalten bei bestehender Sucht oder auch einer Essstörung verändert sein. Und bei bestehender Posttraumatischer Belastungsstörung sind die Symptome in der 2. Zyklushälfte oftmals ebenfalls verstärkt da.

Wenn es solche Hinweise auf zyklusabhängige Schwankungen gibt, kann das durch die Führung eines *Zyklustagebuches* belegt werden. Für laufende psychotherapeutische wie psychiatrische Behandlungen ist es wichtig, diese Zusammenhänge aufzudecken. Falls nötig können dann in der 2. Zyklushälfte bestimmte Verhaltensstrategien eingesetzt oder auch die Medikamente angepasst werden.

Abgrenzung PMDS von psychischen Störungen

Zu den diagnostischen Kriterien der PMDS gehört die Abgrenzung von anderen Erkrankungen. Dafür kommen eigentlich nur einige wenige psychische Störungen infrage, bei denen es klare Überschneidungen mit der PMDS-Symptomatik gibt, nämlich Depressionen, Angststörungen oder auch Störungen der Impulskontrolle im Rahmen der emotional-instabilen Persönlichkeitsstörung.

Da die Diagnosekriterien der PMDS in Deutschland noch nicht überall bekannt sind, werden durchaus Fehldiagnosen von Ärzten und Psychotherapeutinnen gestellt. Die Betroffenen berichten uns nicht selten von langjährigen eigenen Recherchen, wie die wahrgenommene Problematik wohl einzuordnen sei. Die genaue Diagnose ist dann häufig schon mit einem ersten Gefühl der Erleichterung verbunden, da sich daraus die entsprechenden Therapiemöglichkeiten ergeben.

Am einfachsten ist die Überprüfung durch die Führung eines *Zyklustagebuches*, um festzustellen, ob es eine klare Bindung der Symptome an den Menstruationszyklus gibt oder ob die Symptome über den ganzen Zyklus verteilt auftreten. Das kann in den Fällen etwas schwierig sein, bei denen auch um den Eisprung herum Symptome bemerkt werden. In solchen Fällen hilft dann die genaue Erhebung der Vorgeschichte, beispielsweise wie sich die Symptomatik insgesamt entwickelt hat (z. B. monatliches Auftreten mit zunehmender Verschlechterung in den letzten Jahren) und die sonstige Symptomatik, in die das Geschehen eingebettet ist (wie etwa begleitend die typischen körperlichen Symptome, wie Wassereinlagerungen, aufgeblähter Bauch, Heißhungerattacken).

Merke

Ein Zyklustagebuch zum Download finden Sie unter www.pmds.team

Abgrenzung PMDS und Depressionen

Eines der vier Kernsymptome der PMDS heißt »Deutliche depressive Verstimmung, Gefühle der Hoffnungslosigkeit, selbstherabsetzende Gedanken«, und eine Reihe weiterer depressiver Symptome (so etwa Konzentrationsstörungen, Antriebsminderung, Energieverlust) sind ebenfalls genannt. Nach unserer Erfahrung sind allerdings Frauen, bei denen eine klare depressive Symptomatik in den Tagen vor der Menstruation vorherrscht, in der Minderzahl gegenüber denen, die vor allem unter Reizbarkeit und Aggressivität, Wutausbrüchen oder Anspannung leiden. Dennoch kommt es vor, dass Frauen »regelmäßig« in solchen depressiven Zuständen sogar unter Suizidgedanken leiden, obwohl sie ansonsten fröhliche Menschen sind.

Ein wesentliches Abgrenzungsmerkmal der PMDS gegenüber einer Depression (= depressive Episode) im Rahmen einer wiederkehrenden affektiven Störung ist die *Zeitdauer*, während die Symptomatik sehr ähnlich sein kann (▶ Tab. 4.1). Zu den Kriterien einer depressiven Episode gehört eine Zeitdauer der Symptome von mindestens zwei Wochen, in denen die Symptome durchgehend bestehen, und zwar nicht an den Zyklus gebunden. Bei Depressionen, die als Reaktion auf negative Lebensereignisse bzw. Belastungen auftreten (= reaktive Depressionen) ist auch von einer deutlich längeren Zeitdauer auszugehen. Eine Ausnahme, bei der die kurze Dauer von etwa 2–3 Tagen zu den diagnostischen Kriterien gehört, ist die »rezi-

Tab. 4.1: Depressionen in Abgrenzung von der PMDS

Depressive Symptome bei depressiven Episoden/depressiven Reaktionen	Depressive Symptome bei PMDS
Mindestdauer depressiver Symptome bei depressiven Episoden zwei Wochen. Bei depressiven Reaktionen klare Bindung an ein negatives Ereignis bzw. Belastungen	Klare Zyklusbindung mit wenigen Tagen Dauer vor der Menstruation, maximal über die ganze 2. Zyklushälfte = verschwindet mit Beginn der Menstruation
Begleitsymptome z. B. Grübeln, Zukunftsängste, Hoffnungslosigkeit	Begleitsymptome z. B. Anspannung, Reizbarkeit, Gefühl des Kontrollverlustes
i. d. R. Appetitminderung mit Gewichtsverlust	i. d. R. Appetitsteigerung mit Heißhungerattacken (Kohlenhydrat-Craving)
Schlafstörungen in Form von Einschlaf- und Durchschlafstörungen, Schlafdauer deutlich geringer als üblich, manchmal begleitet von vorzeitigem Erwachen	Eher erhöhtes Schlafbedürfnis, trotzdem Gefühl, unausgeschlafen zu sein
Körperliche Begleitsymptome z. B. Engegefühl in der Brust, »Kloß im Hals«	Typische körperliche Vorboten der Menstruation (z. B. Wassereinlagerungen, Brustspannen, Blähbauch)

divierende kurze depressive Störung«; allerdings ist da ein Kriterium, dass die Episoden *nicht* nur in fester Beziehung zum Menstruationszyklus stehen.

Im Übrigen sind Depressionen typischerweise Störungsbilder, in denen die Befindlichkeit insgesamt gedrückt ist, Antrieb und Energie fehlen, beim Appetit herrscht Appetitlosigkeit vor. Betroffene sind eher in sich gekehrt, grübeln, machen sich Zukunftssorgen, die Gedanken sind geprägt von Selbstzweifeln. Oftmals zeigen bereits Haltung und Mimik die depressive Herabgestimmtheit.

Nach unserer klinischen Erfahrung erleben auch Frauen, bei denen depressive Gedanken bis hin zu Selbstmordgedanken die Tage vor der Menstruation beherrschen, begleitend dazu Anspannung, Reizbarkeit und Schwierigkeiten, ihre Wut zu kontrollieren. Und manches Mal entsteht der

Eindruck, dass dem ganzen etwas »Selbstzerstörerisches« anhaftet, indem sich die Wut der betroffenen Frau gegen sie selbst richtet – ähnlich der »Zerstörungswut« bzw. der »Lust alles hinzuschmeißen, ohne Rücksicht auf Verluste«, die manche Frauen in den prämenstruellen Tagen in ihren sozialen Beziehungen, vor allem in der Partnerschaft erleben.

Nicht ungewöhnlich ist das *gemeinsame* Auftreten von Depressionen und PMDS. Man muss wohl davon ausgehen, dass Frauen mit wiederkehrender Depression recht häufig zusätzlich prämenstruelle Symptome oder sogar das Vollbild einer PMDS haben; man spricht dann von Komorbidität (komorbides = gemeinsames Auftreten von Erkrankungen). Ein Zyklustagebuch kann in solchen Fällen differenzieren, ob es sich lediglich um eine zyklusgebundene Verschlechterung der Depression handelt oder ob tatsächlich Depression und PMDS nebeneinander bestehen. Am besten funktioniert das, wenn die depressive Episode abgeklungen ist, da dann in der 1. Zyklushälfte keine Symptome da sein sollten.

Anders als bei anderen Störungen (wie etwa der Bipolaren Störung) ist allerdings die Abgrenzung nicht von so großer Bedeutung, da Antidepressiva in beiden Fällen zum Einsatz kommen. Die zusätzliche Gabe einer Pille führt auch bei einer wiederkehrenden Depression in der Regel eher zur Verbesserung (selten allerdings auch zur Verschlechterung, was sich dann mit einem Präparatewechsel ändern kann).

Erwähnen wollen wir noch, dass man wohl von gemeinsamen biologischen Grundlagen von Depression und PMDS ausgehen muss und wahrscheinlich von einer Prädisposition, die Frauen mit ausgeprägtem PMS/PMDS empfindlicher macht für das Auftreten einer Depression nach der Entbindung oder in den Wechseljahren.

Abgrenzung PMDS und Bipolare Störung

Eine bipolare Störung geht mit manischen bzw. hypomanischen Episoden und in der Regel depressiven Episoden einher. Dabei muss man sich die manische Symptomatik als genau das Gegenteil einer Depression vorstellen: Die Stimmung ist gehoben, euphorisch, und zwar deutlich über dem, was man üblicherweise als »gute Laune« kennt. Es kommt eine Reihe von anderen Symptomen hinzu, wie etwa ein vermindertes Schlafbedürfnis,

Antriebssteigerung; das Denken ist gelockert und springt von einem Thema zum anderen, ebenso wie die Handlungen, die ständig neuen Einfällen folgen.

Der Unterschied zwischen Manie und Hypomanie liegt im Schweregrad. Im hypomanischen Zustand kann man noch »gerade so« seinen Alltag bewältigen, und manchmal bemerken nur Menschen, die einen gut kennen, dass da etwas nicht stimmt.

Die Abgrenzung von einer PMDS-Symptomatik kann schwierig werden, wenn die vorherrschende manische Stimmung Gereiztheit ist (man spricht dann von einer »gereizten Manie«).

Aber es gibt klare Unterschiede: Bei der bipolaren Störung schlafen Betroffene zwar wenig, aber sie haben kein Gefühl der Müdigkeit; im Gegenteil, ihr Schlafbedürfnis ist gering, und sie fühlen sich trotzdem leistungsfähig und vor Kraft strotzend. Bei der PMDS ist das Schlafbedürfnis i. d. R. erhöht, und trotzdem fühlt man sich nicht ausgeschlafen. Der Appetit kann bei der bipolaren Störung sogar vermindert sein, weil »alles andere als Essen wichtiger ist«. Außerdem fehlen die typischen körperlichen Begleiterscheinungen der PMDS.

Problematisch wird es, wenn eine betroffene Frau *sowohl an einer bipolaren Störung als auch an einer PMDS* leidet. Es gibt Untersuchungen, die zeigen, dass etwa jede zweite Frau mit einer bipolaren Störung mehr oder weniger ausgeprägte PMS- bzw. PMDS-Symptome hat, was oftmals leider den Verlauf der bipolaren Störung und deren Behandlung komplexer macht.

Eine genaue Differenzierung, ob es sich tatsächlich um zwei nebeneinander bestehende, komorbide Störungen handelt, oder ob sich lediglich prämenstruell die manische bzw. hypomanische Symptomatik verstärkt, kann wie bei den Depressionen nur die Führung eines *Zyklustagebuches* in einer manie- bzw. hypomaniefreien Zeit zeigen.

Die Differenzierung ist wichtig für die *Therapieentscheidung.* Ist es eine Verstärkung der bipolaren Symptomatik, würde man evtl. die entsprechende Therapie (häufig ein Neuroleptikum oder ein Stimmungsstabilisator) erhöhen. Ist es eine zusätzliche PMDS, muss man über ergänzende Maßnahmen nachdenken. Das Problem dabei ist, dass die Gabe von Antidepressiva (also auch aller SSRI) mit dem Risiko einhergeht, dass dadurch manische bzw. hypomanische Symptome ausgelöst werden. Also würde man erst alle anderen Strategien einsetzen, wie etwa die Gabe einer Pille (vorzugsweise im Langzyklus), Psychoedukation, Stressreduktion, pflanzliche Präparate und Vitamine sowie Sport und bewusste Ernährung; Einzelheiten dazu finden sich in Kapitel 5.

Über die Behandlung von bipolaren Frauen mit PMDS gibt es bisher leider nur Fallstudien, größere kontrollierte Untersuchungen stehen noch aus. Auf jeden Fall ist die PMDS-Behandlung bei Frauen mit bipolarer Störung deutlich herausfordernder als ohne. Die Stimmungsstabilisierung steht dabei zunächst im Vordergrund.

Abgrenzung PMDS und Angststörungen

Angst, Anspannung, Überreizung und Nervosität machen die vierte Kernsymptom-Gruppe der PMDS aus, sodass auch eine Abgrenzung gegen die verschiedenen Arten von Angststörungen erfolgen muss. Dies ist allerdings relativ leicht, da jede der typischen Angststörungen ihre ganz eigene Symptomatik und Dynamik hat (▶ Tab. 4.2) und dabei wieder die klare Zyklusbindung und die typische begleitende Symptomatik, die auf die kommende Menstruation hindeutet, fehlt.

Allerdings können bei den genannten Angststörungen *zyklusgebunden Verschlechterungen* auftreten, und zwar bei hormonsensiblen Frauen: Die bestehende Panikstörung macht sich dann vielleicht mit vermehrten Panikattacken in den Tagen vor der Menstruation bemerkbar, oder die generalisierte Angststörung mit ihren Grübeleien und Befürchtungen ist in den Tagen vor der Periode besonders belastend.

Eine aktuelle Studie bestätigte übrigens frühere Befunde, dass Frauen mit Generalisierter Angststörung häufiger unter PMDS leiden als andere Frauen.

Tab. 4.2: Angststörungen in Abgrenzung von der PMDS

Angststörungen	Angstsymptome bei PMDS
Panikstörung:	
Vorherrschend Panikattacken (plötzliche Anfälle extremer Angst, meist mit körperlichen Begleitsymptomen, wie Herzrasen oder Atemnot, und der Angst zu sterben oder »verrückt zu werden«). In der Folge oftmals Vermeidungsverhalten (angstauslösende Situationen, wie etwa Menschenansammlungen, werden vermieden) und sozialer Rückzug.	Oft als »ängstliche Anspannung« wahrgenommen, ohne dass sich die Ängste/Befürchtungen auf bestimmte Situationen richten. Seltene Panikattacken können vorkommen, wenn depressive Symptome die PMDS prägen.
Generalisierte Angst:	
Ständige und unverhältnismäßige Sorgen und Befürchtungen, z. B. dass einem selbst oder Angehörigen etwas Schlimmes zustoßen oder jemand schwer krank werden könnte. Ständiges Bedürfnis der Rückversicherung.	Bei der PMDS stehen eher zwischenmenschliche Konflikte im Vordergrund, weil Betroffene sich nicht richtig wahrgenommen oder gewürdigt fühlen; oft verbunden mit Reizbarkeit/Aggressivität gegen andere.
Phobien:	
Die Angst wird durch bestimmte Situationen oder Reize ausgelöst (wie etwa enge Räume, Höhen, bestimmte Tiere, soziale Situationen). Typisch ist die »Flucht« aus solchen Situationen und deren Vermeidung.	Von PMDS betroffene Frauen vermeiden prämenstruell manchmal bestimmte Situationen, allerdings weil sie die Erfahrung gemacht haben, dass es damit zu weniger zwischenmenschlichen Konflikten bzw. Auseinandersetzungen kommt, die nicht selten aus der gereizten Anspannung und Wut entstehen.

Abgrenzung PMDS und emotional-instabile Persönlichkeit/Impulskontrollstörung

Typischerweise tritt eine Störung der Impulskontrolle bei Menschen mit einer sogenannten emotional-instabilen Persönlichkeit auf (auch als Borderline-Persönlichkeit bezeichnet). »Ausraster« mit plötzlich auftretender Aggressivität gegen andere Menschen oder Dinge, weil Betroffene ihre aggressiven Impulse nicht mehr kontrollieren können, kommen besonders in Konfliktsituationen vor. Insofern gibt es Ähnlichkeiten mit der PMDS.

Immer wieder einmal kommt es deshalb vor, dass Frauen als »Borderlinerin« diagnostiziert wurden, obwohl bei genauer Betrachtung alle Symptome einer typischen PMDS vorhanden sind. Fälschlicherweise werden nicht selten die in der 2. Zyklushälfte auftretenden aggressiven Ausbrüche mit Wut, Reizbarkeit und oftmals auch aggressivem Verhalten gegen Personen im direkten Umfeld als Impulskontrollstörung im Rahmen einer Persönlichkeitsstörung interpretiert.

Die Auswirkungen können sehr ähnlich sein, allerdings ist die Begleitsymptomatik sehr unterschiedlich: vor allem sind die Symptome bei der PMDS klar zyklusgebunden und treten nur in der 2. Zyklushälfte auf, meist sind sie begleitet von typischen körperlichen Beschwerden, wie Bauchschmerzen, Wassereinlagerungen etc. Und schließlich kommen die Symptome aus dem Symptomspektrum, wie es in den Diagnosekriterien der PMDS definiert ist.

Bei der emotional-instabilen bzw. Borderline-Persönlichkeit dagegen gibt es *kein* klares Muster von Zyklusbindung, auch nicht z. B. den Wegfall der Symptomatik in der Schwangerschaft oder unter Hormonbehandlung. Und auch andere Persönlichkeitsprobleme treten auf (so etwa Schwierigkeiten bei der Aufrechterhaltung von Beziehungen mit anderen Menschen, ein unsicheres Selbstbild, eine Tendenz zum Schwarz-Weiß-Sehen, Suchtverhalten oder selbstverletzendem Verhalten).

Emotional-instabile Persönlichkeiten entwickeln sich in der Regel schon recht früh aufgrund biografischer Erfahrungen, z. B. einer problematischen familiären Geschichte, Misshandlungen, Missbrauch etc., und zeigen dann überdauernde Persönlichkeitseigenschaften.

Schwierig wird die Situation möglicherweise dann, wenn eine Frau mit einer emotional-instabilen Persönlichkeit zusätzlich unter prämenstruellen Symptomen leidet, was natürlich ebenfalls möglich ist. Dann mischen sich die Probleme, bzw. ihre Persönlichkeitsprobleme verstärken sich in der 2. Zyklushälfte entsprechend. Je nach Gesamtkonstellation wird dann die Behandlung der PMS- bzw. PMDS-Symptomatik in gleicher Weise gestaltet wie bei reinen zyklusabhängigen Symptomen.

Abgrenzung PMDS und Posttraumatische Belastungsstörung (PTBS)

»Ich bin traumatisiert« wird heutzutage nicht selten als Redewendung benutzt, um zu beschreiben, dass ein Ereignis schlimm war, dass man schockiert ist, dass das Erlebte einen nachhaltig beeindruckt hat. Im psychiatrisch-psychotherapeutischen Sinne bedeutet »traumatisiert« allerdings etwas anderes, nämlich das Zusammentreffen verschiedener typischer Symptome, die sich als Folge eines als besonders bedrohlich erlebten Ereignisses entwickeln und die unter dem Begriff »**p**ost**t**raumatische **B**elastungs**s**törung« (= PTBS) zusammengefasst werden.

Typische Symptome sind Alpträume, Flashbacks (plötzlich einschießende Erinnerungen an das Ereignis) und das Vermeiden von Situationen, die an die traumatische Situation erinnern. Hinzu kommen vielfältige andere Symptome (wie etwa Ein- und Durchschlafstörungen, erhöhte Schreckhaftigkeit, Reizbarkeit, sozialer Rückzug, depressive Verstimmung etc.).

Wie bei vielen anderen psychischen Symptomen oder Störungen ist die Ausprägung der PTBS-Symptome wechselnd. Besonders in Stresssituationen bzw. in Zeiten, in denen man weniger belastbar ist, oder bei Schlafmangel treten die Symptome nicht selten plötzlich wieder stärker hervor, obwohl sie ansonsten eher im Hintergrund waren.

So ist es zu erklären, dass manche Frauen in der Woche vor der Periode bzw. in der 2. Zyklushälfte plötzlich Symptome erleben, die auf eine frühere Traumatisierung zurückzuführen sind (wie etwa Albträume oder plötzlich einschießende unangenehme Erinnerungen). Besonders wenn es tiefgreifende Traumatisierungen sind, wie etwa bei langjährigem sexuellem Missbrauch in der Vorgeschichte, dann schlummern die Symptome sozusagen unter der Oberfläche und »nutzen den Zustand geringerer

Wehrhaftigkeit« in der prämenstruellen Zeit, um sich in den Vordergrund zu spielen.

Treten solche Symptome einer PTBS bei Ihnen prämenstruell auf, gehören die also nicht im eigentlichen Sinne zu der PMDS, sondern weisen auf eine andere Problematik hin, die möglicherweise schon viel länger besteht. Lassen sie sich mit den vielfältigen in diesem Buch aufgezeigten Behandlungsmöglichkeiten und Selbsthilfestrategien nicht ausreichend gut vermindern bzw. »in den Griff kriegen«, dann sollten Sie über eine psychotherapeutische Behandlung nachdenken, um herauszufinden, was dahintersteckt. Kennen Sie das Trauma, dann bietet sich eine Trauma-spezifische Psychotherapie an.

Abgrenzung PMDS und Essstörungen

Ein häufiges Phänomen bei der PMDS ist das veränderte Essverhalten, in der Regel in Richtung Appetitsteigerung und von den Betroffenen erlebt als Heißhungerattacken, vor allem nach kohlenhydrathaltigen Lebensmitteln (Kohlenhydrat-Craving). Insofern erinnert das Essverhalten an die Bulimie, deren zentrales Symptom die Heißhunger- bzw. »Fressattacken« sind.

Bei der PMDS folgt aber den Essattacken anders als oftmals bei der Bulimie kein selbst herbeigeführtes (= induziertes) Erbrechen, auch die sonstige Beschäftigung mit Gewicht und Figur steht nicht im Zentrum. Darüber hinaus ist das veränderte Appetitverhalten bei der PMDS klar an die Tage vor der Menstruation gebunden, außerdem gibt es die typische Begleitsymptomatik (Reizbarkeit, Anspannung, körperliche Symptome etc.).

Abgrenzung PMDS und Psychosen

Uns Autorinnen sind immer wieder einmal ältere Frauen begegnet, die in ihrer Jugend unter dem Verdacht einer psychotischen Erkrankung psychiatrisch behandelt wurden, wobei die Impulsdurchbrüche bzw. »Ausraster«, wie sie bei der PMDS vorkommen, als psychotische Erregungszustände gewertet wurden. Allerdings bezieht sich das auf die Zeit, bevor die emotional-instabile Persönlichkeit klar definiert war. Heute wird in solchen Fällen allenfalls die Abgrenzung von der emotional-instabilen Persönlichkeit bzw. Borderline-Persönlichkeit diskutiert.

Dass auch unabhängig von PMS bzw. PMDS bestehende psychische Störungen, wie Manien oder Psychosen, oftmals im zeitlichen Zusammenhang mit der Menstruation auftreten, ist nicht nur Allgemeinwissen in psychiatrischen Kliniken, sondern wurde immer wieder beschrieben. Daraus lässt sich allerdings eine eigenständige Krankheitseinheit »prämenstruelle« bzw. »menstruelle Psychose« *nicht* ableiten.

5 Therapiemöglichkeiten

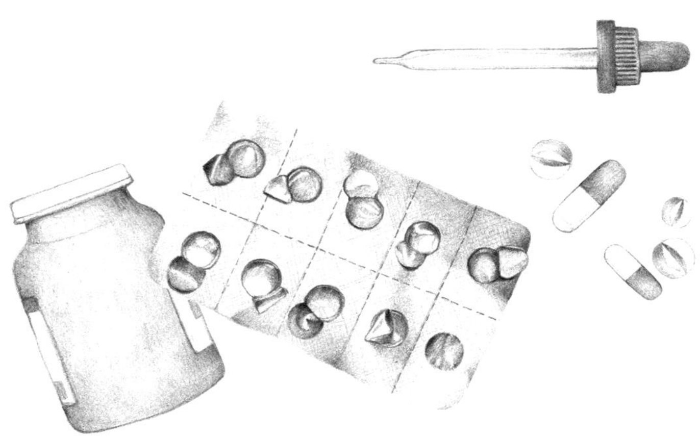

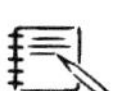

In aller Kürze

- Therapieempfehlungen können nur nach guter Diagnostik und individualisiert gegeben werden.
- Häufig haben Betroffene schon viele Strategien selbst ausprobiert, bevor sie professionelle Hilfe bekommen.
- Schwerpunkte der Therapie liegen bei der Aufklärung über die Störung, bei der Kognitiven Verhaltenstherapie, der Hormontherapie und dem Einsatz bestimmter Antidepressiva (SSRI).
- Nach Studienlage ist der Einsatz von SSRI bei der PMDS eine umfangreich untersuchte und gut wirksame Therapie.

- Hormone können in verschiedener Weise zum Einsatz kommen, u. a. als Pille im Langzyklus.
- Viele alternative Therapieansätze sind noch nicht systematisch für die PMDS untersucht.
- Unser bevorzugter Ansatz besteht in einer individuellen Therapieempfehlung, wobei Elemente aus drei Richtungen (Psychotherapie, Hormontherapie, Antidepressiva) zum Einsatz kommen können, ergänzt durch Selbsthilfestrategien.

Wenn Frauen mit schwerer PMDS zu uns kommen, haben sie meist eine lange Leidensphase, manchmal über Jahre, hinter sich und sind immer noch auf der Suche nach professioneller Hilfe. Uns ist immer wichtig herauszufinden, was bisher ohne Wirkung blieb, was vielleicht aber auch zeitweise oder in bestimmtem Ausmaß geholfen hat.

Zu den gängigen Therapieansätzen gehören neben der Psychotherapie vor allem Hormone und Antidepressiva. Viele Empfehlungen betreffen auch pflanzliche Präparate, Ernährung, Vitamine, Sport und Lebensstil; auch darauf soll kurz eingegangen werden.

Unsere Meinung

Immer wieder erreichen uns Behandlungsideen und -vorschläge, die einzelnen Frauen deutliche Vorteile gebracht haben, die sie nun gerne anderen Betroffenen empfehlen möchten (von speziellen Internet-Coachings über Nahrungsergänzungsmittel bis hin zu Cannabis). Wir stehen solchen Erfahrungen offen gegenüber, beschränken uns in diesem Kapitel aber im Wesentlichen auf die Therapien, von denen wir etwas verstehen und mit denen wir eigene Erfahrungen aufweisen können. Auch das Vorhandensein wissenschaftlicher Untersuchungen zur Effektivität der Behandlungsstrategien ist uns wichtig.

Vitamine, Mineralien, Pflanzliche Mittel & Co

Für die Behandlung des PMS bzw. der PMDS kursieren in den Medien eine Vielzahl verschiedener Maßnahmen, u. a. eine Umstellung der Ernährung auf häufige Mahlzeiten, welche bevorzugt komplexe Kohlenhydrate enthalten sollten, eine zusätzliche Zufuhr von Vitaminen und Mineralstoffen oder pflanzliche Stoffe (= Phytotherapeutika). Gute Belege dafür, dass diese Maßnahmen wirklich positive Effekte bei einer PMDS haben, fehlen oft. Und wurden Untersuchungen durchgeführt, ist die Qualität der Studien oftmals nicht ausreichend. Wird z. B. nicht gegen ein Placebo, also ein Scheinmedikament, verglichen, lässt sich nicht sagen, ob eine Therapie wirklich wirksam ist. Oft sind auch die Definitionen schwammig, oder es wird nicht zwischen einem PMS und einer PMDS unterschieden.

Aus unserer Sicht sind lediglich die Untersuchungsergebnisse für *Calcium* und *Agnus castus* (= Mönchspfeffer) so aussagekräftig, dass uns ein Therapieversuch gerechtfertigt erscheint, wenn andere wahrscheinlich sehr viel effektivere medikamentöse Behandlungsmaßnahmen nicht gewünscht werden, wie eine Hormontherapie oder eine Behandlung mit Antidepressiva.

Grundsätzlich spricht sicherlich nichts gegen einen zeitlich begrenzten Versuch. Man sollte sich aber darüber im Klaren sein, dass die größte Nebenwirkung dieser alternativen Behandlungsversuche darin bestehen könnte, dass eine höchstwahrscheinlich sehr viel effektivere Behandlung nicht durchgeführt wird und die Lebensqualität weiter durch die PMDS eingeschränkt wird.

Vitamine und Mineralstoffe?

Es gibt Hinweise darauf, dass Frauen mit einem PMS/einer PMDS niedrigere *Calcium*-Spiegel haben können. Tatsächlich zeigen Placebo-kontrollierte Studien, dass die Zufuhr von Calcium in einer Dosierung von 500–1.200 mg täglich die PMDS-typischen Symptome positiv beeinflussen kann und effektiver ist als eine Placebobehandlung. Im direkten Vergleich zu einer Therapie mit dem SSRI Fluoxetin in einer Dosierung von 20 mg sind 600 mg Calciumcarbonat täglich jedoch deutlich geringer wirksam.

Auch *Vitamin D* bzw. ein Vitamin D-Mangel könnte für die Ausprägung prämenstrueller Beschwerden von Bedeutung sein. Eindeutig belegt ist dies jedoch nicht. Eine aktuelle Metaanalyse (= zusammenfassende wissenschaftliche Betrachtung) der vorhandenen Studien kommt allerdings zu dem Schluss, dass eine ergänzende Vitamin D-Einnahme zur Behandlung prämenstrueller Beschwerden hilfreich sein könnte. Vitamin D ist auch für viele andere Bereiche wichtig, beispielsweise für die Knochengesundheit. Aus diesem Grund sollte eine ausreichende Versorgung mit Vitamin D auf jeden Fall sichergestellt sein.

Vitamin B6 wird sowohl allein als auch in Kombination mit Calcium als mögliche Therapieoption in einer Dosierung bis zu 100 mg täglich diskutiert.

Andere Studien haben sich u. a. mit der ergänzenden Einnahme von *essenziellen Fettsäuren, Vitamin E* und *Magnesium* beschäftigt. Die Studienergebnisse sind sehr unübersichtlich und lassen keine sichere Aussage darüber zu, ob dieses Vorgehen wirklich sinnvoll ist.

Phytotherapeutika und Akupunktur?

Als Phytotherapeutika werden Arzneimittel bezeichnet, die aus Pflanzen (phyto = Pflanze) hergestellt werden. Die Ergebnisse von Studien mit Phytotherapeutika sind aufgrund der mangelnden Standardisierung von Kräuterzubereitungen schwer zu interpretieren, weil nie davon auszugehen ist, dass die Zusammensetzung der Inhaltsstoffe in solchen Mischungen genau gleich ist.

Die besten Daten liegen für eine Behandlung mit *Agnus Castus* (= Mönchspfeffer, umgangssprachlich auch als Keuschlamm bezeichnet) vor. Es wird vermutet, dass der positive Effekt der Behandlung mit Agnus Castus bei Patientinnen mit prämenstruellen Beschwerden bzw. einer PMDS darauf zurückzuführen sein könnte, dass es Einfluss auf den Dopamin-, Prolaktin- und Melatoninstoffwechsel im Gehirn hat.

In den Datenbanken finden sich auch viele Studien zu anderen Substanzen, unter anderem *Johanniskraut*, *Kurkuma* und *chinesische Heilkräuter*, welche möglicherweise positive Effekte bei prämenstruellen Beschwerden haben könnten.

Eine Metaanalyse der veröffentlichten Studien zu den Effekten von *Akupunktur* lässt eine gewisse Verbesserung der prämenstruellen Beschwerden vermuten. Viele der Studien wiesen aber erhebliche methodische Mängel auf.

Melatonin?

Schlafstörungen in der 2. Zyklushälfte sind bei Patientinnen mit PMDS keine Seltenheit. Es spricht einiges dafür, dass hierbei neben der schon diskutierten Rolle des Östrogen- und Progesteron-Stoffwechsels in der 2. Zyklushälfte eine gestörte Melatonin-Freisetzung im Gehirn eine wichtige Rolle spielen könnte. Tatsächlich zeigen erste Untersuchungen, dass die abendliche Gabe von Melatonin (in Deutschland verschreibungspflichtig) positive Effekte auf den Schlaf und die PMDS-typischen Symptome haben könnte.

Cannabis?

Die Anwendung von Cannabis-Produkten (z. B. als Cannabis-Öl oder CBD-Öl vertrieben) wird aktuell für eine Vielzahl von Beschwerden beworben, u. a. soll es auch gegen PMS- und PMDS-Symptome helfen. Dabei handelt es sich bei dem eingesetzten Cannabidiol (= CBD) um einen Extrakt aus der Hanf-Pflanze, der (anders als das im »Joint« enthaltene THC = Tetrahydrocannabinol) keine berauschende Wirkung haben soll. Auch von Studien, die die Wirksamkeit von CBD bei PMS bzw. PMDS belegen sollen, ist immer wieder die Rede. Deshalb wollen wir hier kurz Stellung dazu nehmen.

Da Cannabis-Extrakte allgemein eine beruhigende, schlaffördernde, entkrampfende und schmerzstillende Wirkung haben sollen, ist es gut vorstellbar, dass sie auf PMS-Symptome eine positive Wirkung haben, so wie manche anderen pflanzlichen Substanzen auch. Auch dass sie Menstruationsbeschwerden lindern, ist gut denkbar. Allerdings sind die schweren PMDS-Symptome, mit denen wir uns hier beschäftigen, noch einmal etwas anderes, und da sind uns bisher keine wissenschaftlichen Untersuchungen bekannt, die bestimmte Qualitätsstandards einhalten.

Wir selbst hören von einzelnen Patientinnen immer wieder einmal, dass sie CBD-Öl probiert haben, dass es aber allenfalls die Spitzen der Symptome genommen hat.

Anders ist es möglicherweise mit dem Konsum von Cannabis bzw. Marihuana als *Joint* oder per Verdampfer, also »Drogenkonsum«. Einzelne Frauen berichten von sehr positiven Veränderungen der PMDS-Beschwerden darunter, auch das ist vorstellbar. Dazu muss man aber wissen, dass Cannabis bei dieser Konsumart ein psychisches Abhängigkeitspotenzial hat.

Und last but not least: Cannabis-Konsum kann ernsthafte Nebenwirkungen bis hin zur *Auslösung einer Psychose* haben, die dann unter Umständen eine eigene Dynamik entwickelt und später auch ohne Konsum wieder auftritt. Insofern können wir also nur vom Marihuana- bzw. Cannabis-Konsum als »Therapie-Joint« abraten.

Hormonelle Therapiemöglichkeiten

Wie in Kapitel 3 ausführlich dargestellt, wird heute davon ausgegangen, dass als Kernproblem der Entstehung der PMDS die Reaktion des Zentralnervensystems auf die völlig normalen, mit dem Eisprung verbundenen hormonellen Schwankungen anzusehen ist. Daraus lassen sich zwei Therapiemöglichkeiten ableiten: Man kann den Eisprung und die hieraus resultierenden hormonellen Schwankungen unterdrücken, oder man versucht, die Reaktion des Zentralnervensystems zu normalisieren.

Merke

Vereinfacht ausgedrückt könnte man sagen: Das Ziel der Therapie ist entweder eine Beruhigung des hormonellen Systems oder des Nervensystems.

Ganz egal, für welche Therapie man sich am Ende entscheidet, wichtig ist insbesondere am Anfang der Behandlung die Dokumentation und Bewertung der Beschwerden: Bessern sich die Symptome? Gibt es neue Beschwerden, die zuvor nicht vorhanden waren? Wann treten die Probleme auf? Könnte es andere Ursachen für die Symptome geben? Um nicht den Überblick zu verlieren, ist es sehr empfehlenswert, auch in der Therapiephase weiter Zyklustagebuch zu führen.

In diesem Kapitel wird es nun schwerpunktmäßig um die *Beruhigung des hormonellen Systems* gehen. An dieser Stelle muss man allerdings gleich vorwegnehmen, dass es in Deutschland leider keine einzige Hormontherapie gibt, die speziell zur Behandlung der PMDS zugelassen ist. Trotzdem gibt es Lösungen.

Die Pille als Lösung

Die einfachste Lösung dürfte in vielen Fällen ein Therapieversuch mit einer klassischen Pille sein. Im Rückblick machen viele Frauen die Erfahrung, dass unter der Einnahme einer Pille zur Verhütung keine oder nur wenige PMS- oder PMDS-Symptome auftraten; nach dem Absetzen der Pille wegen eines Kinderwunsches oder aus anderen Gründen dafür umso heftiger.

Der heute nicht mehr sehr gebräuchliche Begriff Ovulationshemmer für diese Art der Verhütungsmittel (auch als Kontrazeptiva bezeichnet = die Empfängnis verhindernd) umschreibt die Hauptwirkung dieser Präparate: Sie verhindern den Eisprung (= Ovulation), und genau das wird zur Therapie der PMDS gebraucht. Die typischen, in Abbildung 3.1 dargestellten Schwankungen der Hormone im Verlauf des Zyklus werden damit weniger stark, auch wenn sie weiterhin vorhanden sind.

Es gibt viele verschiedene Ovulationshemmer. Am häufigsten werden *kombinierte Präparate* verordnet, die ein Östrogen und ein Gestagen enthalten. Man spricht dann von kombinierten hormonalen Kontrazeptiva (= Verhütungsmitteln). Die Gestagenkomponente ist für die Verhinderung des Eisprungs ganz entscheidend. Zusätzlich verändern Gestagene u. a. die Struktur des Schleims im Muttermund und verhindern so das Aufsteigen von Spermien in die Gebärmutter. Durch die Östrogenkomponente wird in erster Linie sichergestellt, dass keine Östrogenmangelsituation entsteht und möglichst keine ungewollten Blutungen auftreten. Bis zu einem gewissen Grad trägt aber auch das Östrogen zur Ovulationshemmung bei.

1961 wurde der erste Ovulationshemmer im damaligen Westdeutschland zugelassen. Seitdem hat sich viel verändert, moderne kombinierte hormonale Kontrazeptiva sind heute sehr viel niedriger dosiert. Früher wurden sie oft als »Mikropillen« bezeichnet. Sie enthalten ganz unterschiedliche *Gestagene*, die neben der Hemmung des Eisprungs noch weitere zusätzliche Effekte haben können, die man sich zu Nutze machen kann. Manche Präparate wirken beispielsweise *antiandrogen*, können also die Wirkung männlicher Hormone bis zu einem gewissen Grad antagonisieren (= ihnen entgegenwirken). Sie werden deshalb bevorzugt bei Patientinnen eingesetzt, die unter entsprechenden Problemen leiden, beispielsweise Akne. Drospirenon, das am intensivsten zur Therapie der PMDS untersucht worden ist, hat nicht nur eine leichte antiandrogene, sondern auch eine leicht ausschwemmende Wirkung und vermindert somit die Wassereinlagerungen prämenstruell.

Auch bei den *Östrogenen* hat sich viel getan. Die meisten kombinierten hormonalen Kontrazeptiva enthalten Ethinylestradiol, ein synthetisches (= künstlich hergestelltes) Östrogen, das in dieser Form im Körper nicht vorkommt. Mittlerweile ist es gelungen, kombinierte Verhütungsmittel zu entwickeln, die anstelle von Ethinylestradiol Estradiol enthalten, also das Östrogen, was der Eierstock auch selbst bildet. Im Jahr 2021 wurde erstmals ein kombiniertes hormonales Kontrazeptivum zugelassen, das Estetrol enthält, welches nur während der Schwangerschaft von der Leber des noch ungeborenen Kindes produziert wird und über die Plazenta in den mütterlichen Kreislauf gelangt.

Kombinierte hormonale Verhütungsmittel werden in der Regel in Tablettenform eingesetzt. Es gibt aber auch einen *Vaginalring* und ein *Ver-*

hütungspflaster. Beide Verfahren funktionieren nach demselben Prinzip wie die klassischen kombinierten hormonalen Tabletten zum Schlucken; nur der Ort der Anwendung ist ein anderer: Scheide oder Haut.

Vor Verordnung eines kombinierten hormonalen Verhütungsmittels muss geprüft werden, wie *Nutzen und Risiken* dieser Behandlung im Einzelfall zu bewerten sind und ob Kontraindikationen bestehen. Ganz besonders wichtig ist in diesem Zusammenhang das *Thromboserisiko.* So dürfen kombinierte Verhütungsmittel nicht eingesetzt werden, wenn beispielsweise zuvor schon eine Thrombose oder eine Embolie stattgefunden hat oder generell ein erhöhtes Thromboserisiko besteht, beispielsweise bedingt durch eine familiäre Thromboseneigung (z. B. eine Faktor-V-Leiden-Mutation).

Aber auch in anderen Situationen kann die Verordnung kombinierter hormonaler Verhütungsmittel zum Problem werden, z. B. bei starkem Übergewicht (BMI > 30), Migräne (insbesondere mit Aura), bei Raucherinnen sowie bei Frauen mit einer familiären Vorbelastung für Herzkreislauferkrankungen, wie Herzinfarkt und Schlaganfall.

Die Pille im Langzyklus

Die meisten kombinierten hormonalen Verhütungsmittel werden im sogenannten 21+7-Tage-Rhythmus angewandt: Einer dreiwöchigen Anwendung der Hormone folgt ein einwöchiges hormonfreies Intervall. Das Ergebnis ist ein relativ regelmäßiger Zyklus. Das Blutungsmuster ähnelt dem eines natürlichen vierwöchigen Zyklus. Schon relativ früh zeigte sich allerdings, dass sich nicht wenige Frauen im hormonfreien Intervall der Pille unwohl fühlen. Typische Symptome können z. B. Kopfschmerzen, Hitzewallungen und Stimmungsschwankungen sein. Manche Frauen fallen in dieser Phase regelrecht in ein »schwarzes Loch«. Hierbei handelt es sich nicht um ein PMS oder eine PMDS, die Ursache ist mehr eine Art »Hormonentzug«. Der Wegfall des Östrogens triggert die Symptome.

Frauenärztinnen, die selbst von diesem Problem betroffen waren, erkannten schon früh, dass es einen möglichen Weg aus der Misere geben könnte. Sie halfen sich selbst und beschlossen, dem Ärger ein Ende zu machen und die Pille einfach durchgehend einzunehmen, mit dem Ergebnis, dass die Beschwerden verschwanden. Da die Therapie gut funktionierte, empfahlen sie dies durchaus auch ihren Patientinnen, obwohl es anfänglich hierzu kaum Studien gab.

Mittlerweile hat sich dieses Therapieschema unter dem Stichwort »Langzyklus« etabliert, also einer dauerhaften Einnahme des kombinierten hormonalen Verhütungsmittels ohne hormonfreies Intervall. Ein Langzyklus lässt sich prinzipiell mit vielen auf dem Markt verfügbaren Ovulationshemmern machen, sofern jede Tablette die gleiche Östrogen- und Gestagen-Dosis enthält, es sich also um ein sogenanntes monophasisches bzw. einphasisches kombiniertes Verhütungsmittel handelt. Dies wäre eine Verordnung außerhalb der Zulassung (eine sogenannte Off-label-Behandlung), die aber nach sorgfältiger Abwägung durchaus möglich ist.

In Deutschland gibt es zurzeit drei speziell für eine Anwendung im Langzyklus zugelassene Präparate, die Ethinylestradiol in Kombination mit Drospirenon oder Levonorgestrel enthalten. Die Einnahmedauer variiert zwischen 84 und 91 Tagen mit einem anschließenden hormonfreien Intervall. Nicht immer kommt es in dieser Pause zu einer Blutung. Aus theoretischen Überlegungen spricht aber nichts dagegen, die Einnahmedauer weiter zu verlängern. Aus medizinischer Sicht kann es sogar sehr sinnvoll sein, langfristig auf ein hormonfreies Intervall bzw. eine Blutung zu verzichten. Beispiele hierfür sind neben PMDS-Patientinnen Frauen mit Endometriose, ausgeprägten Regelschmerzen, zyklusgebundener Migräne und Kopfschmerzen oder auch einem Anfallsleiden.

Zwischen der kontinuierlichen Anwendung und der traditionellen Anwendung im 21+7-Rhythmus gibt es Zwischenstufen. Von besonderer Bedeutung ist hierbei das 24+4-Schema: Ein Blister enthält 24 hormonhaltige Tabletten, gefolgt von 4 hormonfreien Tabletten. Normalerweise kommt es im hormonfreien Intervall der Anwendung eines Ovulationshemmers sofort wieder zu einem Wiederaufflackern der Eierstockfunktion. Durch die Verkürzung des hormonfreien Intervalls wird dieser Mechanismus aber gedrosselt. Dieses Vorgehen kann sich positiv auf die Blutungsstärke auswirken, und auch die Gefahr, dass die oben geschilderten Östrogen-Entzugssymptome auftreten, ist geringer.

In den USA ist 2006 ein Präparat im 24+4-Schema zur Therapie der PMDS zugelassen worden, welches Ethinylestradiol und Drospirenon enthält. In Deutschland ist dieses Präparat allerdings nur zur Verhütung zugelassen, was aber natürlich *nicht* bedeutet, dass man es nicht auch bei Frauen mit PMDS einsetzen kann, sofern keine Kontraindikationen hierfür bestehen.

Die Wirksamkeit kombinierter hormonaler Verhütungsmittel bei der PMDS

Ob zwischen den verschiedenen kombinierten hormonalen Verhütungsmitteln Unterschiede im Hinblick auf deren Wirksamkeit bei der Behandlung einer PMDS bestehen, ist bislang nicht eindeutig geklärt. Im Rahmen einer ganzen Reihe von Untersuchungen wurden unterschiedliche Kombinationen aus Ethinylestradiol mit verschiedenen Gestagenen (Norethindron, Desogestrel und Levonorgestrel, Drospirenon) getestet. Eine weitere Untersuchung hat sich mit der Kombination von Östradiol und Nomegestrolacetat beschäftigt. Die Kombination aus Ethinylestradiol und Drospirenon, wie in dem oben beschriebenen Präparat (24+4-Schema mit Zulassung in den USA) wurde sehr weitreichend und differenziert untersucht.

In einer 2012 veröffentlichten Metaanalyse zum Einsatz von Drospirenon-haltigen hormonalen Verhütungsmitteln kommt die Cochrane-Gruppe (sicherlich eine der wichtigsten und seriösesten Arbeitsgruppen zur Bewertung von wissenschaftlichen Studien) zu dem Schluss, dass diese Therapie zur Behandlung der PMDS hilfreich sein kann.

Es wird allerdings kritisch angemerkt, dass der Placeboeffekt hoch sei und ebenfalls unklar sei, ob die Behandlung auch über einen Zeitraum von länger als drei Monaten effektiv sei, ob sie auch bei Frauen mit leichteren Beschwerden helfe und ob diese Therapie tatsächlich anderen hormonalen Verhütungsmitteln überlegen sei.

Im Jahr 2021 wurde eine weitere Metaanalyse veröffentlicht, der die Daten von neun Studien mit insgesamt 1.205 Frauen mit PMS oder einer PMDS zugrunde lagen. Wieder zeigte sich, dass sich bei Frauen prämenstruelle Symptome generell durch den Einsatz kombinierter hormonaler Kontrazeptiva verbessern lassen, dass es aber bislang keine eindeutigen Belege dafür gibt, dass ein bestimmtes Präparat hierfür besser geeignet ist als ein anderes. Außerdem fand diese Untersuchung Anhaltspunkte dafür, dass kombinierte hormonale Verhütungsmittel speziell bei prämenstruell auftretenden depressiven Symptomen möglicherweise nicht wirksam sind.

Verhütungsmittel, von denen keine Wirkung auf die PMDS zu erwarten ist

Neben den häufig verordneten kombinierten hormonalen Verhütungsmitteln gibt es auch Gestagen-mono-Präparate, sie enthalten nur ein Gestagen. Dazu gehört auch die sehr niedrig dosierte Minipille. Der Eisprung findet in vielen Fällen noch statt, demzufolge kommen diese Gestagen-mono-Pillen zur Therapie der PMDS nicht in Betracht.

Verhütungsmittel, von denen möglicherweise eine Wirkung auf die PMDS zu erwarten ist

Wenn man eine PMDS hormonell behandelt möchte, ist es das wichtigste, dass *der Eisprung unterdrückt wird.* Dies lässt sich nicht nur mit kombinierten hormonalen Kontrazeptiva erreichen. Neben der klassischen Minipille, die oben beschrieben ist und lediglich so wenig Gestagen enthält, dass der Eisprung in vielen Fällen nicht unterdrückt wird, gibt es etwas höher dosierte Präparate, die ebenfalls nur ein Gestagen enthalten, aber die Ovulation sehr sicher unterdrücken. Diese Präparate kommen in erster Linie zum Einsatz, wenn Kontraindikationen gegen die Verordnung eines Kombipräparates vorliegen, z. B. ein Thromboserisiko oder Gewichtsprobleme. Aus theoretischen Überlegungen können sie also in Einzelfällen eine Therapieoption zur Behandlung der PMDS sein, auch wenn dies nicht gezielt untersucht wurde.

Im Augenblick stehen zwei verschiedene Präparate dieser Art zur Verfügung: Das eine enthält Desogestrel und wird kontinuierlich ohne Pause eingenommen. Das andere ist seit dem Frühjahr 2021 in Deutschland verfügbar und enthält Drospirenon. Es wird im 24+4-Rhythmus eingenommen. Diese Präparate haben eine gute kontrazeptive Sicherheit, die mit der von kombinierten hormonalen Verhütungsmitteln vergleichbar ist.

Zu den im mittleren Dosis Bereich angesiedelten Verhütungsmitteln gehören auch die *Implantate.* Das sind kleine hormonfreisetzenden Stäbchen, die unter die Haut des Oberarms implantiert werden. Ihre Liegedauer beträgt drei Jahre. Auch hier wird die Ovulation (= Eisprung) normalerweise verhindert, die Eierstockfunktion aber nicht komplett unterdrückt. Die Verhütungssicherheit ist übrigens sehr gut, was unter anderem damit etwas zu tun hat, dass Einnahmefehler hierbei keine Rolle spielen. Das Implantat kann man nicht vergessen, die Pilleneinnahme schon.

Schließlich gibt es noch die sehr hochdosierten *Depot-Präparate*, welche die Eierstockfunktion in der Regel stark unterdrücken und heute wegen des Nebenwirkungsprofils nur noch eine untergeordnete Rolle spielen. Alle zwei bis drei Monate wird ein Gestagendepot in den Muskel injiziert, was dazu geführt hat, dass diese Präparate umgangssprachlich auch als Drei-Monats-Spritze bezeichnet werden.

Hilft eine Hormonspirale?

Zur Verhütung wird nicht selten ein Intrauterinpessar (IUP) in die Gebärmutter eingesetzt. Der umgangssprachliche Begriff »Spirale« ist über die ursprüngliche Version entstanden, bei der das t-förmige Kunststoffteil spiralförmig von einem Stück Kupferdraht umwickelt war. Aus dem Kupferdraht werden geringe Mengen Kupfer in die Gebärmutterhöhle freigesetzt. Hierdurch verändert sich u.a. die Gebärmutterschleimhaut, und die Spermien werden in ihrer Beweglichkeit und Befruchtungsfähigkeit eingeschränkt. Neben dieser klassischen Form, der sogenannten »Kupferspirale« gibt es verschiedene neuere Versionen, z.B. die Kupferkette und den Kupferperlenball.

Uns interessiert hier die sogenannte *Hormonspirale*, die ein Hormondepot enthält. Kontinuierlich wird über mehrere Jahre ein Gestagen (Levonorgestrel) in die Gebärmutterhöhle freigesetzt. Das Gestagen wirkt in erster Linie lokal, also vor Ort. Der Aufbau der Gebärmutterschleimhaut wird gebremst, die Blutungen werden schwächer und können sogar ausbleiben. Der Schleim im Muttermund wird verdichtet, was das Aufsteigen der Spermien in die Gebärmutter stört bzw. verhindert. Die Funktion des

Eierstocks wird in der Regel gering bis gar nicht beeinflusst. Der Eisprung kann weiter stattfinden.

Aktuell ist diese Spirale nur zur Verhütung und zur Therapie starker Blutungen zugelassen. Je nach enthaltener Dosis liegt die Wirkdauer zwischen drei und sechs Jahren. Da die hochdosierte Hormonspirale eine sehr ausgeprägte Wirkung auf die Gebärmutterschleimhaut hat, wird sie mittlerweile auch außerhalb der eigentlichen Zulassung zum Schutz der Gebärmutterschleimhaut im Rahmen einer Hormonersatztherapie (z. B. bei vorzeitigen Wechseljahren) genutzt.

Die verhütende Wirkung dieser Spirale basiert in erster Linie auf ihrer lokalen Wirkung. Dennoch gelangt eine kleine Menge des Hormons Levonorgestrel in die Blutbahn, sodass bei hormonempfindlichen Frauen Nebenwirkungen auftreten können, wie etwa eine Verschlechterung des Hautbildes. Inwiefern dieser Mechanismus für das Auftreten von depressiven Symptomen verantwortlich ist, über die gelegentlich von Frauen berichtet wird, die eine Hormonspirale nutzen, ist nicht geklärt. Auch Funktionszysten an den Eierstöcken können etwas häufiger auftreten. Hierbei handelt es sich um nicht geplatzte Eibläschen, die einfach weiterwachsen und eine Größe von bis zu mehreren Zentimetern erreichen können. Sie sind in der Regel harmlos und bilden sich mit der Zeit wieder zurück.

Der Einsatz einer Levonorgestrel-freisetzenden Spirale ausschließlich zur Behandlung einer PMDS ist *nicht* sinnvoll, da die Eierstockfunktion in der Regel weitgehend unbeeinflusst bleibt, also weiterhin Eisprünge stattfinden können, und man deshalb mit dem Auftreten PMDS-typischer Beschwerden rechnen muss.

Trotzdem machen manche Frauen die Erfahrung, dass ihre PMS- bzw. PMDS-Symptome mit der Hormonspirale weniger werden. Dies dürfte dadurch zu erklären sein, dass Frauen sehr unterschiedlich auf das freigesetzte Levonorgestrel reagieren. Bei manchen Frauen reichen selbst kleinste Mengen aus, um den Eisprung längerfristig zu unterdrücken. Dies ist zwar selten, kommt aber in Einzelfällen vor. Manches Mal ist das eine rückblickende Beurteilung, wenn nämlich die Symptome nach Entfernung der Spirale wegen Kinderwunsches stärker werden. Die Einlage einer Hormonspirale ist zur Therapie einer PMDS aber mit Sicherheit *nicht* die

Therapie der ersten Wahl, da die Ovulation normalerweise nicht unterdrückt wird.

Was ist mit einer Progesteron-Therapie?

Wie in Kapitel 3 dargestellt, können durch die Gabe von Progesteron möglicherweise sogar PMDS-typische Symptome ausgelöst werden. Insofern kann eine Behandlung mit Progesteron auch genau das Gegenteil von dem bewirken, was man erreichen will. Möglicherweise verordnet die Frauenärztin/der Frauenarzt ein Progesteron-Präparat, weil noch andere Aspekte für diese Behandlung sprechen. Da aber nicht vorher abzusehen ist, wie die einzelne Frau auf eine Behandlung mit Progesteron reagiert, muss man sich darüber im Klaren sein, dass der Erfolg – anders als manchmal bei der Informationssuche im Internet suggeriert wird – keineswegs garantiert ist und dass die PMDS-Symptome schlimmer werden können.

Progesteron wird in der Regel als Kapsel zum Schlucken in der 2. Zyklushälfte angewendet. Im Rahmen einer *Kinderwunschbehandlung* wird es oft direkt in die Scheide eingeführt (entweder als Kapsel oder als Gel). Das Ziel dieser Therapie ist normalerweise eine Unterstützung bzw. Stabilisierung der 2. Zyklushälfte, in der Regel also die Behandlung eines Progesteronmangels.

Progesteron kommt aber auch im Rahmen einer *Hormonersatztherapie* zur Behandlung von Wechseljahrbeschwerden zum Einsatz. In diesem Fall kann es entweder durchgehend ohne Pause oder über jeweils 12–14 Tage pro Einnahmezyklus eingenommen werden. In dieser Situation hat es vor allem die Aufgabe, die durch Östrogene (die in der Übergangsphase des Klimakteriums entweder noch vom Körper selbst gebildet werden oder später dann von außen zugeführt werden) aufgebaute Gebärmutterschleimhaut vor Wucherungen zu schützen, aus denen im schlimmsten Fall ein Gebärmutterschleimhautkrebs entstehen kann. Wird eine Hormonersatztherapie durchgeführt, benötigen deshalb alle Frauen, die ihre Gebärmutter noch haben, zusätzlich zum Östrogen einen Gestagenzusatz. Wurde die Gebärmutter entfernt, kann meist auf ein Gestagen verzichtet werden.

Der *Eisprung* wird durch die Gabe von Progesteron *nicht* unterbunden (die Progesteron-Behandlung dient also *nicht* der Verhütung!). Selbst wenn man Progesteron durchgehend einnimmt, lässt sich der Eisprung nicht unterbinden. Die typischen Hormonschwankungen im Zyklus, die mitverantwortlich gemacht werden für die PMDS-Beschwerden, bleiben also bestehen.

Sollten prämenstruell vor allen Dingen *körperliche Symptome* im Vordergrund stehen, z. B. Wassereinlagerungen oder Brustspannen, kann die Gabe von Progesteron durchaus von Nutzen sein, sicher ist dies aber nicht.

In den sozialen Medien wird viel über den Einsatz einer *Progesteron-Creme* diskutiert, oft unter der Überschrift »bioidentische Therapie«. Es wird suggeriert, dass eine Progesteron-Behandlung über die Haut vielfältige positive Wirkungen ohne Nebenwirkungen hätte. Hierzu muss man allerdings wissen, dass Progesteron normalerweise nicht in ausreichender Menge über die Haut in den Körper aufgenommen wird. Das bedeutet, dass das auf die Haut aufgetragene Progesteron nicht den gewünschten Zielort erreicht. Damit ist diese Therapie zur Behandlung eines Progesteronmangels oder für die Hormonersatztherapie zum Schutz der Gebärmutterschleimhaut *ungeeignet* (und in einigen Fällen sogar gefährlich, da die Patientin glaubt, dass Sie mit einem wirkungsvollen Medikament behandelt wird, was tatsächlich jedoch nicht der Fall ist). Lediglich zur Behandlung von Brustschmerzen gibt es ein zugelassenes Progesteron-Gel, welches auf die Brust aufgetragen wird.

Merke

Für die Wirksamkeit einer Progesteron-Creme bei der PMDS gibt es *keine* wissenschaftlichen Belege!

Neue Therapieansätze

Wenn man davon ausgeht, dass Allopregnanolon an der Entstehung der Symptome beteiligt ist (► Kap. 3), könnte man versuchen, die Wirkung von Allopregnanolon am GABA-Rezeptor zu blockieren. Tatsächlich gibt es erste Ansätze in dieser Richtung. *Sepranolon* ist ein solches Medikament, welches gerade intensiv geprüft wird. Mittlerweile liegt auch eine erste größere Untersuchung vor, die zu ermutigenden Ergebnissen kommt und vermuten lässt, dass Sepranolon tatsächlich geeignet sein könnte, eine PMDS zu therapieren.

Letzte Rettung: Entfernung der Eierstöcke?

Um die Heranreifung von Eizellen und den Eisprung und die damit verbundenen hormonellen Veränderungen zu verhindern, gibt es auch andere Möglichkeiten, die aus unserer Sicht allerdings nur im seltenen und extremen Ausnahmefall infrage kommen, da sie erhebliche Auswirkungen haben.

Die radikalste und nebenwirkungsreichste Methode wäre die Entfernung der Eierstöcke (medizinisch als Ovarektomie bezeichnet). Würde man lediglich die Gebärmutter entfernen (medizinisch Hysterektomie), würde die Regelblutung zwar nicht mehr auftreten, das Problem wäre aber nicht gelöst. Solange die Eierstöcke vorhanden sind und arbeiten, muss man damit rechnen, dass PMDS-Symptome auftreten. Um etwas zu erreichen, müsste man also die Eierstöcke entfernen. Ob die Gebärmutter zusätzlich entfernt werden sollte oder nicht, muss im Einzelfall entschieden werden. Zur Behandlung der PMDS ist dies jedenfalls nicht erforderlich.

Der Preis wäre allerdings hoch – zu hoch aus unserer Sicht. Das Resultat einer Entfernung der Eierstöcke wäre der vorzeitige Eintritt der Wechseljahre mit allen damit verbundenen Konsequenzen: Von typischen Wechseljahrbeschwerden, wie Hitzewallungen, Schweißausbrüchen, psychischer Instabilität und schlechtem Schlaf bis hin zu langfristigen Problemen, wie der Entwicklung einer Osteoporose (die Knochen werden brüchig, es besteht eine erhöhte Bruchgefahr). Das hat damit zu tun, dass die Östrogene auch für den Knochenstoffwechsel von großer Bedeutung sind. Und gerade wegen der Gefahr der Knochenveränderungen müsste man bei Entfernung der Eierstöcke (ähnlich wie bei Frauen, die wegen eines Funktionsversagens der Eierstöcke vorzeitig, d. h. manchmal schon Mitte 30, um die 40, in die Wechseljahre kommen) hormonell gegensteuern. Das wird auch bezeichnet als »add-back-Therapie«, wobei man die fehlenden Hormone, die vom Eierstock nicht mehr produziert werden, ersetzt. Man hat damit also nichts oder nur wenig gewonnen.

GnRH-Analoga als »vorletzter Weg«?

Noch eine grundsätzliche Möglichkeit, die aus unserer Sicht aber ebenso allenfalls im sehr seltenen Ausnahmefall infrage kommt, ist die Gabe von Hormonen, die die Eierstockfunktion ausschalten. Dahinter stecken folgende Überlegungen:

Wenn die Entfernung der Eierstöcke helfen kann, die Beschwerden zu lindern bzw. diese nach den Wechseljahren nicht mehr vorhanden sind, dann liegt es auf der Hand, zur Therapie der PMDS nach Medikamenten zu suchen, mit deren Hilfe sich die Eierstockfunktion bzw. die normalen hormonellen Schwankungen im Verlauf des Zyklus unterdrücken lassen. Tatsächlich ist dies beispielsweise durch eine Behandlung mit sogenannten GnRH-Analoga möglich.

GnRH steht für **Gon**adotropin **R**eleasing **H**ormon, Analoga heißen sie, weil sie die gleiche (= analoge) chemische Struktur haben wie das natürlich im Körper gebildete GnRH. Diese Medikamente führen zu einer völligen Stilllegung der Eierstockfunktion. Es sind künstlich hergestellte Hormone, die denen ähneln, die die Hirnanhangsdrüse normalerweise zur Hormonproduktion animieren. Sie sind allerdings sehr viel länger wirksam und werden daher nur einmal im Monat oder alle drei Monate gespritzt. Die Freisetzung von FSH (= Follikel stimulierendes Hormon) und LH (= Luteinisierendes Hormon), die normalerweise den Eierstock stimulieren, wird heruntergefahren, mit der Folge, dass der Eierstock seine Arbeit einstellt. Durch den Wegfall der Hormonschwankungen im Zyklus bleiben die PMDS-Symptome aus.

Die Folge des damit erzeugten ausgeprägten Östrogenmangels sind klimakterische Symptome und die Gefahr der Osteoporose, weshalb bei jüngeren Frauen diese Behandlung normalerweise nicht infrage kommt. Gibt es dennoch Gründe für eine solche Behandlung, die dann auch längerfristig sein muss, benötigen die Frauen die bereits erwähnte Hormonersatztherapie, bei der die ausgeschalteten Hormone wieder künstlich zugeführt werden.

Grundsätzlich besteht eine solche Hormonersatztherapie aus einem Östrogen und einem Gestagen bzw. Gelbkörperhormon (dazu gehört auch Progesteron). Zum Ausgleich des Östrogenmangels wird Östradiol eingesetzt, dazu ist Gestagen zum Schutz der Gebärmutterschleimhaut erforderlich. Eine alleinige Östrogengabe erhöht das Gebärmutterschleimhautkrebs-Risiko um ein Vielfaches und kommt deshalb nicht infrage.

Je nach Zusammensetzung der Therapie besteht nun aber die Gefahr, dass hierdurch erneut PMDS-typische Beschwerden ausgelöst werden können. Im Rahmen einer wissenschaftlichen Studie konnte gezeigt werden, dass eine alleinige Östradiol-Behandlung unproblematisch war, die Zugabe des Gelbkörperhormons Progesteron jedoch erwartungsgemäß sofort zu einem Wiederauftreten der Symptome führte.

Neben Progesteron gibt es noch viele weitere Gestagene, die im Rahmen einer Hormonersatztherapie eingesetzt werden können. Welche Effekte diese Gestagene im Einzelfall bei Patientinnen mit einer PMDS haben, ist nicht vorherzusehen. Klinische Studien, die hierzu eine klare Aussage machen würden, gibt es leider nicht.

GnRH kommen in erster Linie zur Therapie von hormonabhängigem Brustkrebs, aber auch bei der Behandlung von Endometriose zum Einsatz, beides Erkrankungen, bei denen durch Hormone eine Verschlimmerung eintreten kann. Zur Therapie der PMDS sind GnRH-Analoga *nicht* zugelassen.

Falls alle anderen Behandlungsmöglichkeiten versagen und die Beeinträchtigungen durch die PMDS-Symptome sehr schlimm sind, schlägt Ihre Frauenärztin/Ihr Frauenarzt möglicherweise eine solche Behandlung vor; immerhin ist der Versuch einer Hormontherapie mit GnRH nicht so ein endgültiger Eingriff wie die Entfernung der Eierstöcke. Lassen Sie sich aber bitte in diesem Fall sehr genau über die Gründe für diesen Vorschlag und mögliche kurz- und langfristige Auswirkungen beraten.

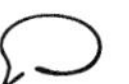

Unsere Meinung

Auch wenn Sie selbst auf den Gedanken kommen, dass die Entfernung bzw. Ausschaltung der Eierstöcke »die« Lösung sei für Ihre PMDS-Probleme: Es gibt vieles dagegen zu sagen und im Einzelfall weniges dafür. Lassen Sie sich umfassend informieren, und treffen Sie diese Entscheidung nicht »mal eben so« – vor allem nicht in der 2. Zyklushälfte, wenn die Symptome ganz schlimm sind.

Sondersituation Wechseljahre

Hat die letzte Regelblutung erst einmal stattgefunden, sind die PMDS-typischen Symptome Geschichte. Das mittlere Menopausenalter liegt in Deutschland etwa bei 51 Jahren. Allerdings können dann die Östrogenmangelsymptome des Klimakteriums Beschwerden machen, allen voran Hitzewallungen, Schweißausbrüche, Nachtschweiß und gestörter Schlaf.

Als besonders problematisch erweist sich oft der Zeitraum vor der letzten Regelblutung, der einige Jahre umfasst und in dem es zu großen hormonellen Schwankungen kommen kann. Erste Symptome können durchaus schon mit Anfang/Mitte 40 auftreten. In dieser Phase der Wechseljahre steht nicht der Mangel an Hormonen (wie nach der Menopause) im Vordergrund, sondern bestimmend sind die ausgeprägten hormonellen Schwankungen. Es finden sich zum Teil exzessiv hohe Östrogenspiegel und ein Mangel an Progesteron. Die Follikelreifung funktioniert nicht mehr richtig. Die Gelbkörper-Phase wird unausgewogen, mit einem »Zuviel« an Östrogen und einem »Zuwenig« an Progesteron. Schließlich fällt der Eisprung ganz aus.

Statt mit »Ebbe und Flut« (▶ Kap. 3) hat man es nun mit »Tsunamis« und »Springfluten« zu tun. Die Folge sind zunehmend unregelmäßiger werdende Blutungen mit wechselnder Blutungsstärke und manchmal auch sehr heftigen Blutungen. Brustspannen und Wassereinlagerungen sind keine Seltenheit. Sie sind typisch für hohe Östradiolspiegel. Viele unserer Patientinnen klagen in dieser Phase über Schlafstörungen und Stimmungsinstabilität. Sie fühlen sich energielos und nicht mehr belastbar. Grade in der Frühphase der Wechseljahre spielen Hitzewallungen oft nur eine untergeordnete Rolle, weswegen viele Frauen gar nicht auf die Idee kommen, dass ihre Schwierigkeiten auf die Wechseljahre zurückzuführen sind.

Für Frauen mit einer PMDS in der Vorgeschichte bedeutet das oft eine Änderung der Symptome. Es kommt zu einem Mischbild zwischen den

PMDS-typischen Symptomen und den Wechseljahrbeschwerden. Mal geht es einen Zyklus lang ganz gut (möglicherweise bedingt durch einen Zyklusverlauf ohne Eisprung), dann gibt es wieder ausgeprägte Beschwerden. Körperliche Symptome können sich verstärken, z. B. Brustspannen und Wassereinlagerungen. Auch während der Regelblutung treten vielleicht Symptome auf, die zuvor nicht da waren, wie beispielsweise erste Hitzewallungen, Schlafstörungen oder Kopfschmerzen.

Eine standardisierte Therapie gibt es nicht. Vielmehr versuchen wir in der gynäkologischen Praxis zunächst herauszuarbeiten, was gerade die Hauptprobleme und Bedürfnisse sind. Dann wird über das therapeutische Vorgehen entschieden. Oft empfehlen wir aber gerade speziell in dieser Lebenssituation eine *Hormontherapie*, die die hormonellen Schwankungen ausgleicht. Diese frühe Phase der Wechseljahre ist eine Hochrisikosituation für das Wiederauftreten, aber auch das erstmalige Auftreten von psychischen Störungen. Dies gilt insbesondere für die von einer PMDS betroffenen Frauen.

Warum die hormonellen Schwankungen in dieser frühen Phase der Wechseljahre so starke Effekte auf die Stimmung haben können und warum sich die Empfindlichkeit (= Sensitivität) gegenüber psychosozialen Stressoren erhöhen kann, ist Gegenstand intensiver Forschung. Diskutiert werden die in Kapitel 3 erwähnten Faktoren wie Schwankungen der Hormone an sich, ein Mangel an Progesteron und Allopregnanolon, eine hieraus resultierende Veränderung der Stressachse, aber auch genetische und psychosoziale Faktoren. Man darf auch nicht vergessen, dass sich die *Lebenssituation* von Frauen im Klimakterium oft stark verändert und sie sich nicht selten mit vielen neuen Herausforderungen konfrontiert sehen, die manchmal auch überfordern können.

Sollten Sie bei sich selbst merken, dass Sie in dieser Lebensphase plötzlich psychische Schwierigkeiten bekommen, sollten Sie nicht zögern, sich professionellen Rat zu suchen. Therapeutisch geht es aus der Sicht der Gynäkologie in einer solchen Situation oft darum, die starken hormonellen Schwankungen durch eine Hormontherapie auszugleichen. Dies allein reicht in der Regel aber nicht aus, um die Situation zu stabilisieren. Doch in Kombination mit einer psychotherapeutischen und/oder antidepressiven Behandlung kann man viel erreichen.

Wie machen wir es nun in der gynäkologischen Praxis?

Wenn grundsätzlich die Entscheidung gefallen ist, einen hormonellen Therapieversuch zu unternehmen, spricht nichts dagegen, zunächst *ein kombiniertes hormonales Verhütungsmittel* zu nehmen, sofern keine Kontraindikationen vorliegen. Wie oben schon dargestellt, ist die Datenlage für die drospirenonhaltigen kombinierten hormonalen Verhütungsmittel im 24+4-Rhythmus zurzeit am besten. Grundsätzlich kann aber auch jedes andere monophasische Präparat verwendet werden.

Sofern es unter dieser Behandlung zu einer Verbesserung der Beschwerden kommt, im hormonfreien Intervall allerdings weiterhin Symptome bestehen oder neue Beschwerden hinzukommen (z. B. Kopfschmerzen, starke Regelschmerzen, Schlafstörungen, Schweißausbrüche oder Depressivität), wäre der nächste Schritt eine *Verkürzung des hormonfreien Intervalls* bzw. eine Anwendung im Langzyklus, also die durchgehende Einnahme der Pille ohne hormonfreies Intervall.

Nicht selten entscheiden wir uns auch schon von vorne herein für eine Therapie im *Langzyklus.* Dies betrifft beispielsweise Frauen, die schon aus ihrer Vorgeschichte wissen, dass es ihnen zum Zeitpunkt der Menstruation nicht gut geht, sei es psychisch oder körperlich.

Manchmal berichten Frauen, die die Pille im konventionellen 21+7-Tage-Rhythmus einnehmen, dass sie in der zweiten bis dritten Einnahmewoche der Pille PMDS-ähnliche psychische, aber auch körperliche Symptome entwickeln, beispielsweise Brustspannen. Dies ist auf den ersten Blick irritierend, da der Ovulationshemmer natürlich genau diese Symptome eigentlich unterbinden sollte. Nicht selten ist die Erklärung in einer nicht vollständigen Unterdrückung der Eierstockfunktion zu suchen. Anders ausgedrückt: Es wird immer noch Östradiol in wechselndem Ausmaß gebildet, was bei sehr empfindlichen Patientinnen ausreichen kann, um entsprechende Beschwerden auszulösen. Was tun? In den meisten Fällen reicht es aus, das hormonfreie Intervall zu verkürzen, womit wir wieder beim Langzyklus wären.

Auch bei Patientinnen mit *psychiatrischen Vorerkrankungen,* wie beispielsweise einer Depression, entscheiden wir uns oft für den Langzyklus, um die Hormonschwankungen so gering wie möglich zu halten.

Grundsätzlich gilt: Man kann nie ausschließen, dass das in dem Präparat enthaltene Gestagen PMDS-typische Symptome auslöst. Die betroffenen Frauen merken dies meist wenige Tage nach Beginn der Einnahme. Dann gibt es eigentlich nur eine Lösung: das Präparat absetzen und neu darüber nachdenken, wie eine gute Lösung aussehen könnte.

Sofern Kontraindikation gegen den Einsatz von Ethinylestradiol oder Östradiol bestehen, wäre zu überlegen, ob man einen Versuch mit einem *östrogenfreien Ovulationshemmer* unternimmt.

Derzeit stehen hierfür zwei Präparate zur Verfügung. Das eine Präparat enthält Desogestrel und wird kontinuierlich eingenommen, das andere Drospirenon und ist für eine Anwendung im 24+4-Rhythmus zugelassen. Beide Verfahren sind zur Therapie des PMDS nicht gezielt in Studien untersucht. Zumindest die Ovulation lässt sich mit beiden Verfahren aber gut unterdrücken. Dies kann im Einzelfall ausreichen, um die Beschwerden in den Griff zu bekommen. Beide Verfahren basieren darauf, dass zwar die Ovulation unterdrückt wird, aber immer noch eine gewisse Eierstockaktivität vorhanden bleibt, damit kein Östrogenmangel entsteht. Dies kann im Einzelfall bedeuten, dass die im Hintergrund ablaufenden hormonellen Schwankungen noch so ausgeprägt sind, dass sich die Patientinnen hierunter nicht wohl fühlen.

Wenn alle auf dem Markt verfügbaren hormonellen Optionen nicht funktionieren, besteht immer noch die Möglichkeit, *eine individualisierte Therapie* zusammenzustellen: Das Ganze funktioniert nach dem »Bremse-Gas«-Prinzip: Man verordnet ein Gelbkörperhormon in ausreichender Dosierung, um die Eierstockfunktion möglichst vollständig zu unterdrücken (»Bremse«) und gibt Östradiol dazu (»Gas«), um den hieraus resultierenden Östrogenmangel auszugleichen. Im Idealfall erhält man eine stabile und ausgewogene hormonelle Situation.

Unsere Meinung

Es gilt nach unserer Erfahrung in der hormonellen Therapie wie beim Einsatz von Antidepressiva das Prinzip, dass man erstens Geduld braucht, um die richtige Behandlung zu finden, wobei zweitens die

Wahrnehmungen und Erfahrungen der Patientin von besonderer Bedeutung sind.

Antidepressiva

Die PMDS-Therapie mit Antidepressiva (SSRI) ist gut erforscht

Wie in Kapitel 1 dargestellt, begann mit der Einführung der PMDS-Diagnosekriterien im DSM-III-R eine umfangreiche Forschungstätigkeit zum Thema, vor allem zu den Behandlungsmöglichkeiten. Unter Anwendung einheitlicher Diagnosekriterien wurden zahlreiche Studien zur Wirksamkeit verschiedener Antidepressiva aus der Gruppe der SSRI durchgeführt. SSRI steht für »**S**elective **S**erotonin **R**euptake **I**nhibitor« (im Deutschen: Selektive Serotonin-Inhibitoren bzw. selektive Serotonin-Wiederaufnahmehemmer). Dabei handelt es sich um eine Gruppe von insgesamt recht nebenwirkungsarmen Antidepressiva, die seit den 1980er Jahren nach und nach eingeführt wurden.

Der Name gibt Auskunft über die Wirkweise, die man stark vereinfacht wie folgt beschreiben kann: Das Medikament verzögert die Wiederaufnahme von Serotonin im Spalt zwischen zwei Nervenendigungen im Gehirn und führt damit dazu, dass das Serotonin länger verfügbar ist und wirksam sein kann. Angesprochen werden deshalb in erster Linie Störungen, bei deren Verursachung der Serotoninstoffwechsel eine wesentliche Rolle spielt, wie etwa Depressionen, Angststörungen und Zwangsstörungen – und eben auch die PMDS.

Der Nervenüberträgerstoff (= Neurotransmitter) Serotonin ist an der Regulation von Stimmung und Verhalten beteiligt, wie man aus verschiedenen Studien weiß, u. a. auch bei der Aggressivität. Geht man also von diesem Wirkungsspektrum aus, dann ist nachvollziehbar, warum Antidepressiva vom SSRI-Typ bei vielen Betroffenen zu einer Verminderung der PMDS-Symptome führen. Darüber hinaus gibt es Hinweise darauf, dass SSRI Einfluss auf die Bildung von Allopregnanolon haben, das auch beteiligt zu sein scheint an der Ausprägung der PMDS-Symptome (► Kap. 3).

Wichtig für die Beurteilung der Wirksamkeit der SSRI sind die zahlreichen doppelblinden, placebokontrollierten Therapiestudien, die mit verschiedenen SSRI durchgeführt wurden. Als doppelblind und placebokontrolliert werden Studien bezeichnet, bei denen die Substanz, deren Wirksamkeit man überprüfen möchte, gegen ein Placebo – also ein Präparat, das die Wirksubstanz nicht enthält – getestet wird. Dabei wissen weder der verordnende Arzt/die Ärztin, noch die Patientin/der Patient, welches Präparat sie erhalten. Sowohl die verspürte Wirkung als auch wahrgenommene Nebenwirkungen werden im Detail erfasst und dann bezüglich ihrer Häufigkeit zwischen den beiden Gruppen verglichen. Für die Bewertung werden statistische Verfahren eingesetzt, die zeigen, ob sich ein Unterschied bezüglich Wirkung und Nebenwirkungen mit ausreichender Sicherheit auf das Wirkprofil des Medikamentes zurückführen lässt und dass es nicht nur ein Befund im Bereich der Zufallswahrscheinlichkeit ist.

Ein typisches Resultat solcher Studien ist, dass auch unter dem Placebo, also dem eigentlich wirkungslosen Präparat, sowohl Wirkungen als auch Nebenwirkungen erfasst werden. Das hat mit dem sogenannten »Placeboeffekt« bzw. »Noceboeffekt« zu tun. Unter Placeboeffekt versteht man, dass eine Wirkung wahrgenommen wird, auch wenn ein Placebo gegeben wird, unter Noceboeffekt, wenn das Placebo die Nebenwirkungen auslöst, die dem eigentlichen Medikament zugeschrieben werden. Der Nutzen gilt als gesichert, wenn mittels bestimmter statistischer Verfahren ein ausreichender Unterschied hinsichtlich der Wirksamkeit des Medikaments belegt ist (d. h. sich ein statistisch signifikanter Unterschied zum Placebo findet).

Pauschal kann man sagen, dass die durchgeführten Studien belegen, dass alle systematisch untersuchten Antidepressiva aus der Gruppe der SSRI beim Vorliegen einer PMDS-Symptomatik wirken. Das sind in alphabetischer Reihenfolge Citalopram, Escitalopram, Fluoxetin, Paroxetin und Sertralin.

Darüber hinaus wirken bei der PMDS auch andere Antidepressiva, wie der ältere SSRI Fluvoxamin, oder Präparate, die ein insgesamt breiteres Wirkungsspektrum haben (also nicht ausschließlich auf Serotonin Einfluss nehmen, sondern auch auf andere Neurotransmitter, vor allem Noradrenalin). Zu nennen sind hier beispielsweise das ältere Clomipramin und Venlafaxin.

Venlafaxin sollte auch dann immer in den Blick genommen werden, wenn SSRI nicht ausreichend auf alle Symptome wirken oder wenn sich möglicherweise schon *Wechseljahrbeschwerden* in die PMDS-Symptome mischen. Venlafaxin hat ein breiteres Wirkspektrum im Vergleich mit den SSRI und beeinflusst auch klimakterische Beschwerden positiv.

Im Einzelfall, am ehesten noch bei leichteren PMS-Symptomen, kann auch ein Therapieversuch mit dem pflanzlichen Antidepressivum *Johanniskraut* (Hypericum) hilfreich sein.

Die genannten Antidepressiva sprechen zwar alle das Serotonin-System an, unterscheiden sich aber leicht hinsichtlich ihrer Wirksamkeit bei unterschiedlichen Menschen sowie ihrer Nebenwirkungen und bezüglich der erforderlichen Dosierungen (▸ Tab. 5.2).

Kontinuierlich oder intermittierend – durchgehend oder nur zeitweise?

Prinzipiell kann man zwei Formen der Verabreichung der SSRI bei der PMDS unterscheiden:

- die *kontinuierliche Einnahme* (über den gesamten Zyklus) und
- die *intermittierende* Gabe (nur in der 2. Zyklushälfte)

Beide Strategien wurden in mehreren kontrollierten Studien überprüft, und für beide wurde die Wirksamkeit nachgewiesen, unabhängig von der Substanz. In einer großen Metaanalyse (= zusammenfassende Betrachtung verschiedener qualitativ hochwertiger Studien) zeigte sich allerdings kein sicherer Unterschied hinsichtlich der Wirksamkeit der beiden Methoden.

Für den Beginn einer Behandlung und um die Wirksamkeit insgesamt gut bewerten zu können, empfiehlt sich aus unserer Sicht vor allem bei schwerer Symptomatik zunächst die durchgehende Gabe eines SSRI. Das hilft dabei, zunächst einmal den Blick wegzulenken von der ständigen Zyklusbeobachtung. Allerdings spricht auch nichts gegen eine intermittierende Gabe von Anfang an.

Erweist sich das Medikament als wirksam, kann auch bei zunächst durchgehender (= kontinuierlicher) Gabe später die zeitweise (= intermittierende) Einnahme nur in der 2. Zyklushälfte ausprobiert werden. *Die intermittierende Gabe* des Antidepressivums bietet sich beispielsweise an, wenn – was leider vorkommen kann – Nebenwirkungen wie sexuelle Unlust auftreten. Wenn die Symptomatik irgendwann weniger ausgeprägt ist, was erfreulicherweise im Laufe der Behandlung meist so ist, kann man irgendwann zur Behandlung nur in der 2. Zyklushälfte übergehen. Manche Frauen machen sogar die Erfahrung, dass sie damit auskommen, erst *mit Beginn der ersten Symptome* ihren SSRI einzunehmen und ihn nach Eintreten der Menstruation wieder abzusetzen; wir nennen das Symptom-orientierte Behandlung.

Möglicherweise verwirren diese Behandlungsstrategien diejenigen, die wissen, dass man Psychopharmaka, und dazu gehören die Antidepressiva vom SSRI-Typ, durchgehend über längere Zeit einnehmen muss, um eine stabile Wirkung zu erzielen. Das ist tatsächlich so bei Psychosen, bei schizoaffektiven und affektiven Störungen (Depressionen, Manien), aber auch bei Angst- und Zwangsstörungen. Das sind alles Störungen, die über längere Zeit durchgehend Symptome produzieren, auch wenn es Schwankungen geben kann. Bei der PMDS ist es anders: Wenn es ganz »bilderbuchhaft« läuft, fühlt sich eine betroffene Frau in der 1. Zyklushälfte ausgeglichen und leistungsfähig, während sie in der 2. Zyklushälfte unter einer Vielzahl von Symptomen leidet, die massive Auswirkungen auf ihr familiäres und soziales Leben haben. Daraus resultiert auch nicht selten das »Dr. Jekyll und Ms. Hyde-Gefühl«, über das Frauen berichten, um deutlich zu machen, wie verändert sie sich in der PMDS-Phase erleben. Da Medikamente und eben auch die SSRI sehr rasch vom Körper aufgenommen und über den Stoffwechsel an ihren Wirkort (hier das Gehirn) weitergeleitet werden, können sie auch schnell ihre Wirkung entfalten. So ist die Wirksamkeit der intermittierenden Gabe zu erklären. Übrigens machen auch manche Menschen, die Psychopharmaka wegen anderer Störungen einnehmen, die Erfahrung, dass sich die Symptome rasch bessern, manchmal schon in den ersten Stunden oder Tagen nach der Einnahme; doch um eine stabile Wirkung zu haben, braucht man bei solchen überdauernden Störungen eben die regelmäßige Einnahme.

Die Wirksamkeit bzw. Wirkungslosigkeit von Medikamenten allgemein und deren Verstoffwechselung, also der Abbau im Körper, beruhen auf komplizierten biochemischen Vorgängen, die trotz umfangreicher Forschung noch viele Rätsel aufgeben. Ebenso wie die Frage, warum Medikamente bei manchen Menschen sehr gut und bei anderen kaum oder überhaupt nicht wirken. Wie auch bei der Pharmakotherapie (= Behandlung mit Medikamenten) insgesamt gibt es bei der PMDS und der Wirkweise der Antidepressiva noch vieles zu untersuchen. Bereits durchgeführte Studien zeigen, wie komplex letzten Endes die Vorgänge sind, die wir im vorigen Abschnitt eher holzschnittartig dargestellt haben. Wichtig ist, dass das rasche Ansprechen, manchmal sogar auf nur sehr geringe Dosierungen, nicht nur eine klinische Erfahrung von uns als Therapeutinnen ist, sondern dass schon vorhandene Studien dazu auch Belege liefern konnten.

Übrigens treten die für SSRI nicht untypischen anfänglichen *Nebenwirkungen* wie Übelkeit, Schlafstörungen, Kopfschmerzen bei der intermittierenden bzw. Symptom-orientierten Einnahme nicht jeweils erneut auf. Auch die für SSRI typischen *Absetzphänomene nach längerer Einnahme* werden bei der zeitweisen Gabe in der Regel nicht beobachtet.

In ► Tab. 5.1 sind die Vorteile und Nachteile einer durchgehenden oder nur zeitweisen Gabe der SSRI noch einmal zusammengestellt.

Tab. 5.1: Gabe von Antidepressiva bei der PMDS – kontinuierlich oder intermittierend?

Gabe von Antidepressiva bei der PMDS		
Kontinuierlich	• *Durchgehend,* über den gesamten Menstruationszyklus.	• Vorteil: Keine Notwendigkeit, immer den Zyklus »im Blick haben zu müssen«. • Vorteil: Wirksamkeit stärker als bei intermittierender Gabe. • Nachteil: Manchmal psychologisch schwierig für Frauen, die die Sorge haben, als »psychisch krank« etikettiert zu werden, wenn sie längerfristig Antidepressiva einnehmen.
Intermittierend	• Nur in der *2. Zyklushälfte* oder nur in der Woche vor der erwarteten Menstruation. • Manche Pat. beginnen mit der Einnahme sogar erst, wenn erste Symptome auftreten (= Symptom-orientierte Behandlung).	• Vorteil: Einfacher bei Vorbehalten gegen Antidepressiva. • Vorteil: Hilfreich, wenn Nebenwirkungen wie sexuelle Unlust auftreten. • Nachteil: Beobachtung von Zyklus und Befindlichkeit weiter erforderlich.
Kombination kontinuierlich/intermittierend	• Niedrig dosierte Basisbehandlung über den ganzen Zyklus. • In der 2. Zyklushälfte bzw. in der Woche vor der Menstruation oder sogar erst mit dem Auftreten von Symptomen deutliche Erhöhung der Dosis (= Symptom-orientierte Behandlung).	• Durch die kontinuierliche Einnahme kehrt Ruhe ein, dadurch oft schon deutliche Verbesserung mit weniger »Spitzen«. • Individuelle Dosierung durch die betroffene Frau selbst möglich. • Höhere Dosis nur in Zeiten mit stärkerer Symptomatik, z. B. bei besonderen Belastungen (dann Symptome typischerweise stärker).
Kombination mit einem Kontrazeptivum	• Kombination Antidepressivum und Pille im Langzyklus.	• Bei ausgeprägten PMDS-Fällen sinnvolle Strategie, falls SSRI oder Pille allein keine ausreichende Besserung bringen.

Nach unseren Erfahrungen bewährt sich in manchen Fällen auch eine *Kombination* beider Strategien: Während als Basisbehandlung durchgehend eine niedrige Dosis eingenommen wird, kann – falls trotzdem Symptome auftreten – in der 2. Zyklushälfte die Dosis erhöht werden bis zur Maximaldosis des Präparates (► Tab. 5.2). Wenn betroffene Frauen sich unter Führung eines Zyklustagebuches einen guten Überblick über die Dynamik ihrer PMDS-Symptome erarbeitet haben – z. B. wie lange und wie stark diese vorhanden sind, wovon das Auftreten der Symptome möglicherweise beeinflusst ist –, sind sie meist sehr gut in der Lage, die Dosis des Antidepressivums im ärztlich vorgegebenen Rahmen selbst anzupassen. Es macht ihnen möglich, auf ihre jeweilige Situation zu reagieren und gibt auch das Gefühl von Kontrolle zurück.

Absetzversuch bzw. Therapiepause

Wenn eine Medikation erfolgreich ist, kann nach 0,5–1 Jahr ein Absetzversuch gemacht werden. Wahrscheinlich ist der Begriff »Auslassversuch« bzw. »Therapiepause« besser, da es meist irgendwann wieder zu PMDS-Symptomen kommt. Auch wenn sich durch den guten Therapieerfolg und vor allem die andere Bewertung der Problematik die familiäre Situation stabilisiert hat und auch wenn alle Beteiligten die Zusammenhänge besser erkennen und einordnen und so besser mit den Symptomen umgehen können, gibt es in der Regel irgendwann eine besondere Stresssituation, in der die Symptome plötzlich wieder da sind. Dann ist es wichtig, ohne große Aufregung wieder mit der Einnahme des Medikamentes zu beginnen und dabei die vorher gemachten eigenen Erfahrungen zu berücksichtigen.

Wichtig: Treten wieder Symptome auf, dann ist das kein »Therapieversagen«, sondern der ganz natürliche Verlauf der PMDS-Problematik.

Manche Frauen sind durch die gute Wirkung ihres SSRI so erleichtert, dass sie ihn aus Sorge vor einem Rückfall *nicht absetzen* wollen. Das ist auch völlig in Ordnung. Aus ärztlicher Sicht spricht nichts gegen eine längerfristige, d. h. auch jahrelange Einnahme eines Antidepressivums; allerdings sollten die für das jeweilige Präparat empfohlenen Kontrolluntersuchungen (wie etwa EKG- und Laborkontrollen) durch den behandelnden Arzt/die Ärztin durchgeführt werden.

Mögliche Dosierungen

Die Verordnung eines Medikamentes und die Festlegung der Dosierung ist ärztliche Aufgabe, wobei nicht nur die jeweilige Situation der Patientin (Vorerkrankungen, Zielsymptomatik etc.) berücksichtigt werden muss, sondern auch, ob Kontraindikationen bestehen. Mit Kontraindikation wird beschrieben, bei welcher bestehenden Situation ein Medikament nicht oder nur unter besonderer Vorsicht eingesetzt werden darf (z. B. andere bestehende Gesundheitsprobleme, Einnahme anderer Medikamente, die damit nicht kombiniert werden dürfen). »*Absolute Kontraindikation*« bedeutet dabei, dass es unter keinen Umständen eingesetzt werden darf (wie etwa bestimmte Medikamente in einer Schwangerschaft), »*relative Kontraindikation*«, dass besonders sorgfältig abgewogen werden muss.

Kontraindikationen sind für jedes Präparat im Beipackzettel ausführlich beschrieben, ebenso wie mögliche Nebenwirkungen. Und es ist durchaus sinnvoll, sich diese Informationen durchzulesen, auch wenn ein Medikament ärztlich verordnet wurde, da »auch Ärzte/Ärztinnen nur Menschen sind« und manchmal Dinge übersehen können.

Unsere Meinung

Vor diesem Hintergrund stehen wir nun vor dem Dilemma, dass wir einerseits Ihrer Ärztin/Ihrem Arzt nicht vorgreifen wollen, andererseits aber Ihnen erläutern möchten, wie man in der Praxis mit der SSRI-Behandlung arbeiten kann. Wir wollen damit das Ziel erreichen, dass Sie zur »Expertin für Ihre Störung« werden bzw. als »mündige« Patientin mit Ihrem Arzt/Ihrer Ärztin die Behandlungsstrategie besprechen können. Patientenautonomie ist heute ein wichtiges Ziel in der medizinischen Behandlung, und dazu wollen wir beitragen. Deshalb also hier einige Informationen, wie wir in der Praxis die Medikamente dosieren, allerdings mit der **Bitte, das nicht als Aufforderung zur Selbstmedikation zu verstehen!**

In ▶ Tab. 5.2 werden nicht alle prinzipiell bei PMDS einsetzbaren SSRI bzw. Antidepressiva aufgeführt, sondern die, mit denen wir die meiste Erfahrung haben. Andere Ärztinnen/Ärzte setzen möglicherweise andere Präparate ein, die aber genauso gut wirksam sein können.

Mit niedriger Dosis beginnen!

Ein wichtiges Prinzip, das die Verträglichkeit aller SSRI erhöht, ist der Beginn mit *einer möglichst niedrigen Dosis*, die durchaus auch unterhalb der im Beipackzettel angegeben Wirkdosis liegen kann. Auf jeden Fall werden mit dem »Einschleichen« die anfänglichen Nebenwirkungen vermindert. Manchmal ist im Verlauf eine Erhöhung erforderlich, um die gleiche Wirkung zu erzielen, wenn sich nämlich der Körper auf das Medikament eingestellt hat und es schneller abbaut und ausscheidet.

Unserer Erfahrung nach reagieren Frauen manchmal sehr empfindlich auf Medikamente und brauchen »ganz wenig«, um eine Wirkung zu erzielen. Das mag auch damit zusammenhängen, dass Dosierungsempfehlungen nach der Durchführung von Medikamentenstudien Geschlechtsunterschiede in Ansprechbarkeit und Nebenwirkungen bisher nur unzureichend berücksichtigen. Da in Zulassungsstudien Frauen oftmals unterrepräsentiert sind, weil Frauen, die schwanger werden könnten, prinzipiell ausgeschlossen werden, ist »der Standardpatient« in den Studien in der Regel ein Mann.

Unsere Meinung

Unser Prinzip lautet »So wenig wie möglich, so viel wie nötig«. Und speziell für die PMDS kann man das noch ergänzen, »und das alles auf den Zyklus abgestimmt«.

Wenn trotz aller anfänglichen Zurückhaltung und trotz kleinster Tablettengröße und Teilung eine Frau sehr empfindlich reagiert, gibt es weiterhin die Möglichkeit, ein Medikament *in flüssiger Form als Tropfen* einzudosieren und langsam, dem eigenen Gefühl der Frau folgend, zu steigern. Derzeit sind Tropfen verfügbar für Escitalopram, Paroxetin und Sertralin.

Tab. 5.2: Unsere Dosierungsvorschläge für SSRI bei der PMDS

Unsere Erfahrungen mit Dosierungen verschiedener SSRI bei PMDS		
Fluoxetin	• Das wirksamste der infrage kommenden Präparate. • Vorteil: Kaum Nebenwirkungen, insbesondere keine Gewichtszunahme, selten Libidoprobleme.	• Fluoxetin Tbl: 10 mg, bei guter Verträglichkeit 20 mg täglich. Bei empfindlichen Patientinnen Beginn mit 5 mg sinnvoll. • Bei ausgeprägter PMDS-Symptomatik prämenstruell bis zu 60 mg/Tag; in der 1. Zyklushälfte weniger. • Einnahme immer morgens (da sonst Schlafstörungen möglich). • Im seltenen Einzelfall neu auftretende Suizidimpulse, dann sofort absetzen. • Im seltenen Einzelfall: Verkrampfungen Halsmuskulatur/Gähnen (als Hinweis auf seltene Nebenwirkungen, bezeichnet als EPMS). Sofort absetzen. Auch andere SSRI vermeiden.
Citalopram	• Mittel der ersten Wahl bei Frauen, die keine Verhütung betreiben und schwanger werden möchten. • Zu Beginn EKG-Kontrolle, um bestimmte Kontraindikationen auszuschließen.	• Citalopram Tbl: 10 mg, bei guter Verträglichkeit 20 mg, prämenstruell bis zu 40 mg. (Sonst wie Fluoxetin)
Escitalopram	• Abkömmling von Citalopram, weniger Nebenwirkungen. • Zu Beginn EKG-Kontrolle, um bestimmte Kontraindikationen auszuschließen.	• Escitalopram Tbl*: 5 mg, bei guter Verträglichkeit 10 mg, prämenstruell bis 20 mg. (Sonst wie Fluoxetin)

Tab. 5.2: Unsere Dosierungsvorschläge für SSRI bei der PMDS – Fortsetzung

Unsere Erfahrungen mit Dosierungen verschiedener SSRI bei PMDS		
Sertralin	• Mittel der ersten Wahl bei Frauen, die keine Verhütung betreiben und schwanger werden möchten.	• Sertralin Tbl*: 50 mg, eindosieren mit ½ Tbl Bei guter Verträglichkeit auf 75 mg, prämenstruell bis zu 150 mg. (Sonst wie Fluoxetin)
Paroxetin	• Nachteil: Gewichtszunahme und Libidostörungen häufiger als bei den anderen SSRI.	• Paroxetin Tbl* 10 mg, bei guter Verträglichkeit 20 mg, prämenstruell bis zu 40 mg. (Sonst wie Fluoxetin)

* Bei gewünschter niedrigerer Dosierung Beginn mit Lösung/Tropfen

Leider immer noch »off-Label-Behandlung« – es gibt keine Zulassung für die PMDS

Ein Problem müssen wir noch ansprechen: Nämlich, dass es in Deutschland noch kein offiziell zugelassenes Antidepressivum für die PMDS gibt, was auch daran liegt, dass es die Diagnosekategorie in der noch gebräuchlichen ICD-10 nicht gibt. Das wird sich mit der ICD-11 ändern, und dann ist zu hoffen, dass irgendwann auch die Zulassung für die Indikation PMDS erfolgt.

Anders sieht es in anderen Ländern aus: Nachdem im Jahr 2000 in den USA die Zulassung von Fluoxetin, einem Antidepressivum aus der Gruppe der SSRI, für die Indikation PMDS erfolgt ist und danach andere folgten, werden serotonerg wirksame Antidepressiva heute in den USA, Kanada und Australien zur Therapie des schweren PMS von den Fachgesellschaften empfohlen; sie gelten als sogenannte »Firstline-Therapie«, also als »Mittel der ersten Wahl«. In Europa existiert zum jetzigen Zeitpunkt noch kein Konsens, was aber wohl mit den noch fehlenden Diagnosekriterien zu tun hat.

Unsere Meinung

Aus unserer Sicht sollte immer im Einzelfall überlegt werden, ob ein SSRI zum Einsatz kommt oder zunächst der Einsatz einer Pille, z. B. im Langzyklus, sinnvoll ist, weil diese dann auch noch gleichzeitig die Verhütung mit abdeckt.

Die in Tabelle 5.2 erwähnten Antidepressiva sind für eine Reihe von Indikationen zugelassen: Depressionen, Angststörungen, einige auch für Zwangsstörungen und Posttraumatische Belastungsstörungen – alles Störungsbilder, bei denen die einzelnen bei der PMDS auftretenden Symptome vorkommen – allerdings nicht speziell für die PMDS. Trotzdem ist der Einsatz möglich – entweder gezielt gegen die Symptome, z. B. bei Zulassung gegen PTBS dann, wenn PTBS-Symptome Teil der PMDS sind, oder als sogenannte »Off-label-Behandlung«.

Nach dem Gemeinsamen Bundesausschuss (einer Behörde, die für die Zulassung von Medikamenten mit zuständig ist) ist die *Off-Label-Verordnung*, der »zulassungsüberschreitende Einsatz eines Arzneimittels«, »grundsätzlich erlaubt«.

Jedoch gilt auch: »Eine Leistung der gesetzlichen Krankenversicherung (GKV) ist eine Off-Label-Verordnung nur in Ausnahmefällen. Denn grundsätzlich kann ein Medikament in Deutschland nur dann zulasten der GKV verordnet werden, wenn es zur Behandlung von Erkrankungen eingesetzt wird, für die ein pharmazeutisches Unternehmen die arzneimittelrechtliche Zulassung bei der zuständigen Behörde erwirkt hat«. Ihre Ärztin/Ihr Arzt kann also bei der PMDS ein Antidepressivum verschreiben, auch wenn sonst keine psychische Störung vorliegt. Sie/er wird dokumentieren, dass andere Therapiestrategien nicht hilfreich waren und dass sie/er Sie über die Off-Label-Behandlung informiert hat (dazu gehört nicht, dass Sie unterschreiben müssen, dass Sie das Medikament auf eigene Verantwortung einnehmen). Falls es im Einzelfall Diskussionen über die »Verschreibung auf Kassenrezept« geben sollte, muss man sich vielleicht vor Augen halten, dass die eingesetzten Antidepressiva mittlerweile sehr kostengünstig zu haben sind.

Übrigens finden in allen medizinischen Bereichen ständig Off-label-Behandlungen statt, es ist also nichts Ungewöhnliches. Da Zulassungsstudien für bestimmte Störungen sehr umfangreich sind, scheuen die Firmen oftmals den Aufwand, und Ärzte/Ärztinnen setzen die Medikamente trotzdem ein, wenn sie deren positive Wirkung auf bestimmte Symptome oder Störungsbilder kennen.

Sind Beruhigungsmittel oder andere Psychopharmaka eine Alternative?

In einer sehr akuten Situation, wenn z.B. Reizbarkeit und Anspannung unerträglich scheinen, sind bestimmte Beruhigungsmittel durchaus hilfreich. *Auf keinen Fall* aber sollten Medikamente eingesetzt werden, die mit der Gefahr der Abhängigkeit einhergehen, wie etwa *Benzodiazepine* (wozu z.B. Diazepam, Alprazolam oder Lorazepam gehören). Ebenfalls ist der Einsatz von Schlafmitteln aus der sogenannten Z-Gruppe (z.B. Zolpidem oder Zopiclon) nur begrenzt zu empfehlen, da sich auch dabei Gewöhnungseffekte einstellen können.

Sinnvoll sein kann dagegen der Einsatz bestimmter Substanzen, die zu den nieder- oder mittelpotenten *Neuroleptika* gehören und überwiegend zur *Beruhigung* oder zum *Schlafanstoß* eingesetzt werden – vor allem um in bestimmten Situationen der Symptomatik »die Spitze zu nehmen«. Zu nennen sind da beispielsweise Chlorprothixen, Melperon, Perazin, Pipamperon oder Promethazin und auch das zu den Antidepressiva gehörende Opipramol. Alle genannten Präparate können als Bedarfsmedikation eingenommen werden, also nur sporadisch beim Auftreten von besonders ausgeprägten Symptomen.

Medikamente aus der Gruppe der Neuroleptika (wie etwa Perazin oder Quetiapin) können darüber hinaus auch ergänzend helfen, wenn neben den Schlafstörungen Symptome wie *Gereiztheit oder Anspannung* nicht ausreichend auf die SSRI-Behandlung reagieren.

Psychotherapie

Aktuell gibt es vier Psychotherapieverfahren, die in Deutschland von den gesetzlichen und privaten Krankenkassen anerkannt sind und bezahlt werden: die analytische Psychotherapie (Psychoanalyse), die tiefenpsychologisch fundierte Psychotherapie, die Verhaltenstherapie bzw. kognitive Therapie und seit 2020 auch die Systemische Therapie.

Zwischen den Verfahren gibt es Unterschiede hinsichtlich der *Gestaltung der Gespräche*, des *Verhaltens der Psychotherapeutin* im Therapiegespräch sowie der *Grundannahmen über die Entstehung psychischer Störungen.* Welches Therapieverfahren sinnvoll ist, hängt zum einen von der Art der Problematik bzw. Erkrankung ab, zum anderen aber auch von der jeweiligen Vorliebe einer Patientin. Möchte sie ihre Vergangenheit und ihre familiäre Vorgeschichte »aufarbeiten«, dann bietet sich eher eine tiefenpsychologische Psychotherapie an oder auch eine mit systemischem Schwerpunkt. Leidet sie dagegen unter Angstattacken oder Zwangsgedanken, wird sie wahrscheinlich am besten von einer Verhaltenstherapie bzw. kognitiven Therapie profitieren.

Mittlerweile lockert sich diese strenge Trennung zwischen den Verfahren bereits in der psychotherapeutischen Ausbildung. In der Praxis werden oft Behandlungselemente aus verschiedenen Therapieformen eingesetzt, vor allem von erfahrenen Therapeutinnen/Therapeuten. Manche arbeiten »*eklektisch*«, d. h., dass sie sich aus den verfügbaren Psychotherapieformen jeweils die Behandlungselemente herausgreifen, die in der Situation für die Patientin am hilfreichsten sind. Im Übrigen gibt es mittlerweile auch eine Vielzahl von zusätzlichen Ausbildungen in weiteren Therapierichtungen (wie etwa Hypnosetherapie, Traumatherapie, Körpertherapie), die die Grundtherapieform sinnvoll ergänzen und manchmal auch ganz im Vordergrund der Behandlung stehen können.

Merke

Sofern man nicht vom Psychiater, von der Frauenärztin oder vom Hausarzt an eine Psychotherapeutin vermittelt wird, kann man bei der *Krankenkasse* nach Adressen fragen.

Im *Internet* gibt es entsprechende Seiten, sowie Verzeichnisse der Landesärztekammern und der Landespsychotherapeutenkammern (z. B. www.psychotherapiesuche.de).

Detaillierte Informationen zur Psychotherapie allgemein, zu den Psychotherapieverfahren sowie zur Kostenübernahme finden sich auf der Homepage der Bundespsychotherapeutenkammer (www.bptk.de). Dort gibt es auch Hinweise auf verschiedene Suchseiten der Bundesländer.

Im Folgenden wollen wir vor allem auf die psychotherapeutischen Verfahren eingehen, die sich bei der Behandlung der PMDS bewährt haben und für die zum Teil in wissenschaftlichen Untersuchungen die Effektivität nachgewiesen wurde.

Psychoedukation

Am Beginn einer Psychotherapie steht häufig die sogenannte »Psychoedukation«. Hierbei wird das Wissen über die psychische Störung bzw. Diagnose vermittelt. Es geht darum, ein Krankheitsverständnis herzustellen und damit die Bewältigung der Symptome zu verbessern. Es werden in der Therapie individuelle Entstehungsmodelle erarbeitet, damit die Patientin versteht, welche Maßnahmen und Therapien bei ihr persönlich helfen könnten.

Da die Symptome sich bei jeder Frau etwas unterschiedlich ausgeprägt und kombiniert zeigen, ist ein Instrument der Psychoedukation bei der PMDS das Zyklustagebuch. Nur mit der individuellen Aufzeichnung der Symptome über mindestens 2–3 Menstruationszyklen ist die Diagnose und Einordnung der Beschwerden möglich. Auch die Wahrnehmung beeinflussender Faktoren (wie etwa Belastungen, besondere Ereignisse) gehört dazu. Und aus den gesammelten Informationen leiten sich dann wiederum individualisierte Handlungsmöglichkeiten und Therapiestrategien ab.

Unsere Meinung

Im Grunde kann dieser gesamte Ratgeber zur PMDS als Psychoedukation verstanden werden. Denn unser Hauptanliegen ist es, Ihnen zusätzlich zu Ihren eigenen Erkenntnissen Informationen über Theorien zur Verursachung und vorhandene Behandlungsmöglichkeiten zu vermitteln. Ziel ist dabei, dass Sie als Betroffene damit für sich ein ganz persönliches Störungsmodell entwickeln können, das Sie zur Expertin für Ihre PMDS werden lässt.

Entspannungstraining

Entspannungstechniken stellen einen wichtigen Bestandteil vieler Psychotherapien dar. Sie dienen zur körperlichen wie zur psychischen Anspannungsreduktion. Auch das Zusammenspiel von Körper und Psyche lässt sich mit Entspannungsverfahren sehr gut erleben und eignet sich daher besonders gut für die Behandlung der PMDS, bei der körperliche und psychische Prozesse so eng miteinander verwoben sind. Manchmal ist Entspannungsfähigkeit Voraussetzung, um sich in der Psychotherapie auch mit schwierigeren Themen oder Erinnerungen beziehungsweise inneren Bildern auseinandersetzen zu können.

Entspannung ist erlernbar, was aber auch Übung erfordert. Einfacher ist es, Techniken einzuüben, wenn das aktuelle Anspannungsniveau nicht zu hoch ist. So bewährt sich ein Entspannungstraining *über den gesamten Zyklus* und nicht nur die Anwendung in der 2. angespannteren Zyklushälfte.

Im Kapitel »Selbsthilfestrategien« (► Kap. 6) finden Sie ausführliche Beschreibungen der infrage kommenden Entspannungsmethoden. Effektiv beim Einsatz gegen die PMDS haben sich vor allem Progressive Muskelentspannung (PME), imaginative Verfahren, autogenes Training (AT) und zumindest kurzfristig Massagetherapien gezeigt. Auch Übungen zur Achtsamkeit werden als wirksam erachtet.

Verhaltenstherapie und Kognitive Verhaltenstherapie (KVT)

In der Verhaltenstherapie wird davon ausgegangen, dass Menschen aufgrund einer Kombination aus lebensgeschichtlicher Prägung, genetischer Veranlagung und körperlichen Faktoren unterschiedlich anfällig für psychische Störungen sind und dass deshalb belastende Erfahrungen oder Stress bei manchen Menschen eine psychische Störung erstmalig auslösen können.

In der Verhaltenstherapie werden zunächst *die aktuellen Probleme* (z. B. Ängste in bestimmten Lebenssituationen) sehr konkret herausgearbeitet. Dann wird gezielt an Lösungen bzw. Verhaltensänderungen im Hier und Jetzt gearbeitet, um zunächst in der akuten Problemlage Entlastung zu schaffen. Erst auf dieser Grundlage werden – falls nötig – grundlegendere Probleme aus der Vergangenheit bearbeitet. Dabei verhält sich die Verhaltenstherapeutin/der Verhaltenstherapeut gegenüber der Patientin strukturierend und konkretisierend. Das bedeutet, dass Möglichkeiten der Verhaltensänderung konkret herausgearbeitet werden und dass zum Erlernen dieser alternativen Verhaltensweisen ganz konkrete Übungen besprochen und vorbereitet werden, sodass die Patientin diese bis zur nächsten Therapiestunde »üben« kann. Auch Übungen in Anwesenheit der Therapeutin/des Therapeuten werden eingesetzt. Beispielsweise wird bei einer Phobie schrittweise eine Annäherung zum angstauslösenden Reiz eingeübt (Desensibilisierung). So wäre z. B. bei einer Höhenangst das Ziel, irgendwann einen Turm zu besteigen oder mit einer Gondel über eine Schlucht zu fahren.

Die *kognitive Verhaltenstherapie* (KVT) ist eine Form der Verhaltenstherapie, in der es um die gedanklichen (= kognitiven) Prozesse, deren Einfluss auf die Entstehung einer Störung und deren Veränderung geht. Vor allem wird der Zusammenhang zwischen Gedanken, den daraus resultierenden Gefühlen und den wiederum daraus entstehenden Verhaltensweisen analysiert.

Falsche Grundannahmen (z. B. »Ich bin nichts wert«), ungünstige Schlüsse (z. B. »Deshalb kann mich niemand lieben«) und negative Selbstinstruktionen (z. B. »Ich brauche die ja auch gar nicht, ich melde mich bei niemandem«), die sich im Laufe des Lebens verfestigt haben, sollen aufgelöst werden. Auch das Einüben neuer Problemlösestrategien wird gefördert.

In der Kognitiven Verhaltenstherapie steht die Herausarbeitung sogenannter Denkfehler (in der Fachsprache = Identifikation dysfunktionaler Gedanken) und deren Veränderung (= Umstrukturierung) im Vordergrund. *Dysfunktionale Gedanken* (= Denkfehler) leiten sich aus Erfahrungen ab und setzen sich fest, wenn es keine Korrektur gibt. Beispiele für solche Denkfehler sind:

Willkürliche Rückschlüsse: Eine Schlussfolgerung wird gezogen, ohne dass es eine echte Basis dafür gibt. Beispiel: »Meine Freundin hat heute keine Zeit für mich, ich glaube, dass sie mich langweilig findet«.
Selektive Verallgemeinerung: Aus einem einzelnen Ereignis wird eine allgemein gültige Schlussfolgerung gezogen. Beispiel: »Meine Kollegin ist heute nicht mit mir essen gegangen, sie mag mich wahrscheinlich nicht«.
Voreilige Verallgemeinerung: Ohne die weitere Entwicklung abzuwarten, wird aus einem Einzelereignis eine allgemeine Schlussfolgerung gezogen. Beispiel: »Ich konnte mich heute nicht konzentrieren – nie werde ich meine Examensarbeit fertigbekommen«.
Minimieren und Maximieren: Wichtigkeit von Ereignissen unterbewerten (Beispiel: *»mein Chef lobt mich nur, damit ich nicht kündige«*) oder überbewerten (Beispiel: »Meinem Mann war das Essen zu salzig, dann kann ich das Kochen ja gleich ganz sein lassen, ich kann es ja anscheinend sowieso nicht«).
Personifizieren: Dinge immer auf sich selbst beziehen. Beispiel: »Mein Partner hat schlechte Laune, weil ich ihn nerve«.
Dichotomes Denken: Man könnte auch sagen »schwarz-weiß-Denken«. Beispiel: »Ich bekomme meine Regel – dann geht ja gar nichts mehr«.

Aaron T. Beck, ein amerikanischer Psychiater und Psychotherapeut, der als Vater der kognitiven Verhaltenstherapie gilt, geht davon aus, dass diese Denkfehler sich auch deshalb entwickeln, wenn ihnen ein *negatives Selbstbild* zugrunde liegt, wenn sich z. B. jemand unzulänglich oder wertlos fühlt. Dazu kommen *negative Erwartungen bezogen auf das soziale Umfeld*, keine Hilfe zu bekommen, und *negative Zukunftserwartungen*, dass es immer schlimm bleiben wird. Er nennt diese Kombination der drei Denkfehler die »negative Triade«. Bei Frauen mit PMDS kann man diese negative Triade in der 2. Zyklushälfte in der Regel gut nachzeichnen: Man fühlt sich wertlos, als Versagerin, weil man wieder einmal aggressiv und gereizt ist. Von den vertrauten Menschen in der Umgebung erwartet man nichts, weil man ja deren Nerven sowieso ständig überstrapaziert. Und in der »Falle« der 2. Zyklushälfte kann man sich überhaupt nicht vorstellen, dass es jemals anders sein könnte.

Bei der PMDS beschreiben Frauen sehr unterschiedliche Denkmuster, je nachdem, in welcher Zyklushälfte sie sich befinden. Es kann hilfreich sein, alle Denkmuster genauestens zu dokumentieren, damit die hilfreichen, positiven aus der 1. Zyklushälfte als Korrektur der destruktiven, abwertenden Gedanken in der 2. Zyklushälfte eingesetzt werden können.

In der KVT gilt es, diese Überzeugungen »aufzulösen« und alternative Erklärungs- und Denkmuster einzuüben, da diese wiederum Einfluss auf unser Fühlen und Handeln haben. So wie im folgenden Fallbeispiel:

Fallbeispiel

Eine 25-jährige Mutter mit einem 18 Monate alten Kind stellte sich bei uns in der Sprechstunde vor. Sie habe ihren Freund erst wenige Wochen gekannt, bevor sie von ihm schwanger geworden sei. Trotzdem hätten sie beschlossen, »testweise« zusammen zu ziehen. Vor allem sie selbst habe es zuvor nie lange »in Beziehungen ausgehalten«. In der Schwangerschaft sei es ihr psychisch sehr gut gegangen, aber nach der Entbindung habe sich schnell ein »altes Muster« wieder eingestellt. Regelmäßig habe sie die Beziehung infrage gestellt, sei unzufrieden gewesen mit der Rollenverteilung, mit ihrer Verantwortung rund um die Uhr für die Tochter, der Unabhängigkeit des Partners, fehlender Zuwendung. Eigentlich sei zuerst ihrem Freund der Zusammenhang mit ihrem Zyklus aufgefallen. Selbst wenn ihr Freund sich ihr besonders aufmerksam zuwende, habe sie in ihren »schlechten Zeiten« den Eindruck, dass er das »eh nur tue, damit er bei der Tochter bleiben kann«. In der 1. Zyklushälfte tue es ihr immer wieder sehr leid, dass sie so viel stritten, verstehe die Ursachen nicht wirklich, was sie immer verzweifelter mache.

Zur Vorgeschichte stellte sich heraus, dass die Eltern der Patientin sich kurz nach ihrer Geburt getrennt hatten und sie zum »Spielball« jahrelanger heftiger Auseinandersetzungen zwischen diesen wurde. So kam sie zu der inneren Überzeugung, »mich will ja eh keiner«, »um mich geht es nie wirklich«, »ich bin im Weg«. Obwohl sich die aktuelle Beziehung und die Elternschaft gut entwickelten, wurden diese Grundüberzeugungen in der 2. Zyklushälfte übermächtig. Sie fühlte sich vom Partner zurückgesetzt, weniger wichtig und geliebt als die Tochter, weshalb sie sich wiederum ablehnend, gereizt und genervt ihm gegenüber zeigte sowie eine starke Eifersucht auf die Tochter entwickelte. Durch das Erkennen, Benennen und Bearbeiten der Grundüberzeugungen konnte sie langsam eine größere Sicherheit in der Beziehung zum Partner sowie zur Tochter entwickeln. Zum Einsatz kamen dabei auch Strategien, wie sie in Kapitel 6 beschrieben sind. Um nur ein Beispiel zu nennen: Das Achtsamkeitstraining spielte eine zentrale Rolle, nämlich sich auf das Hier und Jetzt zu konzentrieren und dabei wahrzunehmen, wann Gedanken (und damit Gefühle) in die Vergangenheit oder Zukunft abdriften, verbunden mit Zukunftsängsten. Aber auch sich Ruhe und Auszeiten von der Familie einzurichten, brachte ihr wieder mehr Gelassenheit und Freude im Beisammensein mit Tochter und Partner.

Bei der Therapie der PMDS hat sich die Kognitive Verhaltenstherapie in Studien als besonders wirksam gezeigt. Vor allem die Langzeiteffekte scheinen einer Therapie mit Antidepressiva (SSRI) überlegen, dafür stellen sich die Verbesserungen etwas langsamer ein. Eine Kombination beider Therapien brachte keine Vorteile, nach sechs Monaten zeigten sich in allen Gruppen vergleichbare Verbesserungen in der Stimmung.

Eine aktuelle Studie mit Internet-basierter Kognitiver Verhaltenstherapie (iKVT) zeigt ebenfalls eine gute Wirkung bei der PMDS. Die Effekte der Therapie waren besonders hoch bei Frauen mit einem aktiven Bewältigungsstil und geringem Stress-Level.

Hypnotherapie

Der Psychiater Milton H. Erickson gilt als Begründer der modernen Hypnotherapie. Die Hypnotherapeutin/der Hypnotherapeut kann den Patientinnen mit verschiedenen Methoden helfen, in einen sehr tiefen Entspannungszustand zu gelangen, der auch Trance genannt wird. Alltagstrancen kennt eigentlich jeder: Man konzentriert sich so stark auf eine Sache, z. B. auf ein Buch, dass man andere Dinge gar nicht wahrnimmt, so etwa, wie die Zeit vergeht, dass man Hunger hat, dass man gerufen wird. Dieses Phänomen nutzt die Hypnotherapie, um tiefere Bewusstseinsebenen anzusprechen. Häufig werden Metaphern, Bilder, Analogien und Wortspiele genutzt, um kreative Prozesse für die Problemlösung anzuregen.

Anders als es in der Show-Hypnose oder in Krimis dargestellt wird, haben Menschen bei der Hypnotherapie aber jederzeit die Kontrolle über sich und ihr Verhalten.

Die Hypnotherapie kann als Selbsthypnosetraining gelehrt und als vertieftes Entspannungsverfahren genutzt werden. Und genau damit kann sie auch gegen PMDS-Symptome eingesetzt werden. Manchmal geraten Frauen in der 2. Zyklushälfte wie in einen Tunnelblick, so dass sich die Wahrnehmung immer mehr auf Negatives fokussiert, auf das, was nicht geht. Man könnte dies als eine Art »Problem-Trance« bezeichnen. Es gilt also, den Blick auf etwas anderes zu richten, die Konzentration abzuziehen und mit etwas anderem zu beschäftigen. Dies kann mit Einüben hypnotherapeutischer Bilder und vertiefter Entspannung gelingen.

Die Effekte hypnotherapeutischer Verfahren auf die spezielle Symptomatik der PMDS wurden unserer Erkenntnis nach bisher nicht systematisch untersucht.

Körperorientierte Psychotherapie

Die Grundannahme dieser Therapieform ist, dass Körper und Psyche eine untrennbare Einheit darstellen und deshalb körperliches wie psychisches Empfinden gleichwertig behandelt und therapiert werden müssen.

Es gibt eine Fülle an Methoden und unterschiedlichen Schulen, die sich entwickelt haben. Dabei gibt es drei grobe Ausrichtungen: Therapien, in denen *körperliche Berührungen* eine Rolle spielen, Therapien, in denen *körperliche Übungen* im Mittelpunkt stehen, und Therapien, die die *körperliche Wahrnehmung* für Achtsamkeitsübungen nutzen.

Zu den bekannteren Verfahren gehören:

Biofeedback: Mit physiologischen Messungen werden Körperfunktionen (z. B. Puls, Hautleitwert) sichtbar und damit bewusst gemacht. Die Patientin lernt, dass sie einen Einfluss auf diese meist schwer zugänglichen Mechanismen hat.
Qigong: Chinesische Konzentrations- und Bewegungsform.
TaiChi: Wird häufig in Kombination mit Qigong angeboten und gilt als die aktivere Methode, zählt zu den Kampfkünsten.
Feldenkrais: Basiert auf Judo und manueller Therapie. Natürliche Bewegungsabläufe sollen sehr bewusst wieder aktiviert werden und somit für eine größere körperliche wie geistige Beweglichkeit sorgen.
Atemtherapie: Grundlage ist die Annahme, dass der Atem auf jeden kleinsten Reiz von außen oder innen reagiert und intensiv mit allen Ebenen des Menschen verknüpft ist. Durch ein bewusstes Atmen könne so das körperliche wie psychische Empfinden erreicht, reguliert und harmonisiert werden.

Vor allem Patientinnen, denen es schwerer fällt, über sich und ihre Gefühle zu sprechen, profitieren von dieser Herangehensweise der körperorientierten Therapie. Es ist eine ganzheitliche Methode, um sich komplexe Prozesse bewusst zu machen. Leider übernehmen die gesetzlichen Versicherungen die Kosten für diese Therapien nicht. Dabei scheinen sie uns im Zusammenhang mit PMDS sehr effektiv einsetzbar. Die PMDS-Symptomatik entsteht ja aus einem engen Zusammenspiel somatischer wie psychischer Faktoren und zeigt sich ebenso auf diesen Ebenen. Mit noch so viel Nachdenken und Reden kommt jemand vielleicht nicht wirklich ins körperliche Erleben, was durch körperorientierte Therapien sehr gut gefördert werden kann.

Systematische Untersuchungen zu Effekten körperorientierter Therapien bezogen auf PMDS fehlen jedoch nach wie vor.

Online-Psychotherapieprogramme

Es gibt eine Reihe von wissenschaftlich gut erprobten virtuellen Therapieprogrammen gegen Depressionen und Ängste, darunter versteht man beispielsweise Online-Programme ohne direkten Kontakt zur Psychotherapeutin. Auch gezielte Raucherentwöhnungsprogamme oder Programme zur Stressreduktion werden online angeboten. Meist nutzen diese Programme verhaltenstherapeutische Elemente, wie die Vermittlung von Wissen rund um das Störungsbild, kleine Schreibaufgaben, Denkanregungen oder Übungen für den Alltag, ergänzt durch Entspannungsübungen und auch Chat-Gespräche mit speziell geschulten psychologischen und ärztlichen Therapeutinnen/Therapeuten.

Mittlerweile bieten manche Krankenkassen ihren Versicherten ausgewählte Programme auf Rezept kostenfrei an. Diese sollen das persönliche psychotherapeutische Gespräch nicht ersetzen, können aber Wartezeiten auf einen Therapieplatz überbrücken, die laufende Psychotherapie unterstützen und die Erfolge stabilisieren.

Der Vorteil dieser Programme ist, dass sie ortsungebunden und zeitlich flexibel eingesetzt werden können. Es erfordert auf der anderen Seite aber viel Eigenmotivation, sie dann auch regelmäßig zu nutzen.

Neben der oben erwähnten Studie zur internetbasierten Kognitiven Verhaltenstherapie (iKVT) bei PMDS sind uns im deutschsprachigen Raum keine Programme speziell für das Störungsbild PMDS bekannt. Vor allem der Fokus auf Copingstrategien und Stressmanagement hat sich in der Studie als sehr effektiv bei der Minderung der Symptome erwiesen. Insofern können evtl. auch »nicht-spezielle« Programme mit dieser Zielsetzung hilfreich sein. Darüber hinaus ist davon auszugehen, dass mit der Zunahme von Online-Angeboten und der Einführung der PMDS-Kriterien in der ICD-11 entsprechende Programme entstehen werden.

Lebensstil – Sport und Ernährung

Der positive Einfluss von gesunder Ernährung und sportlicher Betätigung auf das körperliche Wohlbefinden ist inzwischen hinreichend bekannt. Auch bei körperlichen Erkrankungen, akuten wie chronischen, zeigen sich deutliche Verbesserungen der Heilungsprozesse und der wahrgenommenen Schmerzen und Beeinträchtigungen bei gezielter körperlicher Betätigung und Ernährungsumstellung.

Sport und gesunde Ernährung – unbedingt zu empfehlen!

Da körperliches Training bei vielen psychischen Erkrankungen zu einer Verbesserung des Beschwerdebildes führen kann, wird ein regelmäßiges Sportprogramm auch Frauen mit einer PMDS empfohlen. Zum einen bewirkt Bewegung die Ausschüttung von Endorphinen (Glücksbotenstoffen), wodurch Sport eine ähnliche Wirkung wie Antidepressiva erreichen kann. Bewegung und Sport fördern aber auch das Gefühl der Selbstwirksamkeit: »Ich selber kann etwas für mich und mein Wohlbefinden tun, ich selber kann Unwohlsein entgegensteuern, ich bin aktiv«.

Sportliche Betätigung bringt natürlich auch andere Vorteile mit sich, wie z. B. eine verbesserte allgemeine Fitness, die Möglichkeit, soziale Kontakte zu knüpfen, was eventuell dazu beitragen kann, besser mit den PMDS-typischen Symptomen zurechtzukommen. Mittlerweile gibt es erste Untersuchungsergebnisse, die diese Empfehlung unterstützen.

Allerdings gibt es im konkreten Zusammenhang mit der PMDS bisher keine uns bekannte systematische Studie, die durch Sport signifikante Verbesserungen v. a. der Stimmung nachweisen konnte. Symptomverbesserungen beziehen sich häufiger auf die leichteren körperlichen PMS-Symptome.

Da starkes *Übergewicht* häufiger PMDS-Symptome mit sich zu bringen scheint, kann eine Gewichtsreduktion ebenfalls positive Auswirkungen auf die Störung haben.

Vor allem bezogen auf die leichtere PMS-Symptomatik hat sich der *Verzicht auf Koffein und Zucker* als stimmungsverbessernd gezeigt. Der Verzehr von Lebensmitteln mit komplexen Kohlenhydraten (z. B. Vollkornprodukte, Hülsenfrüchte, Gemüse) wirkt sich ebenfalls positiv aus und kann zudem den typischen Heißhungerattacken entgegenwirken. Auch die subjektive Gedächtnisleistung konnte durch diese Ernährung gesteigert werden.

Der wissenschaftliche Nachweis, dass diese Maßnahmen sowohl gezielter Sport als auch Ernährungsumstellung, auch gegen die starken Symptome bei der PMDS helfen, fehlt bisher. Viele entsprechende Empfehlungen und Erfolgsberichte beruhen auf persönlichen Erfahrungen im Zusammenhang mit PMS. Ausprobieren lohnt sich aber auf jeden Fall, da beides in der Regel zu einem besseren körperlichen Befinden beiträgt!

Schlaf und Licht

Eine Studie aus 2010 hat belegt, dass Frauen mit PMDS eine Veränderung in ihren biologischen Rhythmen aufweisen: Das zeige sich in veränderter Körpertemperatur und der Ausschüttung von Melatonin, was den Veränderungen bei Patienten mit einer Depression ähneln könne. Vor allem der Schlaf-Wach-Rhythmus könne dadurch betroffen sein. Hinsichtlich der Schlussfolgerung, dass Therapiemethoden wie Schlafentzug sich positiv auf die Schlafdauer und Schlafqualität auswirken, was wiederum zur Verbesserung der Stimmung beitrage, muss aus unserer Sicht allerdings eine gewisse Skepsis erlaubt sein: Schlafentzug kann zwar euphorisieren, also die Stimmung verbessern, aber genauso kann zu wenig Schlaf zu erhöhter Reizbarkeit und Aggressivität führen – was man ja bei der PMDS gar nicht gebrauchen kann.

Licht hat ebenfalls einen Einfluss auf den circadianen Rhythmus (Schlaf-Wach-Regulierung über den Tag/die Nacht) und wird daher schon seit Jahren in der Therapie gegen Depressionen eingesetzt. Gegen PMDS-Symptome hat der Einsatz von Lichttherapie in mehreren Studien stimmungsverbessernd gewirkt. Allerdings gibt es auch widersprüchliche Ergebnisse, sodass hierzu weitere Forschung betrieben werden muss, um zuverlässigere Aussagen treffen zu können.

Alkohol besser lassen!

In der Praxis erleben wir immer wieder, dass Patientinnen mit einer PMDS vermehrt Alkohol trinken. Dies stellt sich auch in klinischen Studien so dar. Warum dies so ist, kann man nur spekulieren. Theoretisch wäre vorstellbar, dass regelmäßiger Alkoholkonsum die Entstehung einer PMDS fördert. Die Auswertung mehrerer Studien hat gezeigt, dass Frauen, die regelmäßig Alkohol konsumieren, ein um 45 % höheres Risiko für PMS-Symptome haben. Bei starkem Konsum steigt das Risiko sogar um 79 %. Nicht geklärt werden konnte, ob die PMS-Symptomatik durch den Alkohol zunimmt oder ob Frauen mit stärkeren Beschwerden zu mehr Alkohol greifen. Alkohol greift in den Hormon- und Neurotransmitterhaushalt ein und nimmt somit auch Einfluss auf damit in Verbindung stehende Symptome. Ob diese Ergebnisse auf PMDS übertragbar sind, ist ebenfalls nicht untersucht.

Es wird auch immer wieder spekuliert, dass Frauen mit einer PMDS möglicherweise empfindlicher auf Alkoholkonsum reagieren als andere Frauen.

Andersherum wäre aber genauso denkbar, dass Frauen mit einer PMDS häufiger Alkohol zu sich nehmen, um die anstrengenden und belastenden Symptome in der 2. Zyklushälfte zu lindern. In solchen Fällen würden wir von *»Selbst-Medikation«* sprechen, wahrscheinlich gar nicht immer bewusst. Gerade in geringen Dosen wirkt Alkohol zunächst einmal besänftigend, beruhigend, entspannend, schlafanstoßend. Auf Dauer und in höheren Dosen genossen, produziert Alkohol jedoch mehr Symptome als Hilfe. Das Einschlafen gelingt eventuell besser, aber das Durchschlafen ist gestört, Früherwachen gegen 3–4 Uhr ist typisch. Gefühle werden betäubt, anstatt sie gut wahrzunehmen und gute Umgangsweisen damit zu entwickeln. Alkohol steigert zudem den Appetit und verschlechtert den Fettstoffwechsel, evtl. mit der Folge einer Gewichtszunahme.

Vor allem muss man sich immer darüber im Klaren sein, dass derartige Motive für den Alkoholkonsum recht schnell in eine Form von *Abhängigkeit* führen. Alkohol sollte ein Genussmittel sein und auch Genuss mit sich bringen. Eingesetzt zur Selbstbehandlung geht dieser positive Aspekt verloren und führt ggf. noch zu weiteren negativen Gedanken sich selbst gegenüber.

Eine bewusste Alkohol-Abstinenz gerade in der 2. Zyklushälfte kann im Einzelfall zeigen, ob sich die Symptomatik dadurch verbessert oder sogar noch verschlechtert (weil die »Selbsttherapie« in Form von Beruhigung und Euphorisierung durch den Alkohol fehlt).

Zudem gibt es andere, längerfristig wirkende effektivere und mit weniger »Nebenwirkungen« einhergehende Methoden der Entspannung. Sollte Ihnen vielleicht beim Lesen dieser Zeilen auffallen, dass Sie von einem »Zuviel« an Alkohol betroffen sein könnten, sprechen Sie dieses Thema unbedingt bei Ihrer Ärztin/Ihrem Arzt an.

Ähnlich ist übrigens auch der Konsum von Nikotin sowie Cannabis bzw. Marihuana und anderen Drogen zu bewerten.

6 Selbsthilfestrategien

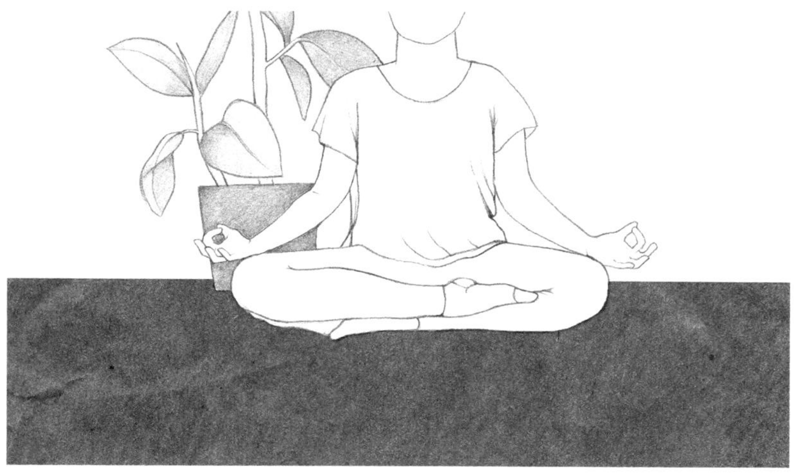

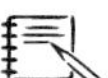

In aller Kürze

- Durch Selbsthilfestrategien werden das Gefühl und das Verständnis für den eigenen Körper und die Psyche gefördert.
- Sich selbst helfen zu können wirkt vor allem dem Gefühl des Kontrollverlustes und des Ausgeliefertseins entgegen.
- Bei leichter PMDS-Symptomatik können Selbsthilfestrategien hoch wirksam sein. Sie eignen sich auch als ergänzende Maßnahmen zu jeder anderen Behandlungsform.
- Selbsthilfestrategien helfen dabei, sich zur Expertin für die eigene Problematik zu entwickeln.

- Die Liste der Selbsthilfestrategien dient der Anregung und erhebt keinen Anspruch auf Vollständigkeit.

Selbsthilfestrategien als positive Bewältigungsmechanismen

In Kapitel 5 wurden die verschiedenen Therapiemöglichkeiten bei der PMDS dargestellt. Es gibt zusätzliche Strategien, die Frauen zur Selbsthilfe einsetzen können, um einzelnen Symptomen und den Folgen der Symptomatik, z. B. im familiären oder sozialen Rahmen, entgegen zu wirken. Diese Techniken und Strategien können je nach Bedarf individuell zusammengestellt werden. Empfehlenswert ist, sie einfach auszuprobieren und auf sich wirken zu lassen. Und wichtig: Auch wenn es nicht beim ersten Versuch klappt, nicht gleich eine Strategie als ungeeignet verwerfen!

Merke

Selbsthilfe- und Bewältigungsstrategien bringen Symptome nicht immer zum Verschwinden, können aber die Symptomstärke mindern und helfen, Beschwerden besser einzuordnen.

Die gewählten Strategien werden teils in Psychotherapien und Beratungssituationen professionell angeleitet und genutzt, wie z. B. einige Entspannungsmethoden oder die Betrachtung von Modellen der Angstentstehung. Nach dem ersten Einüben in der Psychotherapie setzen Betroffene sie dann eigenständig ein. Aber auch ohne professionelle psychotherapeutische Anleitung sind die meisten Strategien leicht verständlich und anwendbar, sodass wir Ihnen damit etwas zur Selbsthilfe an die Hand geben. Ziel dabei ist, dass Sie sich in bestimmten Situationen bzw. bei konkreten Problemsituationen weniger hilflos und ausgeliefert und damit möglichst besser fühlen.

Es gilt aber auch hier, die Grenzen zu erkennen. Werden Symptome trotz aller Übung nicht besser, sollten Sie über professionelle Hilfe nachdenken, wobei vielleicht Hormone und/oder Antidepressiva zum Einsatz kommen oder eine längerfristige Psychotherapie eingeleitet wird.

Bewältigungsstrategien bzw. Copingstrategien

Bewältigungsstrategien werden auch als »Copingstrategien« oder »Coping« bezeichnet. Das Wort Coping kommt aus dem Englischen und bedeutet »überwinden/bewältigen«. Copingstrategien werden eingesetzt, um mit schwierigen Lebensphasen oder Lebensereignissen umgehen zu können, kommen also bei körperlichen und psychischen Störungen bzw. bei chronischen Krankheiten, nach traumatischen Ereignissen oder im Trauerfall zum Einsatz.

Copingstrategien werden unterschieden in adaptiv und maladaptiv. *Adaptive Bewältigungsstrategien* gelten als funktional, d. h., sie erfüllen ihre Funktion zur Stressreduktion. Dies könnte z. B. sein, sich bei Überforderungsgefühlen eine Haushaltshilfe zu leisten, um mehr Zeit für sich selbst zu haben. Ein Gefühl der Entlastung stellt sich recht schnell ein, die PMDS-Symptome nehmen ab, die Haushaltshilfe darf bleiben.

Maladaptive Bewältigungsstrategien sind solche, die sich als wenig hilfreich, also dysfunktional herausstellen. Die zwei Gläser Rotwein abends helfen Ihnen vielleicht zunächst, besser einschlafen zu können. Dafür wachen Sie häufiger nachts auf, sind unausgeschlafen, fühlen sich morgens wie gerädert. Die Gereiztheit nimmt eher zu als ab, die Strategie hat sich also nicht bewährt.

Unsere Meinung

Unser Ziel ist, Sie bei guten neuen Erfahrungen zu unterstützen, Ihnen beim Finden von adaptiven, also gut wirksamen Strategien zu helfen und damit eine positive Neubewertung zu bewirken. Und wir möchten Ihre Aufmerksamkeit schärfen für maladaptive, wenig hilfreiche Strategien, die sich manchmal »durch die Hintertür« einschleichen. Sich solche Strategien wieder abzugewöhnen, ist nicht immer einfach, aber lohnenswert.

Die Bedeutung von Stress und Disstress

Wichtige Begriffe sind in diesem Zusammenhang »Stress« bzw. »Stressoren« und »Stressbewältigung«. Als Stressoren oder Stressfaktoren werden innere und äußere Reize bezeichnet, die Stress verursachen. Die Anpassungsreaktion von Betroffenen auf diese Stressreize richtet sich nach der jeweiligen Interpretation und Bewertung, nämlich ob es sich um positiven oder negativen Stress handelt. Positiver Stress wird auch »Eustress« genannt, negativer Stress auch »Disstress«.

Eustress beeinflusst uns durchaus positiv, er gilt sogar als wichtig für das Überleben eines Organismus. Ein gewisses Stress- und Erregungspotenzial führt zu mehr Aufmerksamkeit und Leistungsfähigkeit und ist auf Dauer nicht schädlich, wenn es nicht in Disstress umschlägt. Auch Glücksmomente sind in dem Sinne Eustress. So weiß man inzwischen, dass z. B. die eigene Hochzeit zu den stärksten Stressoren gehört, etwas weniger Stressreize setzen Urlaube, Weihnachtsfeste, Umzüge oder berufliche Erfolgsmomente.

Disstress hingegen entsteht durch Reize, die als unangenehm, bedrohlich oder überfordernd erlebt werden. Diese Bewertung führt zu starker Köperanspannung im Sinne eines Abwehrversuches. Dabei werden auch bestimmte Neurotransmitter und Hormone wie Adrenalin und Noradrenalin ausgeschüttet. Aufmerksamkeit und Leistungsfähigkeit können abnehmen und in ein Gefühl der Hilflosigkeit führen, wenn keine »Stressbewältigungsstrategien« eingesetzt werden können.

Der Psychologe Richard Lazarus veröffentlichte 1984 eine wichtige Theorie zu Coping bzw. zur Stressbewältigung. Das *Stressmodell nach Lazarus* stellt die subjektive Bewertung der Betroffenen bezogen auf Stressfaktoren in den Vordergrund, hier dargestellt am Beispiel PMDS:

a. Der Stressauslöser wird als »*Herausforderung*« angesehen und stellt eine beherrschbare bzw. bewältigbare Situation dar. So könnten einzelne Symptome der PMDS als bewältigbar gelten. Nehmen wir beispielsweise die Lust auf kalorienhaltige Nahrungsmittel, denen man ganz bewusst widersteht und sich stattdessen einen schönen Tee kocht und stolz darauf ist, dieser Lust nicht nachgegeben zu haben.
b. Der Stressauslöser wird als »*Bedrohung*« wahrgenommen. Damit verbunden ist die Annahme, dass man einen Schaden oder Verlust erleiden könnte. So etwa könnte die wiederholt auftretende starke Reizbarkeit die Beziehung zum Partner gefährden. Die Beziehung wird schlechter oder es droht vielleicht sogar die Trennung.
c. Der Stress wird als *Ursache* für bereits »erlittenen Schaden oder Verlust« angesehen. So könnte der prämenstruell erlebte Kontrollverlust zu Gewaltausbrüchen und damit zum Schaden anderer (z. B. der Kinder) oder auch zur Beschädigung von Dingen (wie etwa Geschirr) geführt haben.

Unsere Meinung

Wenn es uns gelingt, mit unserem Buch, mit den Informationen und Anregungen, die wir Ihnen geben, die PMDS-Symptomatik für Sie zur Herausforderung statt zur Bedrohung werden zu lassen, sind wir sehr zufrieden. Wir möchten Sie ermutigen, bereits erfolgreich eingesetzte Strategien noch bewusster zu nutzen, neue auszuprobieren und damit die Liste Ihrer »Copingstrategien« zu festigen und zu erweitern. Auf die vorhandenen »Ressourcen« gehen wir gleich im nächsten Kapitel ein.

Die eigenen Ressourcen nutzen

Ressourcen sind »Mittel« bzw. Stärken, mit deren Hilfe man sein Leben gestaltet und Schwierigkeiten begegnet. Dies können Fähigkeiten und Kompetenzen sein, die zur Persönlichkeit gehören oder die man im Laufe des Lebens erworben hat. So beispielsweise Eigenschaften wie Humor, Organisationstalent, Ausgeglichenheit und Optimismus oder im Laufe des Lebens erworbenes Wissen und antrainierte Fähigkeiten. Und vielleicht sogar am wichtigsten: Möglichkeiten der zwischenmenschlichen Beziehungsgestaltung, die aus der eigenen Kommunikationsfähigkeit und erlernten Konfliktlösungsstrategien resultieren, aber auch aus der Zugehörigkeit zur Familie, aus der Entwicklung und Pflege von Freundschaften, aus Erfahrungen mit den Höhen und Tiefen von Partnerschaften und aus der eigenen Fähigkeit, Hilfe annehmen und vielleicht sogar darum bitten zu können.

Als Ressourcen gelten auch materielle Mittel (Einkommen, Wohnraum, Geld), womit Unterstützung und Hilfe, wie z. B. eine Haushaltshilfe oder Kinderbetreuung, oder auch von der Krankenversicherung nicht zwangsläufig finanzierte Behandlungsmöglichkeiten leichter organisiert werden können.

Wichtig ist uns an dieser Stelle der Hinweis auf *Ihre eigenen Ressourcen*, die Sie bereits haben und über die Sie vor allem in der 1. Zyklushälfte verfügen.

Alle Menschen nutzen ständig ihre eigenen Ressourcen, um Probleme zu lösen bzw. diesen zu begegnen und sie zu bewältigen. Manchmal müssen die vorhandenen Ressourcen nur erneut aktiviert werden oder nochmals konkret benannt werden, damit sie auch verfügbar sind. Und auch ein gezielter Ausbau vorhandener Ressourcen ist möglich.

Es wird sich für Sie lohnen, eine Art »Positiv-Liste« mit den eigenen Ressourcen zu erstellen. Sie werden erstaunt sein, wieviel da zusammenkommt. Dann können Sie in Situationen, in denen Sie sich selbst infragestellen, z. B. in der 2. Zyklushälfte, auf Ihre Liste schauen und sich erinnern, was Sie normalerweise von sich denken und über sich wissen. Und welche Fähigkeiten Sie auszeichnen!

Vielleicht sind Sie aber in einer Situation, in der Sie feststellen müssen, dass diese bereits erprobten Ressourcen nicht ausreichen oder Ihnen gerade nicht zur Verfügung stehen bzw. nicht zugänglich sind. Dann können die nachfolgend beschriebenen Strategien Ihnen helfen, diese zu reaktivieren. Oder Sie gewinnen ganz neue Ressourcen hinzu, die Sie nicht nur im Zusammenhang mit Ihren PMDS-Problemen nutzen können.

Im Folgenden finden Sie Strategien gegen die typischen PMDS-Symptome bzw. Symptomgruppen, die wir zur Übersicht hier nochmals auflisten. Fett gedruckt sind die sogenannten Kernsymptome, von denen mindestens eins in deutlicher Ausprägung vorhanden sein muss:

1. **Affektlabilität** (z. B. Stimmungsschwankungen, erhöhte Empfindlichkeit)
2. **Reizbarkeit, Wut,** vermehrte zwischenmenschliche Konflikte
3. **Depressive Verstimmung,** Hoffnungslosigkeit, selbstherabsetzende Gedanken
4. **Angst, Anspannung**, Überreizung, Nervosität
5. Verringertes Interesse an üblichen Aktivitäten (z. B. Arbeit, Schule, Freunde, Hobbys)
6. Konzentrationsschwierigkeiten
7. Lethargie, leichte Ermüdbarkeit, deutlicher Energieverlust
8. Appetitveränderungen, Heißhunger
9. Schlafstörungen (Insomnie/Hypersomnie)
10. Kontrollverlust, Gefühl des Überwältigtseins
11. Körperliche Symptome

Strategien bei Affektlabilität (Stimmungsschwankungen, erhöhte Empfindlichkeit)

Der Begriff Affektlabilität umfasst Stimmungsschwankungen und schnelleres Weinen als sonst sowie die häufig empfundene erhöhte Empfindlichkeit. Manche Frauen beschreiben sich dann als leicht kränkbar, »dünnhäutig« – alles macht einem etwas aus, die »harte Schale« bzw. Abgrenzung nach außen fehlt.

Akzeptanz

Sehr hilfreich ist Akzeptanz! Es geht darum, zu akzeptieren, dass sich die Stimmung und der weibliche Körper über den Zyklus verändern. Wenn diese Veränderungen »angenommen« werden, dann werden sie nicht so kritisch beäugt und abgewehrt, ja, verlieren oftmals sogar an Bedeutung. Vielleicht können Sie sich innerlich zunicken und sich sagen: »Ja, da sind sie wieder, diese Schwankungen kenne ich gut«. Auf der anderen Seite sollen Sie aber nicht akzeptieren, dass Dinge außer Kontrolle geraten – diesbezüglich gilt eher, daran zu arbeiten, die Kontrolle zurückzugewinnen bzw. zu behalten.

Ziel ist, die Belastung durch die Beschwerden auf ein erträgliches Maß zu vermindern. Schon durch die damit verbundene größere Gelassenheit können sich die verbleibenden Symptome abmildern, werden als weniger dramatisch wahrgenommen. Eine ganz wichtige Voraussetzung dafür ist, dass man sie ein Stück weit annimmt und mit ihnen akzeptierend umgeht – gerade nicht ständig gegen sie ankämpft, was viel mehr Kraft erfordert.

Neben allen Versuchen, unangenehme Gefühle »wegzubekommen«, weil wir sie alle ungern erleben, gehört zur Akzeptanz dazu, dass es sich »auch einmal schlecht anfühlen darf«. Vor allem wenn der Auslöser für die schlechte Stimmung, Niedergeschlagenheit oder Traurigkeit bekannt ist, geht es nicht immer nur darum, alles ganz schnell wieder fröhlich aussehen zu lassen. Zu akzeptieren, dass das Leben bisweilen schwierige Situationen und Herausforderungen bereithält, und das dazu gehörende Gefühl zuzulassen und zu zeigen, ist durchaus sehr gesund.

Akzeptanz kann den Druck senken, etwas ganz schnell zum Guten wenden zu müssen, und damit auch für eine gewisse Entspannung in der Situation sorgen.

Achtsamkeit

Mittlerweile hat das Konzept der »Achtsamkeit« eine sehr weite Verbreitung erfahren. Ende der 1970er Jahre entwickelte der Medizinprofessor Jon Kabat-Zinn aus der Tradition buddhistischer Meditationen ein Programm zur Stressbewältigung, das sogenannte MBSR-Training (**M**indfulness-**B**ased **S**tress **R**eduction = Stressbewältigung durch Achtsamkeit).

Jon Kabat-Zinn konnte die positiven Auswirkungen dieses Verfahrens vor allem an psychisch wie körperlich belasteten Patienten gut nachweisen. Deshalb eignet es sich unseres Erachtens besonders gut in Zusammenhängen mit der PMDS.

Ein Ziel ist, Abwertungen sowie insgesamt Bewertungen entgegen zu wirken und die eigene Akzeptanz und die des Augenblicks zu erhöhen. Auch negative Impulse und aufbrausendes Verhalten können durch Achtsamkeitsübungen besser kontrolliert werden. Und genau diese Probleme gehören ja zu den Kernsymptomen einer PMDS. Zudem kann das achtsame Ausführen viele Tätigkeiten »entschleunigen«. Innere Unruhe, Zerfahrenheit und Hektik, die sich gerade in der 2. Zyklushälfte bemerkbar machen, können deutlich reduziert werden.

Dabei geht es um eine besondere Form der Aufmerksamkeit. Sehr bewusst erlaubt man sich selbst, jede innere und äußere Erfahrung im gegenwärtigen Moment vorurteilsfrei zu registrieren und zuzulassen. Gewohnheitsmäßige, automatisch ablaufende und unbewusste Reaktionen können dadurch vermindert werden. Das Empfinden von Glück und Lebensfreude wird weniger von äußeren Bedingungen abhängig gemacht, die Verbindung zu eigenen inneren Ressourcen bewusst gestärkt. Dadurch kommt es insgesamt zu einer Beruhigung und Stabilisierung. Menschen, die Achtsamkeit praktizieren, erleben sich als geduldiger mit höherer

Selbstakzeptanz. Sie fühlen sich Problemen besser gewachsen, weniger ängstlich, gereizt oder deprimiert.

Anwendungsbeispiel: »Achtsam Zähne putzen«

Probieren Sie doch einmal, ganz achtsam Ihre Zähne zu putzen! Dies ist eine überschaubare dreiminütige Übung, und Sie werden merken, was Sie sonst häufig gleichzeitig tun. Vielleicht gehen Sie gerne To-Do-Listen im Kopf durch, reinigen schnell nebenbei noch den Spiegel, suchen nach den neuesten Fältchen im Gesicht oder überlegen, wie Sie morgen mit der neuen Kollegin im Büro umgehen wollen. Achtsamkeit heißt dagegen, sich beim Putzen jedem einzelnen Zahn zuzuwenden, die Bewegung der Zahnbürste wahrzunehmen, das Gefühl am Zahnfleisch, an der Zunge zu spüren, die Zahnpasta zu schmecken.

Driften Ihre Gedanken ab? Oder können Sie dabeibleiben? Fühlen sich die drei Minuten länger oder kürzer an? Gibt es ein Gefühl der Zufriedenheit und Entspannung?

Achtsamkeit kann nicht von einem auf den anderen Tag erlernt werden. Es gibt achtwöchige MBSR-Trainings, aber auch einzeln abrufbare Achtsamkeits-Meditationen, z. B. im Internet oder als App. Zur »Selbsthilfe« können schon einzelne Übungen beitragen.

Atem-Meditation

Zu den Achtsamkeitsübungen gehört z. B. die achtsame Atem-Meditation. Die Wahrnehmung wird dafür immer wieder auf das Hier und Jetzt und vor allem die Atmung gelenkt (weg von den Gedanken an Vergangenheit oder Zukunft, die ja häufig die Stimmungsschwankungen begünstigen). Bei dieser vorbehaltlosen Wahrnehmung geht es darum, das, was ist, akzeptierend anzunehmen. Gefühle wie Traurigkeit, Angst, Wut, aber auch Schmerzen werden dagegen betrachtet, ohne sie aktiv loswerden zu müssen. Ein Vergleich, der in diesem Zusammenhang gerne genannt wird, ist der Versuch, einen Ball unter Wasser zu drücken – dieser kommt dann mit Wucht wieder hochgeschossen. Es kann also sinnvoll sein, ihn zu betrachten, wie er auf dem Wasser treibt, und ihn wegschwimmen zu lassen.

Genauso mit negativen Gefühlen oder Schmerzen: Sie wahrnehmen, nicht bewerten und damit in den Hintergrund treten oder sich auflösen lassen.

Anwendungsbeispiel: »Den Atem beobachten«

Sie begeben sich in eine angenehme Sitz- oder Liegeposition und schließen die Augen. Sie versuchen, die Konzentration von außen immer mehr nach innen wandern zu lassen. Jeder störende Gedanke, der auftaucht, wird von Ihnen auf eine Wolke gesetzt und von einem leichten Wind davongetragen. So darf jeder Gedanke kommen und er darf vorbeiziehen, unwichtig werden für den Augenblick. Sie beobachten Ihren Atem, ohne die Atemfrequenz zu beeinflussen. Achten Sie darauf, wie es sich anfühlt, wenn der Atem von Ihrer Nase durch die Luftröhre bis tief in Ihren Bauch gelangt. Sie spüren, wie sich Ihr Brustkorb langsam beim Einatmen hebt und beim Ausatmen wieder senkt. Vielleicht können Sie sogar das Strömen der Atemluft bis in Arme und Beine erweitern. Sie merken, wie mit jedem Atemzug Ihr Körper bis in die Fuß- und Fingerspitzen gut mit Sauerstoff versorgt wird. Beobachten Sie das Ein- und Ausströmen des Atmens noch ca. zehn Mal. Alle störenden Gedanken ziehen auf Wolken vorbei, das Vorbeiziehen der Wolken passt sich vielleicht sogar der Atemfrequenz an. Dann orientieren Sie sich langsam zurück, indem Sie ein bis zwei tiefere, belebende Atemzüge nehmen.

Strategien bei Reizbarkeit, Wut, Konflikten

Diese Leitsymptome sorgen häufig für einen großen Leidensdruck. Entspannungsverfahren, v. a. wenn sie sehr gut eingeübt sind, können diesen Symptomen entgegenwirken. Dafür muss jede Frau ihre eigenen Erfahrungen sehr ernst nehmen, denn nicht jedes Verfahren ist für jede geeignet oder gleich effektiv. Häufig paaren sich Reizbarkeit und Wut mit dem Gefühl des Überwältigtseins und des Kontrollverlusts. Dann reichen Entspannungsbemühungen meist nicht mehr aus und es geht eher um eine sogenannte »Impulskontrolle«, wie wir sie weiter unten (▸ Impulskontrolle) beschreiben.

Was bewirkt Entspannung?

Alle wichtigen Körperfunktionen werden vom sogenannten vegetativen Nervensystem, auch als autonomes Nervensystem bezeichnet, geregelt. Autonom bedeutet dabei, dass das vegetative Nervensystem, zu dem die wichtigen Gegenspieler *Sympathikus* und *Parasympathikus* gehören, »eigenständig«, d. h. unabhängig vom Willen, die gesamten Organ- und Körperfunktionen steuert.

So stellt etwa der Sympathikus Herzschlag, Atmung und Blutdruck auf die jeweilige Situation ein. Das ist wichtig, damit in allen Lebenslagen, sowohl bei sportlichen Höchstleistungen als auch in der Bewusstlosigkeit, der Körper gut funktionieren kann. Der Gegenspieler des Sympathikus, der Parasympathikus, hat genau gegensätzliche Funktionen, nämlich die in hoher Aktivität befindlichen Körperfunktionen wieder zurückzufahren.

Durch die Aktivierung des Sympathikus können wir auf Belastungen und Stress aktiv reagieren und sind zu körperlichen und geistigen Höchstleistungen fähig. Wir können beispielsweise aus einer gefährlichen Situation flüchten oder angreifen. Jeder kennt Schrecksituationen, in denen das Herz schon zu klopfen beginnt, bevor man richtig erkannt hat, was passiert, und in denen man plötzlich hellwach ist. Unter Stress werden bestimmte Hormone ausgeschüttet, die für die Körperreaktionen erforderlich sind (vor allem Adrenalin und Noradrenalin). Blutdruck und Atemfrequenz steigen, der Herzschlag erhöht sich. Auch die Muskelspannung nimmt zu, zudem werden die Zucker- und Fettreserven im Körper mobilisiert. Lässt die Bedrohung nach, fährt der Körper diese Reaktionen unter dem Einfluss des Parasympathikus zurück.

Grundsätzlich ist also die Aktivität des Sympathikus ein ganz wichtiger Regulationsmechanismus im Körper. Allerdings kann sich durch eine psychische Belastung oder auch Erkrankung eine Art »Daueraktivität« des Sympathikus herausbilden, der Körper befindet sich sozusagen in ständiger Alarmbereitschaft. Bei der PMDS ist diese Anspannung ein Grundsymptom, das oftmals sehr ausgeprägt ist und über mehrere Tage anhält. Reizbarkeit und Wut entwickeln sich häufig durch diese anhaltende Spannungssituation.

Daher versucht man, den Gegenspieler, den Parasympathikus, zu aktivieren, der bei Regeneration und Entspannung wirksam wird. Bestimmte Körperprozesse und Organfunktionen werden vom Parasympathikus durch Entspannung der Muskulatur »gedämpft«. Die Atmung wird wieder tiefer, langsamer und gleichmäßiger, die tiefe Bauchatmung wird möglich. Die Herzfrequenz nimmt ab, der Puls beruhigt sich, der Blutdruck sinkt. Die Blutgefäße weiten sich, es fließt mehr Blut hindurch, was manche Menschen während der Entspannungsübungen sogar spüren, nämlich durch ein Kribbeln und Wärmegefühle in Händen und Füßen, was durch die Gefäßerweiterung erreicht wird. Misst man während eines Entspannungszustands die Hirnströme, zeigt sich auch dort ein ganz anderes Bild als bei Anspannung.

Es gibt eine Vielzahl von hilfreichen Möglichkeiten, mit denen psychische und körperliche Spannungszustände abgemildert oder sogar beseitigt werden können. Viele davon nutzen Sie wahrscheinlich, ohne darüber nachzudenken: Sportliches Auspowern oder im Wald spazieren gehen, ein heißes Bad nehmen, es sich gemütlich machen.

Entspannungsverfahren können sowohl als einzige Strategie, aber auch ergänzend zur medikamentösen und/oder psychotherapeutischen Behandlung der PMDS angewandt werden.

Einige gezielte Entspannungsmethoden stellen wir im Folgenden genauer vor, ohne Anspruch auf Vollständigkeit und auch ohne mit der Reihenfolge eine Rangliste aufzustellen. Es gibt nicht *das* Entspannungsverfahren, sondern jede muss für sich herausfinden, womit sie am besten zurechtkommt, was ihr »liegt«. Frauen profitieren oftmals auch von Methoden wie Yoga oder Phantasiereisen, vor allem, wenn diese in Gruppen angeboten werden. So ergibt sich gleich noch die Gelegenheit, sich auszutauschen und sich einer Gruppe zugehörig zu fühlen.

Übrigens muss man sich nicht auf *ein* Entspannungsverfahren begrenzen. Manchmal gibt es unterschiedliche Situationen, in denen die Anspannung jeweils auf ein anderes Entspannungsverfahren reagiert, oder Lebenssituationen, in denen man sich auf das eine Verfahren einlassen kann, während für das andere die Konzentration nicht reicht. Und man kann auch einzelne Elemente der verschiedenen Entspannungsverfahren kombinieren. So muss man beispielsweise bei der Progressiven Muskelentspannung (PME) oder beim Autogenem Training (AT) nicht immer die komplette Reihe aller Übungen durchspielen, sondern kann einzelne passende Elemente herausnehmen und mit anderen Strategien kombinieren.

Merke

Entspannungsverfahren sind sehr gut eigenständig einzuüben und zu erlernen, wenn man z. B. zunächst Anleitungen aus dem Internet oder Audio-Angebote nutzt. Für Entspannungsverfahren werden Kurse über die Krankenkasse, bei Beratungsstellen oder Volkshochschulen angeboten. Auch viele Sport- und Fitnesscenter haben diese inzwischen im Angebot.

Noch eine kurze Bemerkung zum Einsatz von Entspannungsübungen bei der PMDS: Viele betroffene Frauen machen die Erfahrung, dass sie während der PMDS-Symptomatik große Schwierigkeiten haben zu entspannen, selbst wenn sie Übungen einsetzen, die ihnen sonst gut helfen. Das zeigt letzten Endes nur die Intensität der Anspannung und sollte nicht dazu führen, auf die Entspannungsübungen ganz zu verzichten. Denn schon die Ruhesituation, die Hinwendung der Gedanken auf die Übungen und auch noch so geringe Effekte tragen zu einer Verbesserung der Situation bei. Möglicherweise muss man die Übungen abkürzen oder verändern – indem beispielsweise eher aktive Muskelübungen eingesetzt werden als gedankliche Entspannungsübungen. Auch dabei hilft die Erfahrung, die Erfolge auszubauen. Und: Gelassen bleiben und nichts erzwingen wollen ist die Devise!

Progressive Muskelentspannung (PME) zum gezielten Spannungsabbau

Die Progressive Muskelentspannung nach Jacobson (dem »Erfinder« der PME) ist in der Regel gut zu erlernen. Im Wechsel von Anspannung und

Entspannung bestimmter Muskelgruppen erlernt man, aktiv einen entspannten Zustand herbeizuführen, was man dann – besonders bei regelmäßiger Anwendung – zur Beseitigung von Unruhe und Anspannung, aber auch zum Einschlafen nutzen kann. Dies ist gerade für Menschen geeignet, »die bei dem Wort Entspannung sofort verspannen« oder eine hohe Grundanspannung mitbringen und sich daher zu Beginn von Entspannungsübungen eher als nervös wahrnehmen. Nacheinander werden verschiedene Muskelgruppen bewusst angespannt, diese Spannung wird kurz gehalten, dann wird diese Muskelgruppe »losgelassen«. Für fast alle Anwender ist sofort ein warmes Strömen oder zumindest eine Veränderung in der Körperpartie spürbar.

Anwendungsbeispiel: »Anspannung und Entspannung spüren«

Probieren Sie es einfach einmal mit den Händen aus: Bilden Sie zwei Fäuste, die sie ganz fest zusammenpressen, halten Sie die Spannung für etwa 10–15 Sekunden, öffnen dann beide Fäuste und spüren nach, wie sich die Hände nun anfühlen. Vielleicht stellt sich ein Gefühl der Wärme oder ein leichtes Kribbeln ein. So können auch Arme, Beine, Gesäß, Bauch, Rücken, Schulterpartie und Kopf/Gesicht nacheinander an- und wieder entspannt werden.

Durch die Muskelanspannung und -entspannung wird das autonome Nervensystem entspannt, und vor allem Ängste lassen sich hiermit gut vermindern. Im Liegen und mit geschlossenen Augen lassen sich die An- und Entspannungssequenzen am einfachsten ausüben. PME eignet sich aber auch für andere Haltungen, z. B. im Sitzen, wenn man schon etwas geübter ist.

Ausführliche Anleitungen zu PME gibt es als App, bei Videoportalen oder sonstigen Anbietern. Häufig sind die Anleitungen zusätzlich mit entspannender Musik hinterlegt, was den Effekt verstärken kann. Volkshochschulen oder auch Krankenkassen bieten Kurse zu PME an.

Autogenes Training (AT) für einen guten Kontakt zu sich selbst

Diese autosuggestive Methode (= Methode zur Selbstbeeinflussung) wurde von Johannes Heinrich Schultz aus der Hypnose heraus entwickelt. Das autogene Training ist wahrscheinlich das bekannteste Entspannungsverfahren, und viele Menschen haben sich daran schon einmal versucht. Allerdings liegt nicht jedem die Tiefe der Körperwahrnehmung, auf die man sich einlassen können muss, um beispielsweise die Schwere der Arme oder der Beine oder die Wärme im sogenannten Sonnengeflecht wahrzunehmen. Das Sonnengeflecht ist ein Geflecht von Nervenfasern am Übergang vom Brustkorb zum Bauch und gehört zum autonomen Nervensystem, sowohl der Sympathikus als auch der Parasympathikus haben Anteile daran. Besonders bei großer Unruhe und Anspannung ist das nicht einfach und kann sogar zur Verstärkung der Symptomatik führen. Es gibt aber viele Situationen, bei denen sich die Geduld und die investierte Übungszeit auszahlen und das autogene Training zur Hilfe in schwierigen Lebenslagen werden kann.

Geübte können mit zusammengefassten Formeln eine schnelle Ruhe und Wärme im Körper entstehen lassen. Einfacher ist es jedoch, sich diese Formeln zunächst aufsagen zu lassen bzw. vorher selbst eine Audioaufnahme zu machen, um dieser dann mit Konzentration folgen zu können.

Anwendungsbeispiel: »Ruheformeln«

Ruheformel: »Ich bin ganz ruhig.«
Schwere- und Wärmeformeln: »Mein rechter Arm ist schwer. Mein rechter Arm ist warm. Mein linker Arm ist schwer. Mein linker Arm ist warm. Meine Arme sind ganz schwer und warm. Mein rechtes Bein ist schwer. Mein rechtes Bein ist warm. Mein linkes Bein ist schwer. Mein linkes Bein ist warm. Meine Beine sind ganz schwer und warm.«
Formel für die Atmung: »Mein Atem strömt leicht und regelmäßig.«
Formel für den Herzschlag: »Mein Herz schlägt ruhig und regelmäßig.«
Formel für den Bauch: »Mein Bauch ist strömend warm.«
Formel für die Stirn: »Meine Stirn ist angenehm kühl.«

Einzelne Formeln können wiederholt werden, bis sich das erwartete Gefühl einstellt. Auch für das AT gibt es Anleitungen im Internet, als App, bei Videoportalen etc.

Die Erfahrung zeigt, dass bei der erhöhten Grundanspannung einer PMDS das Autogene Training nicht ganz einfach anzuwenden ist. Liegt einem diese Methode aber und hat man sie richtig erlernt, führt sie in deutlich tiefere Entspannungszustände als die PME oder Phantasiereisen, was gerade Wutausbrüchen und Gereiztheit gut entgegenwirken kann. Der Fokus ist ganz nach innen gerichtet und wird nicht durch Bilder oder Anspannungsphasen abgelenkt. Auch vor dem Einschlafen kann das AT ein sehr gutes Ritual zum »Runterkommen« darstellen, was gerade bei Schlafstörungen in der 2. Zyklushälfte helfen kann. Es wirkt unnötigen Grübelschleifen beim Einschlafen oder nächtlichem Erwachen entgegen.

Imaginationsverfahren/Fantasiereisen zum Abschalten

Imaginative Verfahren (abgeleitet von Imagination = Vorstellung, z. B. Fantasiereisen) werden heute in vielfältigen Zusammenhängen angewendet. So werden sie inzwischen häufig zum Abschluss von Yoga- oder anderen Sporteinheiten zur Entspannung genutzt.

Anwendungsbeispiel: »Experiment Zitrone«

Wer denkt »Was soll das bringen?«, dem kann ein kleines Experiment helfen, die Wirkung nachzuvollziehen:

Man stelle sich einmal so bildhaft wie möglich vor, wie man in eine leuchtend gelbe, aufgeschnittene Zitrone beißt. Was bemerkt man? Die meisten Menschen berichten bei dieser Übung von vermehrtem Speichelfluss, zu beobachten ist ein Zusammenziehen der Gesichtsmuskulatur. Zusätzlich wird das mit dem sauren Geschmack assoziierte Gefühl ausgelöst (ob angenehm oder unangenehm ist individuell verschieden). Verstärken kann man diese Effekte noch, wenn man sich den Geruch und den Geschmack der Zitrone aktiv vergegenwärtigt.

Bildliche Vorstellungen haben also unmittelbare Auswirkungen auf Körper und Gefühle. Sich in Gedanken an einen fantasierten Ort zu begeben oder an einen konkret erinnerbaren Wohlfühlort, kann sich sehr beruhigend auf Körper und Geist auswirken. Erinnern wir uns an eine angenehme Situation, z. B. im Urlaub, erinnert sich auch unser Körper an die Umgebungsfaktoren, wie Wärme, Wind, Entspannung, ruhiges Atmen, und begibt sich zurück in diesen erinnerten Zustand.

Bei den imaginativen Verfahren wird die positive Macht der Vorstellung bzw. Fantasie gezielt zur Verminderung von Anspannung und auch Ängsten genutzt. Einfacher ist es, diese Übungen anzuwenden, wenn man sie zunächst unter fachlicher Leitung erlernt hat. Da das allerdings nicht immer sofort umzusetzen ist, lohnt sich die Suche nach entsprechenden Audio-Angeboten, z. B. als App oder im Internet.

Anwendungsbeispiel: »Fantasiereise zum Ausprobieren«

Hier eine kleine Fantasiereise zum Ausprobieren. Sie können sich auch vorlesen lassen oder eine eigene Aufnahme machen und die Augen bei der Übung schließen, dann ist die Verbindung zu den inneren Bildern noch intensiver:

Stell dir vor, dass du an einem schönen Sandstrand in den Dünen sitzt. Es ist ein herrlicher Sommertag, du spürst den Sand unter deinen Füßen und zwischen deinen Zehen. Du lässt etwas Sand durch die Finger rieseln. Du spürst die Sonne im Gesicht und auf der Haut, ein leichter Windhauch streicht dir durch die Haare. Du lässt den Blick über den Strand und über das Meer gleiten und genießt die Weite sowie die strahlenden Farben. Du riechst diesen typischen leicht salzigen Geruch des Meeres. Du hörst das Anbranden der Wellen und in der Ferne ein paar Möwen. Lass dir einen Moment Zeit, alles auf dich wirken zu lassen: den Sand unter den Füßen, die Sonne auf der Haut, den Wind in den Haaren, den Blick weit über das Meer schweifend, den Salzgeruch in der Nase, das Rauschen der Wellen. Nimm wahr, wie ruhig und tief dein Atem geht, wenn du dir alle diese Eindrücke vergegenwärtigst – das Spüren des Sandes, die Wärme der Sonne, das Wasser und den Wind, den Geruch und Geschmack der salzigen Luft, die Geräusche ringsherum, den weiten Blick in die Ferne. Genieße es! Nimm ein, zwei tiefe

Atemzüge, bevor du dich langsam von den inneren Bildern und dem Strand verabschiedest und dich schrittweise wieder ganz zurück orientierst. Recke und strecke dich gründlich, um wieder ganz hier anzukommen.

Fantasiereisen können auch in die Berge, an einen See, in einen Garten oder zu einem Waldspaziergang einladen. Suchen Sie sich Ihren persönlichen Wohlfühlort aus!

Sich an einen ganz anderen fantasierten Ort zu begeben, kann gerade in der 2. Zyklushälfte helfen, den Fokus von sich selbst weg und ein Stück weit woanders hin zu lenken. Viele Frauen berichten, dass die meist negativ geprägten Gedanken stark auf und gegen sich selbst gerichtet sind. Es entsteht eine Art Tunnelblick ins Innere, es wird gegrübelt, kritisiert, abgewertet. Den Blick wieder nach außen zu richten und sei es in eine fantasierte Welt ist somit ein bewährtes Mittel gegen Selbstmitleid und Selbstzentrierung.

Merke

Bei der Anwendung von Entspannungsübungen gilt: Möglichst häufiges Üben ohne Anspruch auf Perfektion. Dann tritt mit der Zeit auch ein nachhaltiger Effekt ein!

Familienkonferenz gegen Konflikte

Gegen immer wieder aufkeimende Konflikte mit dem Partner oder mit den Kindern hilft letztlich nur das sehr offene Gespräch über die Befindlichkeiten eines jeden Familienmitglieds.

Der amerikanische Psychologe Thomas Gordon hat in den 1970er Jahren ein Kommunikationsmodell entwickelt, das unter der Bezeichnung »Familienkonferenz« bekannt wurde. Dabei kommt die ganze Familie (aber auch als Paar kann man diese Strategien umsetzen) wöchentlich zusammen, um über die Wünsche, Vorstellungen, Kritik und Schwierigkeiten in der Familie zu beratschlagen. Die zugrunde liegenden Kommunikationsregeln sind:

- *Aktives Zuhören:* Der Zuhörer fasst das Gehörte und das zwischen den Zeilen gesagte zusammen und fragt nach, ob es so gemeint war.
- *Ich-Botschaften:* Der Sprecher redet von sich, wie er/sie die Dinge sieht und empfindet und macht keine Vorwürfe im Sinne von »Du machst immer dies und das«.
- *Niederlagelose Methode der Konfliktlösung:* Versuch einer »win-win«-Lösung; durch Kompromisse und durch Verhandeln zu Lösungen zu kommen, mit denen alle einverstanden sind und von denen alle profitieren.

Durch die Familienkonferenz und gemeinsam aufgestellte Regeln sollen sich Konflikte fair lösen lassen. Ähnlich funktionieren Konzepte für das »Zwiegespräch« in der Gestaltung und Konfliktlösung in Partnerschaften. Hilfreich ist dabei, den Zeitpunkt (z. B. jeden ersten Montag im Monat, aber unbedingt in der 1. Zyklushälfte) und die Umgebungssituation (z. B. gemütlich um den Küchentisch, ohne dass irgendjemand mit etwas anderem beschäftigt ist; Handys sind ausgeschaltet) festzulegen und auch im Kalender zu notieren.

Wir wissen, dass bestimmte Konflikte nur in der 2. Zyklushälfte »provoziert« werden und viele Konzepte, die in der 1. Zyklushälfte als Strategien gut einsetzbar sind, ihre Wirkung in dieser Zeit verlieren. Aber wie bei allen Routinen können regelmäßige und selbstverständliche Abläufe trotzdem ihre Wirkung entfalten. Allein zu wissen, dass die eigenen Meinungen und Befindlichkeiten Raum bekommen und gehört werden, kann bereits zu einer großen Entlastung führen, weshalb sich dieses Konzept sowohl für die ganze Familie als auch für die Paarkonstellation eignet.

Unsere Meinung

Wir finden es gar nicht so wichtig, dass man sich an ein bestimmtes Konzept hält. Vielmehr möchten wir Sie dazu anregen, im Gespräch zu bleiben – mit dem Partner, den Kindern, mit Familie und Freunden. Auch wenn »Reden« nicht jedes Problem löst und nicht jede Gereiztheit nimmt, ist dies besser als innerlicher Rückzug und Schweigen. Und vor allem wenn Dinge in ruhigen Zeiten »nachbesprochen« werden, findet man vielleicht gemeinsam Wege, wie beim nächsten Mal eine solche Situation gemeistert werden kann.

Zusammenfassend könnte man auch sagen: »Wer verstanden werden will, muss sich mitteilen«!

Strategien bei depressiver Verstimmung, Hoffnungslosigkeit, selbstherabsetzenden Gedanken

Diese Symptomgruppe hat sehr viele Facetten, weshalb dafür besonderer Hilfebedarf besteht. Bei depressiver Stimmung neigen die Betroffenen dazu, sich in sich selbst zurückzuziehen, passiv zu sein und zu grübeln. Die Gedanken kreisen mehr um sich selbst, als dass der Blick nach außen gerichtet wird. Gegen diesen Tunnelblick können u. a. die bereits beschriebenen Achtsamkeitsübungen helfen. Die weiteren Selbsthilfestrategien, die hier zum Einsatz kommen können, eignen sich häufig auch für andere Symptome gleich mit.

Gedankenstopp

Diese Methode dient wie auch (▶ Grübelstuhl und Grübelzeit) der Gedankenlenkung und zur bewussten Abgrenzung von unliebsamen Gedanken und Spannungszuständen, wie sie bei der PMDS häufig vorkommen. Grübeln ist ein häufiges Symptom der depressiven Verstimmung, negative Gedanken drehen sich immer im Kreis und führen in eine Negativspirale.

Der Gedankenstopp ist eine klassische verhaltenstherapeutische Methode. Wenn Sie merken, dass sich ungewollte Gedanken immer wieder in Ihrem Kopf drehen, können Sie diese bewusst stoppen. Sie können sich innerlich ein rotumrandetes Stopp-Schild vorstellen, Sie können aber auch laut »STOPP« sagen. Dieses bewusste Unterbrechen der wiederkehrenden Gedanken kann noch unterstützt werden durch lautes Händeklatschen. Manchen hilft auch ein Erinnerungs-Gummibändchen am Handgelenk, dass man kurz schnalzen lässt, um damit einen Unterbrechungsimpuls zu setzen (▶ Impulskontrolle).

Ängste und Niedergeschlagenheit können eng beieinander liegen. Sie haben z. B. Angst vor Überforderung und werden schon »vorbeugend« traurig darüber, dass Sie kritisiert werden könnten, dass jemand mit Ihnen unzufrieden ist. Mit dem Gedankenstopp können Sie sich zurückholen in das Hier und Jetzt: »Aktuell ist alles in Ordnung. Ich gebe mein Bestes. Keiner hat sich über mich beschwert!«

Grübelstuhl und Grübelzeit

Zwanghaftes bzw. ständiges Grübeln ist deshalb so belastend, weil es einem keine freie Zeit gibt, um an andere, vielleicht wirklich wichtige Dinge zu denken. Gar nicht selten folgt ein negativer Problemgedanke dem nächsten. Die Techniken Grübelstuhl und Grübelzeit sollen dem entgegenwirken, indem dem Grübeln ein bestimmter Ort und eine begrenzte Zeit eingeräumt werden. Melden sich die Grübeleien zwischendurch, kann man sie immer wieder auf diesen Ort und die Zeit »vertrösten«. Gleichzeitig akzeptiert man aber, dass es auch Gründe oder Tendenzen zum Grübeln gibt, was wiederum entlastender sein kann, als sich immer dagegen zu wehren. Grübeln darf sein, wird zeitweise sogar selbst verordnet – aber eben mit Begrenzung (▶ Akzeptanz).

Anwendungsbeispiel: »Grübelstuhl und Grübelzeit«

Nehmen Sie sich einen Stuhl oder Sessel, aber bitte nicht Ihren Lieblingsplatz. Setzen Sie sich hin und denken Sie über die aktuellen Sorgen, Nöte, Ängste etc. nach. Es lohnt sich auch, einen Zettel zu nehmen und mögliche Lösungsstrategien aufzuschreiben. Wenn Sie von dem Stuhl aufstehen, hören Sie auf zu grübeln. Kommen zwischenzeitlich Grübelgedanken auf, verschieben Sie die auf das nächste Mal, wenn Sie sich wieder auf diesen Stuhl bzw. Platz setzen. Wenn möglich sollten sie den auch nur für diesen Zweck nutzen.

Und, ganz wichtig: Begrenzen Sie die Grübelzeiten! Überlegen Sie sich, wieviel Zeit Sie den Grübeleien pro Tag einräumen wollen. Eine viertel Stunde? Eine halbe Stunde? Sie werden feststellen, dass es manchmal gar nicht so leicht ist, sich »auf Kommando« tatsächlich 15 oder 30 Minuten mit den Grübeleien zu beschäftigen. Aber genau das ist der Trick, dass nämlich Sie bestimmen, wie lange es dauern darf.

Optimal wäre es, wenn Sie sich für das Grübeln an dem ausgesuchten Platz eine feste Uhrzeit am Tag aussuchen, wo Sie sonst nichts Wichtiges zu tun haben und nicht unter Zeitdruck stehen. Und auch, wenn Sie das Gefühl haben, jetzt kann/will ich gar nicht grübeln: Nehmen Sie die Zeit auf Ihrem Platz in Anspruch. Und wenn Ihre Gedanken dann zu etwas Angenehmem abdriften – umso besser.

Das Bild der Waage

Vielen unserer Patientinnen hilft die Vorstellung, bei Belastungen oder schwieriger Stimmung selbst etwas dagegen tun zu können, woraus sich das Bild der Waagschalen entwickelt hat (► Abb. 6.1).

Anwendungsbeispiel: »Die Waage«

Sie stellen sich vor, dass das, was Sie gefühlsmäßig gerade bewegt, in der einen Waagschale liegt. Das können Sorgen, negative Stimmungen, Ängste, aber auch körperliche Beschwerden oder belastende Themen sein.

Sie können bestimmt eine Idee dazu entwickeln, »wie schwer« diese Waagschale sich gerade anfühlt. Manches von dem, was Sie in dieser Waagschale spüren, kann sich möglicherweise nicht »einfach auflösen« lassen. Dann ist es wichtig, gute Gegengewichte zu finden, damit sich diese Schwere ein Stück weit ausgleichen lässt, ohne das Vorhandensein der Sorgen/Nöte an sich zu leugnen. Was also könnten Sie in die »Positiv-Waagschale« bringen, um sich etwas besser, leichter, fröhlicher, zuversichtlicher zu fühlen?

Es lohnt sich, die eigenen Ideen und Erfahrungen, was einem guttut, tatsächlich aufzuschreiben. Gerade wenn die Stimmung einmal sehr schlecht ist, hat man das Gefühl, sich an nichts Positives erinnern zu können. Man steckt in einem »Tunnelblick« fest. Dann kann es helfen, sich seine *Positiv-Liste* vorzunehmen und sich daran erinnern zu lassen, was man selbst darauf geschrieben hat.

Die nachfolgenden Strategien können Ihnen Anregungen geben, wie Sie selbst bei Sorgen und Niedergeschlagenheit bis hin zu Depressivität dagegen steuern und wie Sie ein positives Gegengewicht zu der negativ besetzten Waagschale schaffen können.

Negativ-Waagschale:
Krankheit, Sorgen,
Verluste, Not,
Symptome, Angst,
Traurigkeit
etc.
Positiv-Waagschale:
Hobbys, Freunde,
Familie, Liebe, Humor,
Sport, Leidenschaft
etc.

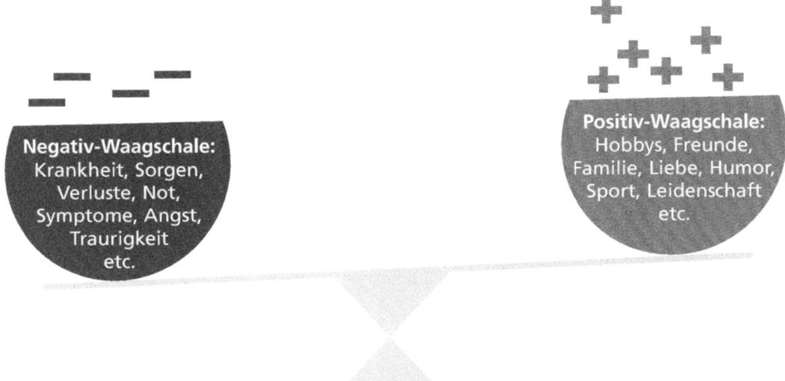

Abb. 6.1: Das Bild der Waage

Bewegung, Sport, Luft und Licht

Wissenschaftlich ist bewiesen, dass sich körperliche Bewegung positiv auf die Stimmung auswirkt und körperliche Beschwerden verringert. In großen Studien konnte gezeigt werden, dass sportliche Betätigung ähnlich wie ein Antidepressivum (also ein Medikament gegen Depressionen) wirkt. Viel Bewegung sorgt für eine Vermehrung des Botenstoffs Serotonin im Gehirn, der für gute Stimmung mit verantwortlich ist. Zudem fördern Sport und Bewegung das Wachstum neuer Nervenzellen im limbischen

System – das ist ein Teil des Gehirns, der wesentlich zur Verarbeitung von Gefühlen beiträgt.

Frische Luft und Sonnenlicht sorgen ebenfalls für positive Effekte bei der Stimmung. Menschen, die z. B. auf die dunkle Jahreszeit empfindlich mit der Stimmung reagieren, profitieren von sogenannten *Tageslicht-Lampen.* Aber schon ein Spaziergang bei trübem Wetter ist besser, als drinnen sitzen zu bleiben.

Viele Frauenärzte/Frauenärztinnen wissen, dass ihren Patientinnen sportliche Betätigung gegen prämenstruelle Beschwerden hilft. Auch bei der PMDS machen wir immer wieder die Erfahrung, dass Sport positive Effekte sowohl auf die psychische als auch körperliche Verfassung hat, auch wenn es keine gesicherten wissenschaftlichen Daten dazu gibt. Sich »aufzuraffen« fällt aber natürlich besonders schwer, wenn körperliche Symptome und Niedergeschlagenheit einen »auf die Couch« ziehen wollen. Da damit häufig ein Antriebsmangel einhergeht, muss man sich die Bewegung richtiggehend selbst »verordnen« – wie ein Medikament, dass man gezielt einsetzt, ohne jedes Mal die Motivation zu hinterfragen. Am besten funktioniert das, wenn man sich in Zeiten ohne Symptome bereits eine feste Routine für sportliche Aktivitäten angewöhnt hat.

Kontakt und Berührung

Wenn Sie niedergeschlagen und zudem noch gereizt sind, fällt es Ihnen vielleicht besonders schwer, Zärtlichkeiten »zu geben«, gleichzeitig haben Sie aber möglicherweise ein großes Bedürfnis, sie »zu bekommen«. Wenn Sie wissen, dass Ihnen Nähe, Berührung und auch Intimität guttun, dann fordern Sie es ruhig von Ihrem Partner ein. Erläutern Sie bei einem ruhigen Gespräch in der 1. Zyklushälfte Ihre speziellen Bedürfnisse in der 2. Zyklushälfte. Und auch dass Sie vielleicht zurückweisend, kritisierend bis ablehnend wirken, gleichzeitig aber doch ein großes Bedürfnis nach Nähe und Bestätigung haben. Bedenken Sie bitte immer, dass der Partner vielleicht ganz unsicher ist, womit er Ihnen in der Situation helfen kann, und durchaus dankbar ist für Ihre Hinweise. Naturgemäß ist weder die Annäherung noch das Zulassen von Nähe einfach, wenn eine gereizte, ärgerliche

Stimmung herrscht. Doch so etwas kann sich einspielen, wenn es in ruhigen Zeiten besprochen und »eingeübt« wird.

Auch von einem anderen nahestehenden, lieben Menschen in den Arm genommen zu werden, kann beruhigend wirken. Und wenn diese Person nicht ganz so »nah dran« ist, kann genau das die Situation vereinfachen, denn sie ist vielleicht eben nicht Zielscheibe von Gereiztheit und Zweifeln.

Sich aus konflikthaften Beziehungen zeitweise zurückzuziehen kann ebenfalls eine Strategie sein, um nicht in Streit und noch mehr Stress zu geraten. Dieser Rückzug wirkt aber nur dann positiv, wenn er nicht zu einem Gefühl von Einsamkeit führt. Auf Dauer verstärkt diese nämlich den inneren Rückzug, weshalb der Kontakt zu anderen Menschen wichtig ist. Sie können sich mitteilen, austauschen oder einfach nur etwas gemeinsam unternehmen.

Vor allem Frauen tauschen sich gerne in Gesprächen aus. Eine gute Freundin, die Mutter, Schwester, Cousine oder die Nachbarin – wer auch immer Ihnen gerade guttut, könnte aktiviert werden, Sie mit einem Besuch oder Treffen zu unterstützen. Auch das kann man in symptomfreien Zeiten vorbereiten.

Zudem tut Körperkontakt vielen Menschen sehr gut und kann helfen, Anspannung zu reduzieren. Gerade in längeren Partnerschaften nehmen manchmal die »Alltagszärtlichkeiten«, wie sich kurz zu küssen, sich in den Arm zu nehmen, sich im Vorbeigehen zu berühren, ab. Auch Intimität und Sexualität werden eventuell weniger intensiv gelebt. Ein typisches Problem in diesen Partnerschaften ist, dass jeder darauf wartet, dass der andere auf einen zugeht, die Initiative ergreift. So kann es dazu kommen, dass sich Partner immer weiter voneinander entfernen und Körperkontakt nur noch selten oder gar nicht mehr stattfindet. Manchmal können gegenseitige Massagen für eine neue körperliche Nähe sorgen. Das können beispielsweise Massagen des Rückens, Nackens oder der Hände und Füße sein. Es gibt zudem Seminare in Partner-Massagen, um die vielleicht anfängliche Hemmung zu überwinden und auch Techniken zu erlernen.

Ablenkung/Zeitvertreib

Ablenkung ist in der Psychotherapie *kein* beliebtes »Mittel«. Durch Ablenkung wird dem eigentlichen Gefühl kein Raum gelassen, und somit ist eine Bearbeitung und Bewältigung im eigentlichen Sinne nicht möglich. Dies könnte zu einer Verfestigung der Symptome führen, da keine »korrigierenden Erfahrungen« gemacht werden können.

Warum empfehlen wir dann bisweilen trotzdem die konkrete Ablenkung? Weil Ablenkungsstrategien etwas sind, was Sie, um im Bild der Waage zu bleiben, schwierigen Situationen entgegensetzen können. Sie können damit den Fokus weglenken von dem Problem, das möglicherweise nicht so schnell zu lösen ist (z. B. Niedergeschlagenheit in der 2. Zyklushälfte). Diese Ablenkung ist nicht als »Dauerlösung« gedacht, sondern soll Ihnen die Freiheit geben, selbst zu entscheiden, wann Sie sich mit Ihren Stimmungen bzw. den negativen Gedanken befassen.

Übrigens gibt es Situationen, in denen Ablenkung gar nicht so einfach zu organisieren ist, z. B. wenn man zeitlich stark eingebunden ist oder wenn äußere Zwänge uns regulieren, wie wir es alle in der Corona-Pandemie erlebt haben. Dann ist manchmal echte Fantasie gefragt, um nicht in einen »Koller« zu geraten.

Unsere Erfahrung zeigt, dass ein guter Wechsel von Strategien hilfreicher ist als immer das Gleiche zu probieren. Nur Lesen, nur Fernsehen, nur Telefonieren bringt schnell Erschöpfung und Langeweile. Durch unsere Patientinnen ist eine kleine Liste entstanden, die Möglichkeiten des »Zeitvertreibs« und der Ablenkung aufzeigt:

- Lesen (Zeitschriften, Bücher, Comics oder Nachrichten vom Tablet)
- Hörbücher/Hörspiele
- Fernsehen/Serien
- Meditation, Entspannungstechniken
- Stricken/Häkeln/Handarbeiten
- Kartenspiele, Gesellschaftsspiele
- Sudoku, Kreuzworträtsel
- Tagebuch schreiben oder auch wieder einmal einen Brief
- »Wohlfühl«-Körperpflege, vielleicht mit einer besonderen Creme oder Körperöl

- Sich vom Partner massieren lassen/Nacken-, Hand- oder Fußmassage
- Zeichnen/Malen
- Fotobücher anschauen (z. B. mit Familienmitgliedern, eigene Babyfotos), Fotobücher erstellen
- Kochen/Backen
- Sich besondere Lebensmittel gönnen (das Lieblingsobst, die Lieblingsschokolade), gemeinsam das Essen zelebrieren
- Netten Besuch organisieren, Treffen mit Freundinnen
- Ihren (vielleicht schon länger vernachlässigten) Hobbys nachgehen
- Sportlich aktiv sein (am besten im Freien, evtl. gemeinsam mit anderen Menschen)
- Museen und Kulturveranstaltungen besuchen
- Einen Einkaufsbummel machen
- Spaziergänge

Möglicherweise finden Sie auf dieser Liste eine Reihe von Dingen, die »Sie immer schon einmal tun wollten«, zu denen Sie aber keine Zeit gefunden haben. Wenn Sie davon etwas in der 2. Zyklushälfte umsetzen können, könnte das ein zusätzliches Erfolgserlebnis bringen und die Stimmung heben.

Selbstwirksamkeit stärken

Der kanadische Psychologe Albert Bandura entwickelte in den 1970er Jahren das Konzept der Selbstwirksamkeit. Die persönliche Überzeugung, über Kompetenzen zu verfügen, die helfen, selbst schwierige Probleme, Herausforderungen oder Aufgaben zu bewältigen – also die Möglichkeit, etwas bewirken zu können –, steht in engem Zusammenhang mit dem Selbstbewusstsein eines Menschen und kann selbstabwertenden, selbstherabsetzenden Gedanken entgegenwirken.

Das Ausmaß an Vertrauen in die eigenen Fähigkeiten und Handlungsmöglichkeiten ist geprägt durch die Persönlichkeit und gesammelte Erfahrungen im Leben. Ist das Gefühl der Selbstwirksamkeit sehr gering ausgeprägt, dann traut sich jemand nicht zu, eigene Probleme selbst lösen zu können oder sich effektive Hilfe zu organisieren. Das eigene Können wird klein geredet, bestimmte Ziele werden gar nicht erst gesetzt oder verfolgt.

Ein ursprünglich vorhandenes Selbstwirksamkeits-Erleben kann auch erschüttert werden, z. B. durch das Gefühl, dass man es selbst nicht in der Hand hat (»Da kann ich gar nichts machen«, »Da hilft doch sowieso nichts«). Und wenn etwas gelingt, wird dies eher auf Zufall oder Glück zurückgeführt als auf die eigenen Fähigkeiten – führt also nicht zur Verstärkung des Selbstwirksamkeitserlebens.

Wenn ich überzeugt davon bin, sowieso keinen Einfluss auf mein Wohlbefinden, meinen Gemütszustand, meine Laune oder mein Verhalten zu haben, dann fange ich gar nicht an, es zu verbessern, Dinge auszuprobieren, irgendetwas anders zu machen.

Merke

Selbstwirksamkeit ist eng verbunden mit dem Selbstbewusstsein. Diese kann gezielt gestärkt und ausgebaut werden.

Zum Beispiel kann man lernen, nicht so schnell aufzugeben. Gerade bei gesundheitlichen Problemen, die sich nicht sofort lösen lassen, sind Ausdauer und Durchhaltevermögen gefragt. Dazu gehört, sich den Glauben zu erhalten, dass man trotz möglicher Rückschläge immer noch für eine Verbesserung des Befindens sorgen kann. Wer an die eigenen Fähigkeiten glaubt, fühlt sich weniger ausgeliefert, weniger hilflos und damit auch weniger ängstlich oder niedergeschlagen.

Albert Bandura benannte 1977 vier Quellen, die dabei helfen können, das Selbstwirksamkeits-Erleben zu »speisen«.

Eigene Erfolgserlebnisse können helfen, früher gemachte negative Erfahrungen zu relativieren bzw. zu überschreiben. Rückzug und Passivität wie auch Vermeidung helfen dabei, keine negativen Erfahrungen zu machen – verhindern aber gleichzeitig auch positive Erlebnisse. Sorgen Sie also für Erfolgserlebnisse, zunächst in kleinen Schritten. Dann werden Sie immer mutiger dabei, Neues auszuprobieren. Dies könnte sich auf sportliche Ziele beziehen, ebenso wie auf neue Strategien im Umgang mit Schmerzen oder Konflikten.

Stellvertretende Erfahrungen können einen ähnlichen Effekt erzielen wie selbst gemachte. Wenn Vorbilder, die einem ähnlich sind bzw. denen man sich verbunden fühlt, es geschafft haben, Schwierigkeiten, Krankheiten oder anderes zu bewältigen, dann kann man das doch selbst ganz genauso! Wichtig ist, die Überzeugung zuzulassen, dass man ebenfalls in der Lage ist, eine Herausforderung gut zu meistern. Der Austausch mit anderen Menschen über ähnliche Erfahrungen und Lösungen kann dabei stärken. Aber Achtung: natürlich kann ein »stellvertretendes« Misserfolgserleben zu einer Minderung des eigenen Selbstwirksamkeits-Erlebens führen. Deshalb muss man sich seine Vorbilder mit Bedacht auswählen. Auch das Lesen von Biografien erfolgreicher Persönlichkeiten kann einen positiven Effekt haben auf das Gefühl »jeder kann etwas schaffen«, zumal viele Biografien auch Misserfolge und deren Problemlösung nicht ausklammern.

Umgeben Sie sich mit *Menschen, die Ihnen Mut machen.* Das können der Partner, Familienmitglieder, Freunde oder auch Fachleute sein, die daran glauben, dass Sie etwas bewirken, verändern, verbessern können. Gute, vertrauensvolle Kontakte geben Rückhalt und Bestätigung. Den ermutigenden Blick der anderen auf sich selbst kann man übernehmen und in gleicher Weise an sich und die eigenen Fähigkeiten glauben.

Der vierte Faktor, den Bandura benennt, ist die *emotionale Erregung*, also die Ausprägung von Gefühlen. Je besser Sie sich kennen und wissen, wie Sie in bestimmten Situationen reagieren, desto besser können Sie diese auch kontrollieren und damit verändern. Es geht nicht darum, die Gefühle nicht zu spüren, sondern über die Art, wie sich die Gefühle ausdrücken, bestimmen zu können. Sollten Sie z. B. in der 2. Zyklushälfte sehr gereizt auf ihren Partner reagieren, könnten Sie daran arbeiten, diese Gereiztheit bewusst wahrzunehmen und dann vor einer gereizten Antwort erst zweimal tief durchzuatmen, um dann einen besseren Ton zu treffen.

Zur Selbstwirksamkeit gehört es auch, sich bewusst auf den *eigenen Rhythmus* einzustellen, z. B. bei der Alltagsplanung. Es ist natürlich nicht realistisch, alle Termine und wichtigen Vorhaben auf die 1. Zyklushälfte zu verlegen; trotzdem kann man die besonders schlimmen Tage etwas freier halten, um Rückzugsmöglichkeiten zu haben. Uns ist bewusst, dass dies nur in einem gewissen Maße möglich ist. Die Bedürftigkeit von kleinen Kindern oder zu pflegenden Angehörigen lässt sich nicht immer vorausplanen. Aber z. B. wichtige Entscheidungen, bei denen man ja durchaus gerne auf das eigene »Bauchgefühl« hört, sind zuverlässiger in der 1. Zyklushälfte zu treffen.

Allerdings hat dieses Vorgehen auch einen Nachteil, von dem manche unserer Patientinnen, die genau das versuchen, berichten: Es hat den Nachteil, dass damit der Blick immer auf den Zykluskalender gerichtet sein muss, damit man die schwierige Zeit im Blick hat. Vorübergehend kann man also mit dieser bewussten Planung besondere Klippen umschiffen, langfristig ist das Ziel aber ein anderes – auch in der 2. Zyklushälfte so weit die Kontrolle über die Symptomatik und das eigene Befinden zu erreichen, dass man sich nicht vom Zykluskalender treiben lassen muss.

Strategien bei Angst, Anspannung, Überreizung, Nervosität

Ängste verbinden sich in der 2. Zyklushälfte häufig mit dem Gefühl einer unerträglichen Anspannung, innerer Unruhe und Nervosität. Diese gehören zu der vierten Kernsymptom-Gruppe der PMDS. Aber auch die Symptome einer ansonsten bestehenden Angststörung (wie etwa einer Panikstörung oder einer generalisierten Angststörung, ▸ Kap. 4) können sich in der 2. Zyklushälfte verstärken und Probleme bereiten.

Strategien gegen aufkommende Angstsymptome sind nicht dazu da, Ängste gänzlich zum Verschwinden zu bringen. Ängste sind im Grunde normal und gehören zu unserem Alltag, warnen uns vor Gefahren. Es geht eher darum, sich nicht ausgeliefert zu fühlen. Es soll das Gefühl entstehen, die Ängste »selbst im Griff zu behalten«. Gegen Ängste, aber auch gegen Anspannung und anhaltende Nervosität helfen u. a. die beschriebenen Entspannungsverfahren. Zusätzlich können folgende Strategien hilfreich sein:

Vertrauen in den Körper zurückgewinnen

Ängste können sich »einschleichen« und sich immer weiter ausbreiten, immer stärker werden. Oder ein erster Angstanfall tritt plötzlich und unvorhersehbar auf. Gemeinsam ist allen Ängsten, dass sie meist mit furchtsamen Gedanken starten und häufig verbunden sind mit einer erhöhten Aufmerksamkeit für körperliche Befindlichkeiten. Sind deutliche körperliche Beschwerden bei der PMDS vorhanden, können diese die aufkommenden Ängste verstärken. Die Wahrnehmung von stärkerem Herzklopfen oder schnellerer Atmung führt durch die Bewertung, dass es sich um »gefährliche Symptome« handelt, zu einer noch stärkeren Angstreaktion. Dies kann sich gegenseitig immer weiter bis zu einer regelrechten Panikattacke hochschaukeln, weshalb wir auch vom »Teufelskreis der Angst« sprechen, aus dem es keinen Ausweg zu geben scheint (▶ Abb. 6.2).

Der zunächst einfachste Ausweg aus der Angst scheint die Flucht aus der Situation zu sein bzw. die Vermeidung ähnlicher Situationen. Allerdings hilft das nur sehr kurzfristig. Langfristig viel sinnvoller ist die echte Bewältigung der Angstsymptome. Dazu gehört zu lernen, dass der eigene Körper unter Angst bestimmte Signale sendet, die keine Krankheitszeichen sind, sondern »normale Reaktionen« auf unangenehme Situationen bzw. Gedanken. Diese können wahrgenommen und ausgehalten werden, um sie dadurch immer unbedeutender werden zu lassen. Auch wenn das besonders zu Beginn eine große Herausforderung sein kann, hilft es auf Dauer beim Umgang mit der Angst.

Wie wir beim Teufelskreis der Angst sehen, sind Flucht und Vermeidung erst einmal natürliche Reaktionen, um weiteren körperlichen Symptomen und einer immer stärker werdenden Angst (Angstkaskade) zu entkommen. Allerdings kann durch Vermeidung eine Art »Schonhaltung« entstehen, indem der Körper immer weniger beansprucht und gefordert wird, da erhöhter Herzschlag und Atemfrequenz angstauslösend interpretiert werden, sodass schließlich schon bei kleinen Anstrengungen genau diese Reaktionen auftreten.

Als besonders bedrohlich kann bei einer erhöhten Atemfrequenz die sogenannte *Hyperventilation* erlebt werden. Durch das schnelle Ein- und vor allem das zu schnelle Ausatmen nimmt die Kohlenstoffdioxid-Konzentration im Blut ab. Dadurch kann es zu Phänomenen wie Kribbeln in

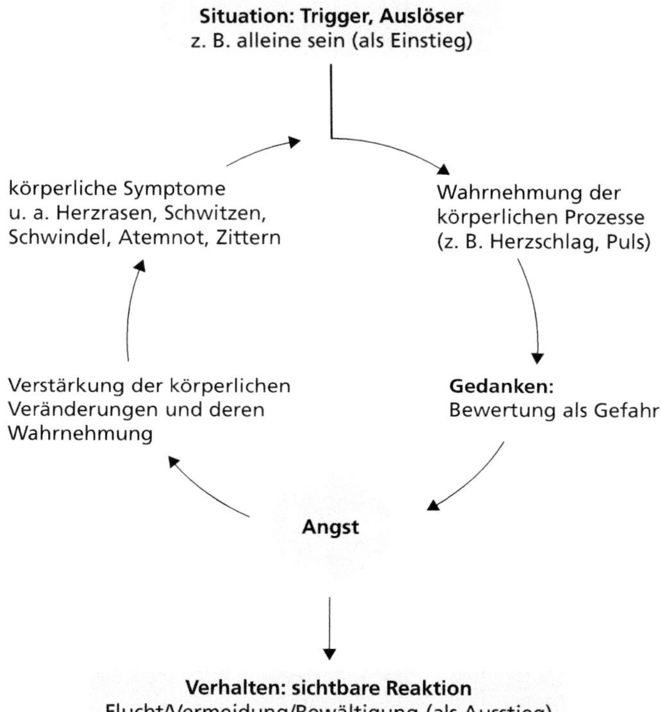

Abb. 6.2: Teufelskreis der Angst

den Fingern und Füßen bis hin zu krampfartigen Haltungen (= Pfötchenstellung) derselben kommen. Eine einfache Sofortmaßnahme ist, in eine Tüte zu atmen, wodurch das ausgeatmete Kohlendioxid wieder eingeatmet wird und sich damit die Konzentration im Blut reguliert. Mit einer ruhigeren Atmung verschwinden die Symptome sofort.

Schonhaltung und Vermeidungsstrategien verhindern das Lernen und die Erfahrung, dass diese Symptome zu bewältigen sind. Als *Gegenmaßnahme* können gezielte körperliche Tätigkeiten und Beanspruchung heilsam sein, die »automatisch« mit einer Steigerung der Herzfrequenz einhergehen. So wird beispielsweise beim leichten Joggen der Puls ansteigen. Mit solchen bewusst herbeigeführten körperlichen Anstrengungen und der Wahrnehmung der begleitenden körperlichen Erscheinungen als normal wird die Erfahrung möglich, was der Körper tatsächlich alles aushält und wie sich die körperlichen Veränderungen anfühlen, wenn sie nicht mit der Bewertung »Gefahr« verbunden sind. Abgesehen davon darf man sich bei solchen Aktivitäten selbst »auf die Schulter klopfen«, weil man etwas für seine körperliche Fitness und die Gesundheit getan hat.

Auch die körperlichen Veränderungen in der 2. Zyklushälfte können fälschlicherweise als »Alarmsignale« für Krankheiten gewertet werden. Durch Energielosigkeit und Erschöpfung kommt es zum Rückzug in eine Ruhehaltung, in der Symptome wiederum verstärkt wahrgenommen werden. Körperliche Betätigung und Sport werden eher gemieden, statt genau damit den ängstlichen Symptomen gegenzusteuern. Schnell entsteht dann der Verdacht, ernsthaft körperlich krank zu sein. Blutuntersuchungen mit der Suche nach fehlender Vitaminversorgung oder Hormonentgleisung sind bei Frauen mit einer PMDS nicht selten, obwohl die Ursache in zunehmender Untrainiertheit zu suchen ist.

»Die Angst hereinbitten«

Gerade ängstliche Menschen wünschen sich eine absolute Angstfreiheit. Sie sind häufig gedanklich damit beschäftigt, wie sie die Angst loswerden, wie sie aufhören können, sich Katastrophen auszumalen und Schlimmes zu denken. Die Angst »außen vor« halten zu wollen, kann sehr viel Energie kosten, auch deshalb, weil es eine komplette Angstfreiheit in gesundem Maße nicht gibt. Ängste gehören ebenso wie Anspannung in bestimmten Situationen zu unserem Leben und haben schützende Wirkung. Anstatt die ganze Kraft darauf zu verwenden, »keine Angst haben zu wollen«, kann es entlastend sein, »die Angst hereinzubitten«.

Anwendungsbeispiel: »Ich zähme meinen Tiger«

Wenn die Angst ein Tiger wäre, möchte man diesen gerne im Blick behalten, man möchte ihn zähmen und bändigen. Dafür muss man sich ihm zuwenden, ihm in die Augen schauen, mit ihm kommunizieren. Man versucht, seine Sprache zu lernen, seinen Reaktionen zuvorzukommen. Man möchte ihm genug zu Fressen geben, damit er nicht böse wird. Vielleicht möchte man ihn auch an die Leine nehmen oder einen großen Käfig für ihn bereitstellen. Wenn man ihn (oder die ängstliche Anspannung) aber ignoriert und so tut, als wäre er (sie) nicht vorhanden, springt er (sie) einen aus dem Hinterhalt an. Ein guter Merksatz für dieses Bild könnte sein: »Ich zähme meinen Tiger!«.

Dies sind Gedankenspiele, die sehr gut dabei helfen können, die Perspektive und den Blick bezogen auf die eigenen, vielleicht schon langen bekannten Ängste zu verändern. Dadurch verändert sich auch das Angsterleben.

Vielleicht hilft Ihnen zusätzlich folgende Selbstinstruktion:

Anwendungsbeispiel: »Ich kenne meine Angst«

»Hallo Angst, ich kenne dich inzwischen sehr gut. Du kannst schreckliche Katastrophenbilder in meinem Kopf hervorrufen, sodass sie fast real wirken. Weil ich dich so gut kenne, darfst du dich ab und zu zeigen, aber ich möchte auch manchmal eine Pause von dir. Ich möchte bestimmen, wann ich mich mit dir beschäftige! Ich gönne mir Zuversicht. Ich bleibe mit meinen Gedanken im Hier und Jetzt! Gerade im Augenblick ist alles in Ordnung. Ich kann die Gegenwart ganz bewusst wahrnehmen und spüren, und dieses positive Gefühl kann sich in mir ausbreiten.«

Innerer Ort der Ruhe

Ähnlich wie bei den Fantasiereisen können Sie auch an einen sogenannten sicheren oder ruhigen »inneren Ort« reisen. Dies kann ein Ort sein, an dem Sie schon einmal waren, ein Urlaubsort oder eine besonders angenehme Situation, in der Sie sich entspannt, ruhig, kraftvoll und sicher gefühlt haben.

Anwendungsbeispiel: »Mein Ort der Ruhe«

Um Ihren inneren Ort der Ruhe zu finden und zu festigen, nehmen Sie eine bequeme Stellung im Sitzen oder Liegen ein und schließen Sie die Augen. Dann rufen Sie sich diesen Ort vor Ihrem inneren Auge auf und betrachten ihn mit all Ihren Sinnen, wobei Ihnen Ihre Erinnerungen helfen. Wie sieht es dort aus? Was hören Sie? Was riechen Sie? Was schmecken Sie? Was fühlen Sie? Je häufiger Sie sich diesen Ort vorstellen, umso leichter stellt sich bereits bei einem Wort (z. B. Strand oder Wasserfall oder Berge) dieser angenehme Zustand, den Sie damit verbinden, wieder ein.

Sobald sich ein Gefühl der Sicherheit und Ruhe einstellt, wirkt dies Angstsymptomen wie auch Nervosität und Anspannung entgegen; man könnte auch sagen, diese vertragen sich nicht miteinander.

Alle fünf Sinne einsetzen

Eine effektive Achtsamkeitsübung gegen starke ängstliche Anspannung (auch bei Wut anwendbar) ist der Einsatz aller fünf Sinnesorgane. Damit kann man Grübeln, Sorgen, abschweifende Gedanken, aufkommende Unruhe etc. gut unterbrechen.

Anwendungsbeispiel: »Mit allen fünf Sinnen«

Nehmen Sie alle fünf Sinne bewusst wahr:

Was sehe ich? (z. B. die grünen Blätter an den Bäumen vor dem Fenster)
Was höre ich? (z. B. leise Musik von den Nachbarn)
Was rieche ich? (z. B. die Lilien in der Vase)
Was schmecke ich? (z. B. das Lakritzbonbon)
Was spüre ich? (z. B. den rauhen Bezug des Sessels, auf dem ich sitze)

Diese fünf Sinne gehen Sie 3–5 Mal hintereinander durch, also was sehe, höre, rieche, schmecke, spüre ich noch?

Diese Übung »erdet« und bringt Ihre Aufmerksamkeit, Ihre Gedanken und Ihre Konzentration in das Hier und Jetzt zurück.

Durchatmen mit 4–6–8

Es hört sich so simpel an und doch machen wir es alle viel zu selten – richtig Durchatmen. Gerade unter Stress atmen wir viel zu flach. Entspannend ist es, sehr tief einzuatmen wie auch bewusst und lange auszuatmen. Gerade in großen Stresssituationen beruhigen sich viele, indem sie sich sagen »ruhig weiter atmen!«. Atmen ja, aber richtig und tief!

Anwendungsbeispiel: »Ruhe durch Atmen«

Üben Sie die tiefe Bauchatmung, bei der sich nicht nur der Brustkorb beim Einatmen durch die Nase hebt, sondern die Luft bis in den Bauchraum strömt – und zählen Sie dabei bis 4. Dann halten Sie die Luft an während Sie bis 6 zählen. Das langsame und längere Ausatmen durch die Nase (zählen Sie bis 8) wirkt beruhigend. Diese Atemzüge wiederholen Sie 5–10 Mal.

Der Körper wird gleichzeitig wunderbar mit Sauerstoff versorgt.

Strategien bei verringertem Interesse an üblichen Aktivitäten

Das Interesse an üblichen Aktivitäten, wie sie in der 1. Zyklushälfte erlebt werden (z. B. an beruflichen wie privaten Projekten, Kontakten, Hobbys), können in der 2. Zyklushälfte stark verringert sein.

Die Ursachen für den Interessensverlust können unterschiedlich sein. Sowohl starkes Grübeln kann Aktivitäten im Weg stehen als auch ein deutlicher Energieverlust, vielleicht im Zusammenhang mit negativer Stimmung und Selbstwertverlust.

Routinen entwickeln

Vielen unserer Patientinnen hat es geholfen, Routinen zu entwickeln. Was man vielleicht in der 1. Zyklushälfte gerne und energievoll umsetzt, sei es der Beruf oder ein Hobby, kann in der 2. Zyklushälfte zur Herausforderung oder Qual werden. Je mehr Routine besteht, sich z. B. zu festen Zeiten bestimmten Aufgaben zu widmen, desto weniger muss man die aktuelle Motivation aufbringen oder hinterfragen, wenn sich alles »schwer anfühlt«. So wie beim Sport fühlt es sich hinterher meist richtig gut an, sich doch »aufgerafft« zu haben und aktiv geworden zu sein.

Sich mitziehen lassen

Den gleichen Effekt wie beim Sport (trotz starker Unlust hat die Aktivität gutgetan) kann man auch bei anderen Hobbys oder für soziale Kontakte nutzen. Weihen Sie eine Freundin ein, die sie dann auch gegen Ihre Proteste animiert, rauszugehen, aktiv zu werden, sich zu treffen, sich auszutauschen. Sagen Sie Verabredungen nicht ab, auch wenn Sie in der 2. Zyklushälfte zum Rückzug tendieren. Hinterher fühlt es sich meist besser an. Lassen Sie sich von der Aktivität und der guten Laune anderer »anstecken«.

Strategien bei Konzentrationsschwierigkeiten, Ermüdbarkeit, Energieverlust

An dieser Stelle fassen wir die Strategien zu den PMDS-Kriterien 6 und 7 zusammen, weil sie eng miteinander verbunden sind. Wie sich diese Symptome äußern, ist in den Diagnosekriterien beschrieben (► Kap. 2).

Je nach Zusammenhang, in dem die Symptome auftreten, können verschiedene Selbsthilfestrategien greifen. Stehen Grübel- und Denkschleifen im Vordergrund, lohnt sich das Ausprobieren von Grübelstuhl und Grübelzeiten. Bei Überforderungsgefühlen können Übungen zur Achtsamkeit helfen, sich wieder besser zu fokussieren und nicht zu »verzetteln«. Sind mangelnde Konzentrationsfähigkeit und Ermüdbarkeit auf erhöhte Ängstlichkeit und starke innere Anspannung zurückzuführen, bieten sich Entspannungsübungen an.

Reize reduzieren

Viele Frauen beschreiben, dass sie sich in der 2. Zyklushälfte »durchlässiger« fühlen, sich gegen Reize nicht so gut abschirmen können. Alle Themen scheinen gleich wichtig und dringlich und nah. Prioritäten zu setzen und hierarchisch abzuarbeiten gelingt dann weniger, was ebenfalls zu dem Gefühl führt, sich nicht konzentrieren zu können und immer lethargischer zu werden. Um also wieder einen deutlicheren Fokus zu finden, hilft es, wenn Reize in dieser Zeit reduziert werden. Auch wenn einem in der 1. Zyklushälfte das Multitasking leichtfällt, gilt in der 2. Zyklushälfte eher die Devise »eins nach dem anderen«. Es könnte schon helfen, das Radio oder den Fernseher auszulassen, nicht mehrere Online-Nachrichtenkanäle abzurufen oder auch soziale Medien für ein paar Stunden oder sogar Tage ruhen zu lassen.

Delegieren können und Pausen organisieren

Uns fällt immer wieder auf, wie sehr Frauen versuchen, *alles* selbst zu machen, und sich damit langfristig in eine dauerhafte Überforderungssituation bringen. Dies kann kulturelle Gründe haben (in Deutschland wird z. B. viel weniger Personal im Haushalt beschäftigt als in anderen Ländern) oder auch auf Modelllernen zurück gehen (»meine Mutter hat das doch alles hinbekommen«). Es lohnt sich, einmal ein Tortendiagramm aufzumalen und alle Tätigkeiten, die routinemäßig in einer Familie anfallen, in Tortenstücke zu unterteilen. Dann stellen viele Frauen fest, dass die 80% Haushalt (Waschen, Bügeln, Einkaufen, Kochen, Putzen, Garten), die sie übernehmen, zusammen mit den 80% Kinderversorgung, den 30% Kümmern um Angehörige *plus* Kontakte pflegen, Geburtstage und Feiern planen, Arztbesuche, Hobbys etc. eher einer fünfstöckigen Torte gleichen als einem glatten Tortendiagramm.

Eine realistische Zeiteinteilung dient vor allem zur Entlastung in der 2. Zyklushälfte; dann muss man auch in der 1. Zyklushälfte nicht zu »Marry Poppins« werden, um alles wieder hinzubekommen. Vielleicht lohnt also doch die Investition in eine Haushaltshilfe, in Babysitter, Hausaufgabenbetreuung oder Gärtner. Manchmal muss man sich vielleicht auch ehrlich eingestehen, dass man die Hilfe, die angeboten wird, z. B. durch Eltern, Großeltern, Geschwister, Freunde oder Nachbarn, nicht annimmt, weil man eben einen so hohen Anspruch an sich selbst hat. Daran kann man etwas ändern!

Vor allem bei Dauerbeanspruchung, z. B. mit Baby, kleinen Kindern oder in der Pflege von Angehörigen, ist es über lange Zeiträume fast unmöglich, sich Zeit für sich selbst einzuräumen. Dann braucht es Abstimmung mit anderen Betreuungspersonen, um bewusst Pausen einzuräumen und für Ruhe sorgen zu können. Auch die beschriebenen Entspannungsmethoden können dann zum Einsatz kommen, um schneller Spannungen abbauen zu können. Aber wahrscheinlich wissen Sie auch selbst schon gut, was Sie entspannen und zur Ruhe kommen lässt.

Koffein & Co

Ohne »Wachmacher« propagieren zu wollen, wollen wir die kleinen Tricks zur Konzentrationssteigerung, die uns immer wieder berichtet werden, nicht verschweigen. Der doppelte Espresso oder andere stärker Koffein- oder auch Teein-haltige Getränke können durchaus ab und an schwierige Momente, in denen Konzentration unbedingt erforderlich ist, überbrücken. Manchmal reicht es schon aus zu wissen, dass man sich die Extraportion Kaffee oder Tee gönnen könnte. Dies nimmt zumindest die Panik, nicht funktionieren zu können, was wiederum zur Beruhigung des Gesamtsystems führen kann. Trotzdem wollen wir vor dauerhaft hohem Koffeinkonsum warnen, da es auch dabei Abhängigkeitsphänomene gibt, z. B. den Koffein-Entzugs-Kopfschmerz.

Strategien bei Appetitveränderungen, Heißhunger

Von Appetitveränderungen mit Lust auf kohlenhydratreiche, fetthaltige oder süße Lebensmittel berichten fast alle Frauen mit PMDS. Das wäre nicht das Problem, wenn nicht das schlechte Gewissen, die Gewichtszunahme und die Selbstabwertung hinzukämen. Dadurch bekommt dieses Thema im wahrsten Sinne des Wortes so viel Gewicht.

Kampf dem rosa Elefanten

Sie kennen bestimmt die Aufgabe, dass Sie sich jetzt bitte *nicht* einen rosa Elefanten im Raum vorstellen sollen. Leider können wir alle nicht *nicht* denken, und schon steht der rosa Elefant vor dem inneren Auge sichtbar im Raum. Genauso ist es mit den Appetitveränderungen. Wenn Sie sich vornehmen, heute ganz bestimmt nicht die Tüte Chips zu öffnen, sind Sie fast schon auf dem Weg zum Vorratsschrank oder in den Supermarkt.

Selbst wenn Sie sich vornehmen, keine Chips und Schokolade im Haus haben zu wollen, kaufen Sie evtl. doch 1, 2 Tüten – nur für eventuelle Gäste. Unser Gehirn ist da erfindungsreich, was Essen anbelangt. Also müssen Alternativen her – ganz konkret. Hier mal eine kleine Liste mit Tricks gegen Heißhunger:

- Tee kochen, in einer sehr schönen Tasse langsam trinken
- Ein Bonbon lutschen, was viel mehr Zeit kostet als z. B. Schokolade oder Gummibärchen im Mund verschwinden zu lassen
- Kaugummi kauen, v. a. scharfe oder mentholhaltige
- Vor dem Essen ein großes Glas Wasser trinken
- Proteinreiche Lebensmittel einplanen
- Ein kurzer Spaziergang
- Eine Fantasiereise, in der man sich in seinem Lieblingssommerkleid leicht und luftig vor dem inneren Auge an einem Strand entlang spazieren gehen sieht
- Zähneputzen
- Telefonieren

Sicher gibt es noch Ihre eigenen Strategien, die Sie hier ergänzen können. Und selbst wenn es Ihnen nicht gelingt, auf Chips oder Schokolade komplett zu verzichten – die Tatsache, dass Sie den Genuss aufgeschoben und sich dann ganz bewusst darauf eingelassen haben, gibt Ihnen ein Gefühl von Kontrolle!

Meditation

»Sich Sammeln«, »Ruhe finden« oder »den Kopf frei kriegen« – so beschreiben viele Anwenderinnen die Wirkung von Meditation. Die Meditation ist eine sehr gute Methode, um die Kontrolle über die eigenen Gedanken zurück zu erobern und von den Bewertungen, meist Abwertungen, in den eigenen Gedanken abzurücken. Meditation dient der Akzeptanz des Augenblicks und des bewussten In-sich-hinein-Spürens. Deshalb hilft Meditation vielen unserer Patientinnen, sich z. B. morgens »zu sammeln«, sich besser zu spüren und dann eben solchen Appetit-Impulsen nicht nachgeben zu müssen. Eine Patientin beschrieb es so: »Nach der Meditation sind nicht alle Gelüste weg, ich nehme sie nur besser war und kann ihnen widerstehen – fast so, als ob noch eine andere bewusstere Ebene bei mir dadurch aktiviert wird.«

Es gibt die unterschiedlichsten Meditationstechniken, die sich nach ihrer traditionellen, meist religiösen Herkunft unterscheiden. Auch gibt es innerhalb der Religionen wieder verschiedene Richtungen und Schulen bzw. nach einzelnen Lehrern ausgerichtete Methoden. Es gibt verschiedene Ausrichtungen der Meditation, passivere und aktivere, beispielsweise Atem-Meditationen oder Geh-Meditationen. Bei den passiven Übungen geht es darum, durch Achtsamkeit bzw. Konzentration den Geist zu beruhigen und sich zu sammeln. Die in den östlichen Kulturen fest verankerten Meditationsformen fanden in den 1970er Jahren ihren Weg in die westlichen Länder und bekamen mehr und mehr Zuspruch.

Es gibt eine Vielzahl von Meditations-Seminaren und Kursen. Aber auch hierzu finden sich detaillierte Anleitungen im Internet und über Meditations-Apps. Wenn Sie sich bisher nicht vorstellen konnten, dass das etwas für Sie ist – Probieren Sie es einfach einmal aus!

Strategien bei Schlafstörungen (Insomnie/Hypersomnie)

Ob Einschlaf- und Durchschlafschwierigkeiten (= Insomnie) oder ein erhöhtes Schlafbedürfnis (= Hypersomnie), Schlafstörungen tragen häufig zu Symptomspiralen bei. Die haben zur Folge, dass sich die betroffenen Frauen in der 2. Zyklushälfte noch energieloser, lethargischer und interesseloser fühlen. Und Unausgeruhtheit fördert auch die Reizbarkeit und das Gefühl des Überfordertseins. Dieses führt wiederum zu höherer innerer Anspannung, die sich dann ebenfalls negativ auf den Schlaf auswirkt, z. B. durch nächtliches Grübeln. Also ein typischer Teufelskreis.

Schlafhygiene

Der Begriff »Schlafhygiene« wird häufig genannt, wenn es um Schlafstörungen geht. Damit werden »gute Verhaltensweisen« rund um das Zubettgehen und den Schlaf bezeichnet. Häufig empfohlen wird:

- Körperliche Aktivität am Tag
- Keine langen Mittagsschläfchen
- Kein Koffein oder Teein am späten Nachmittag
- Sport nicht zu spät in den Abend legen
- Nicht zu spätes Abendessen
- Alkohol vermeiden (auch wenn ein Glas Rotwein mehr beim Einschlafen hilft, erholt sich der Körper im Schlaf schlechter, weil er mit dem Abbau des Alkohols beschäftigt ist)
- Reize reduzieren (z. B. keine laute Musik, Licht dimmen)
- Rituale vor dem Schlafengehen, z. B. noch einen Tee trinken, Fernseher aus, etwas Lesen, »runterkommen«
- Wärme wirkt insgesamt entspannend. Ein beruhigender Tee sorgt für innere Wärme, aber auch eine warme Dusche, eine wohlige Badewanne oder auch nur ein schönes heißes Fußbad sollen einschlaffördernd wirken
- Regelmäßige Zeiten des Zubettgehens
- Erst bei Müdigkeit ins Bett gehen
- Schlafzimmer nicht heizen, für eine gute Matratze, Kopfkissen und Bettdecke sorgen

Für Frauen mit PMDS ist es wichtig, die Faktoren herauszufiltern, die aus dem Rhythmus geraten, wenn sie sich in der 2. Zyklushälfte befinden, und die sich dann negativ auf die Schlafqualität auswirken können. Bisweilen ist einem gar nicht bewusst, wie man sich den guten Schlaf selbst sabotiert (z. B. kurz vor dem Schlafengehen noch ein fettiges, kalorienhaltiges Essen zu sich zu nehmen). Auch hier gilt also die schon gepriesene »Achtsamkeit«, sich seiner selbst immer stärker bewusst zu werden und zur eigenen Expertin zu werden – auch in Sachen Schlaf.

Body-Scan für ein bewusstes Körpergefühl

Der sogenannte Body-Scan gehört zu den Achtsamkeits- und auch Entspannungsübungen und lässt sich recht einfach erlernen. Vor allem für Frauen, die zum Grübeln neigen, ist diese Übung eine gute Möglichkeit, die Gedanken neu zu fokussieren und auf das Hier und Jetzt zu lenken.

Anwendungsbeispiel: »Den Körper scannen«

Im Liegen oder Sitzen schließen Sie die Augen oder fixieren einen Punkt vor sich auf dem Boden, damit sich die Konzentration mehr und mehr nach innen richten kann. Wandern Sie mit Ihrer Aufmerksamkeit zu Ihren Füßen. Nehmen Sie diese genau wahr. Wie fühlen sich die Zehen an, wie die Fußsohlen, welche Stellen berühren evtl. den Boden/die Schuhe, sind sie warm oder kalt? Gehen Sie mit Ihrem inneren »Scanner« im Körper Stück für Stück nach oben, nehmen Sie Ihre Unterschenkel, Knie, Oberschenkel wahr. Scannen Sie die Empfindungen im Becken-, Wirbelsäulen-, Bauch- und Brustbereich. Betrachten Sie vor dem inneren Auge Ihre Oberarme, Ellbogen, Unterarme, Hände und die einzelnen Finger sowie den Daumen. Wie fühlen sich der Schulterbereich und der Nacken an? Wie geht es dem Kopf, der Kopfhaut, dem Gesicht, den Ohren, den Augen, der Nase, der Mundhöhle, den Lippen?

Nach und nach lassen störende Gedanken nach, und die Konzentration wird immer mehr auf den entspannt daliegenden Körper gelenkt. Deshalb eignet sich diese Übung tatsächlich gut zum Einschlafen.

Eine andere sehr gute Methode zum Einschlafen, aber auch bei nächtlichem Wachliegen, ist die Progressive Muskelentspannung (PME). Manchmal ist eine Entspannung erst zu spüren, wenn die Anspannung zuvor bewusst hergestellt bzw. gespürt wird. Auch die anderen genannten Entspannungsmethoden können vor dem Einschlafen eingesetzt werden (Autogenes Training, Fantasiereisen); allerdings funktioniert das besser, wenn man darin schon geübt ist.

Pflanzliche Einschlafhilfen

Von Schlaftabletten im eigentlichen Sinne, die meist Subtanzen enthalten, die einerseits abhängig machen können und andererseits in ihrer Wirkung nachlassen, weshalb man immer mehr braucht, raten wir ab. Viele Frauen profitieren aber von frei verkäuflichen pflanzlichen Mitteln, die Baldrian, Hopfen, Melisse, Passionsblume oder Lavendel enthalten. Hier ist eher auf eine »psychische Abhängigkeit« zu achten, wenn Frauen glauben, ohne diese Hilfsmittel nicht mehr einschlafen oder durchschlafen zu können. Gerade die Zyklusbindung der Symptome mit symptomfreien Zeiten bringt aber die Chance mit sich, nach wenigen Tagen Anwendung wieder darauf zu verzichten und damit beim nächsten Mal erneut eine gute Wirkung zu erzielen.

Alle diese Pflanzen haben einen beruhigenden Effekt, ohne den Schlafrhythmus zu verändern. Es gibt die Mittel in verschiedenen Darreichungsformen wie Badezusätze, Tees, Tropfen, Dragees oder Tabletten.

Einige Studien zu Schlafstörungen allgemein zeigen auch positive Wirkungen von Melatonin, einem natürlich im Körper vorkommenden Stoff, der den Schlaf-Wach-Rhythmus reguliert (▶ Kap. 5). Auch bei PMDS kann sich im Einzelfall ein Behandlungsversuch lohnen, allerdings nur mit ärztlicher Verordnung.

Keine Angst vor Schlaflosigkeit

Je mehr Angst besteht, nicht schlafen zu können bzw. am nächsten Tag nicht fit zu sein, desto mehr verstärken sich Ein- und Durchschlafstörungen. Daher ist es vorteilhaft, wenn man es schafft, Schlaflosigkeit »egal« werden zu lassen oder »zu nutzen«. Es gibt Tiere, bei denen aufgrund ihres Fluchtinstinkts z. B. nur eine Gehirnhälfte »schläft«, die andere passt auf die möglichen Gefahren auf. Diese Erkenntnis kann man selbst nutzen, indem man sich Folgendes aufzeigt:

Anwendungsbeispiel: »Der Körper schläft, der Kopf ist wach«

Auch wenn mein Kopf wach ist, meine Füße ruhen sich aus und schlafen schon.
Auch wenn mein Kopf wach ist, meine Beine ruhen sich aus und schlafen schon.
Auch wenn mein Kopf wach ist, meine Arme ruhen sich aus und schlafen schon.
Auch wenn mein Kopf wach ist, meine Organe ruhen sich aus – Leber, Niere, Herz, alle sind ganz ruhig.
Auch wenn mein Kopf wach ist, mein Körper ruht sich aus, schläft und erholt sich.

Vielen unserer Patientinnen hat dieses Bild vom halb-wachen und halbschlafenden Zustand schon geholfen.

Manchen hilft auch das Hören von *Hörbüchern* oder das *Lesen* mit einem E-Reader, weil dieser Licht-reduziert und lautlos zu bedienen ist. Die innere Einstellung »Dann komme ich endlich mal zum Lesen« ist ein guter Gegenspieler zu »Oh nein, nicht schon wieder diese schreckliche Schlaflosigkeit«.

Angst vor Schlaflosigkeit entsteht auch durch die Befürchtung, dem nächsten Tag mit so wenig Schlaf nicht gewachsen zu sein. Eventuell hilft das Wissen um Strategien, wie man nach einer »schlechten« Nacht trotzdem seine Konzentration steigern kann, z. B. mit einer erfrischenden Dusche oder koffeinhaltigen Getränken.

Strategien bei Kontrollverlust und dem Gefühl des Überwältigtseins

Gerade der Kontrollverlust aufgrund von Gefühlen der Überforderung bzw. der Überwältigung führt dazu, dass Frauen nach professioneller Hilfe suchen. Die Reizbarkeit und Wut gepaart mit Kontrollverlust macht vielen wirklich Angst, wie auch unsere Erfahrungsberichte zeigen. Aggressionen können sich gegen andere (am ehesten Partner und Kinder) richten und/ oder auch gegen sich selbst. Gar nicht so einfach, wenn man sich bereits in Rage befindet, auf Strategien zurück zu greifen, die in etwas abgemilderten Situationen noch verfügbar waren. Es geht also darum, die Kontrolle zurück zu gewinnen bzw. frühzeitig die Wut zu stoppen.

Stresstoleranz

Bei psychischen Störungen, die mit Schwierigkeiten der Impulskontrolle einhergehen (u.a. Zwänge, Borderline-Persönlichkeitsstörung, Sucht) wird versucht, eine stärkere Stresstoleranz aufzubauen. Dazu gehört das Akzeptieren, dass Stress auftauchen kann und in bestimmten Situationen oder Phasen eben vermehrt vorhanden ist. Eine erste Maßnahme könnte sein, innerlich einen Schritt zurückzutreten, um damit Abstand zu dem Stressempfinden zu gewinnen. Achtsamkeitstrainings helfen dabei, die Gedanken ins Hier und Jetzt zu lenken, wodurch z.B. verhindert wird, dass große Drohungen für die Zukunft ausgesprochen bzw. geschrien werden.

Alle Methoden, die Spannung reduzieren können, sollten zum Einsatz kommen. Besonders geeignet scheinen Atem-Übungen zu sein, weil diese keine anderen Vorbereitungen brauchen als sich bequem auf einen Stuhl zu setzen oder hinzulegen. Pro und Contra Listen können in Gedanken aufgestellt werden (»Was spricht für einen Wutausbruch und das Zerschlagen von Porzellan jetzt in dieser Situation, was dagegen?«). Solche Überlegungen führen automatisch dazu, sich von der Wut weg zu fokussieren.

Und es geht immer wieder um das Akzeptieren der Realität, das Bemühen, unangenehme Situationen und Gefühle zu ertragen und durchzustehen – oder diese auch gezielt und ruhig zu verlassen. Manche sprechen in dem Zusammenhang auch von »radikaler Akzeptanz«.

Impulskontrolle

Beim Kontrollverlust handelt eine Person aus einem Affekt bzw. Impuls heraus. Die »Affektsteuerung« ist somit gemindert oder aufgehoben. Es gibt verschiedene Möglichkeiten diese zurückzuerobern.

Zum einen durch *Aufmerksamkeitslenkung*, indem Auslöser verhindert werden und frühe Anzeichen bereits erkannt werden. Zum Beispiel könnte man den Partner bitten, die Kinder für Kindergarten oder Schule fertig zu machen, wenn man weiß, dass die eigene Gereiztheit mit dem Zeitmanagement der Kinder auf jeden Fall kollidieren wird. Gut ist es, wenn solche Strategien in ruhigen Zeiten vorbesprochen sind und die Familienaufgaben entsprechend verteilt sind.

Zum anderen ist es wichtig, Alternativen zu diesem impulsiven Verhalten zu lernen. So versucht man z. B. *inkompatible, d. h. unvereinbare oder konkurrierende Verhaltensweisen* zum unerwünschten Verhalten zu finden. Statt wie üblich einen »Schreianfall« zu bekommen, könnte die Aufgabe darin bestehen, erst 3 x tief durchzuatmen, dann ein Lächeln aufzusetzen und nachzuspüren, ob ein Schreien jetzt noch möglich ist.

Sehr wirksam sind starke *Sinnesreize*, v. a. sensorische Reize, die einen Impulsdurchbruch abwenden oder unterbrechen können. Wütende Jugendliche hören vielleicht lautstark Musik. Körperliches Auspowern kann helfen, z. B. sehr schnell joggen oder gegen einen Boxsack schlagen; aber auch »die Runde um den Block laufen« kann bereits beruhigen. Als hilfreich erleben manche Frauen den Einsatz von Eiswürfeln (im Mund oder in den Händen) oder das Schnalzenlassen eines Gummiarmbands, was einen kurzen Schmerzreiz setzt. Und auch ätherische Öle wie Pfefferminz oder andere Riechreize scheinen gut zu wirken. Auch diesbezüglich gilt wieder – probieren Sie aus, was für Sie stimmig und richtig ist.

Die genannten Strategien helfen übrigens ebenfalls, um übermäßigen Kaufimpulsen zu widerstehen, das Spielen am Computer zu begrenzen oder andere unerwünschte Verhaltensweisen zu unterbrechen.

Strategien bei körperlichen Symptomen

Typische prämenstruelle körperliche Beschwerden wie Wassereinlagerungen oder Brustspannen spielen nach unserer Erfahrung bei der PMDS keine übergeordnete Rolle. Auch in den Diagnosekriterien sind sie zusammengefasst nur eines von elf Kriterien. Trotzdem fühlen sich viele Frauen mit PMDS »nicht wohl«. Vor allem den körperlichen Spannungszuständen und Schmerzen bei der PMDS können aktive Entspannungsmethoden gut entgegenwirken. Bei Unterbauchschmerzen beispielsweise wird gerne Sport bzw. Bewegung empfohlen, obwohl der erste Impuls eher auf die Couch führen würde.

Progressive Muskelentspannung

Bei den Entspannungsmethoden haben wir die Progressive Muskelentspannung (PME) beschrieben. Wir führen sie hier bewusst nochmals auf, weil es eine etwas aktivere Methode ist als z. B. das Autogene Training (AT). Starke innere Anspannung überträgt sich häufig auf den Körper und macht sich dann beispielsweise durch Rückenschmerzen, Schulterschmerzen, Unterbauchschmerzen, Kieferverspannungen etc. bemerkbar. Auch die in der 2. Zyklushälfte nicht selten berichteten kleineren »Unfälle« – wie Knie und Schienbeine anstoßen, Umknicken, sich in die Finger schneiden, sich verrenken – können mit einem erhöhten Körpertonus zusammenhängen. Mit PME kann man dann eine Art »paradoxe Intervention« herbeiführen: Indem einzelne Muskelgruppen besonders stark angespannt und damit wahrgenommen werden, ist beim Loslassen der Anspannung nicht nur ein subjektives, sondern ein reales Entspannungsphänomen herstellbar. Die Körperwahrnehmung wird gleich mit verbessert.

Yoga statt Couch

Manchen Menschen fällt es viel leichter, durch Bewegung »den Kopf frei zu kriegen« als mit den sogenannten »passiven Entspannungsmethoden«

(Meditation, AT) und somit während der Aktivität oder direkt danach ein Gefühl der Entspannung entstehen zu lassen. Der Entspannungseffekt im Sinne einer Beruhigung des gesamten autonomen Nervensystems findet jedoch nicht so intensiv statt wie bei ruhigen, passiven Methoden.

Yoga steht in der buddhistischen Tradition und vereint körperliche Fitness mit Meditation. Es gilt somit neben Zen-Buddhismus, Tantra, Kampfkunst, Gehmeditation und Tanz zu den aktiven Meditationsformen. Viele Frauen profitieren sehr von dieser Kombination. Inzwischen werden Yoga-Richtungen von sehr meditativer Ausrichtung bis hin zu extremer körperlicher Betätigung angeboten.

Entspannend wirkt beim Yoga neben der körperlichen Betätigung die achtsam-akzeptierende Grundhaltung. »Alles was ist« wird mit neugierig liebevollem Interesse wahrgenommen und dabei nicht bewertet. Die Kombination aus Dehnung, Kräftigung, Entspannung und Meditation kann gegen viele körperliche Beschwerden der PMDS helfen und psychisch zur Ruhe führen. Das bewusste Atmen, das zu den Yoga-Übungen gehört, sorgt neben einem beruhigenden Effekt auch für eine gute Durchblutung und Sauerstoffversorgung des gesamten Körpers.

Die Unterstützung durch Yoga bei dem Ziel, eine annehmende Haltung einzunehmen, ist gerade bei der PMDS wichtig und hilfreich. Anstatt sich ständig selbst abzuwerten, weil man Verhaltensweisen zeigt, die man nicht zeigen möchte, verbessert man die Selbstwahrnehmung und Selbstakzeptanz.

Geübte »Yogis« können die Bewegungsabläufe gezielt in der 2. Zyklushälfte auch zuhause für sich selbst ausüben oder finden eine Anleitung per Internet oder App ausreichend.

Selbsthypnose statt Medikamente

In den vorigen Abschnitten haben wir eine Reihe von Selbsthilfestrategien beschrieben, die »Selbsthypnose«, auch *Autosuggestion* genannt, benutzen. So etwa die Imaginationsverfahren und Fantasiereisen, die zur Entspannung und auch zur Ablenkung dienen. Die spezielle Psychotherapierichtung Hypnotherapie bedient sich gerne dieser Verfahren, nicht nur bei psychischen, sondern auch bei körperlichen Beschwerden.

Bedeutung Placeboeffekt und Noceboeffekt

Jeder kennt von sich selbst die Vorstellungskraft, die bei bestimmten Bildern – beispielsweise in eine Zitrone zu beißen oder dass jemand mit seinen Fingernägeln über eine Kreidetafel kratzt – sofortige körperliche Reaktionen hervorruft.

Bei der PMDS sehen wir sehr häufig eine starke Erwartungsangst, wenn die 2. Zyklushälfte »droht«. Durch die teils langjährige Vorgeschichte mit deutlichen Stimmungsschwankungen, Kontrollverlust und Reizbarkeit sorgen schon die Erwartungen für die entsprechenden inneren Bilder und körperlichen Reaktionen. Es werden also die erwarteten PMDS-Symptome sozusagen vorausgespürt, wenn die Zyklusmitte naht. Dabei machen alle von PMDS betroffenen Frauen die Erfahrung, dass die Symptomstärke durchaus von Monat zu Monat variieren kann.

Für sich selbst nutzen gut geübte Hypnotherapeuten übrigens das bildhafte Denken auch, beispielsweise zur Eigen-Anästhesie (z. B. um Zahnbehandlungen, selbst Wurzelbehandlungen, ohne Betäubung an sich vornehmen zu lassen).

In ähnlicher Weise – also mittels Vorstellungskraft – kommt auch der sogenannte *Placeboeffekt* zustande, den man vor allem aus Medikamentenstudien kennt, bei denen ein neuer Wirkstoff gegen ein Placebo (abgeleitet von lat. placere = gefallen) getestet wird. Bei diesen als Doppelblindstudien bezeichneten Studien wissen weder Ärzte noch Studienteilnehmer, was der Einzelne einnimmt. Selbst wenn ein Patient das Placebo ohne Wirkstoff bekommt, verspürt er möglicherweise die erwarteten positiven Wirkungen. Das wird als Placeboeffekt eines Medikamentes bezeichnet, und es entwickelt sich mittlerweile in der medizinischen Wissenschaft immer mehr Interesse an dieser Wirkweise. Sind übrigens Nebenwirkungen eines Medikamentes bekannt und ein Studienteilnehmer entwickelt diese »Nebenwirkungen« bei der Einnahme des Placebos (er selbst weiß ja nicht, ob es der Wirkstoff oder das Placebo ist), treten diese häufiger auf. Diesen Effekt bezeichnet man als *Noceboeffekt* (abgeleitet von lat. nocere = schaden).

Forschungsprojekte konnten in den letzten Jahren zeigen, dass manche Patienten selbst dann positive Wirkungen verspüren, wenn sie *wissen*, dass sie ein Placebo einnehmen. Und dass sogar die »*Vorstellung, ein Medikament zu nehmen*«, zu einer Linderung der Beschwerden, wie etwa Schmerzen, führen kann.

Das klingt vielleicht alles nicht sehr wahrscheinlich, ist aber letzten Endes genau das, was sich in der Psychotherapie schon in vielfältiger Weise als wirksam erwiesen hat – die Autosuggestion. So etwa bei den verschiedenen schon beschriebenen Methoden, wie etwa »Innerer Ort der Ruhe«.

Selbsthypnose als Selbsthilfestrategie

Aus vielfältigen Behandlungsverläufen wissen wir, wie schwer sich manche Frauen mit der Einnahme von Schmerzmitteln, Hormonen oder Antidepressiva tun.

Wir machen uns deshalb die erwähnten Forschungsansätze zu Nutze und bieten Ihnen im Folgenden eine *Selbsthilfestrategie* unter Einsatz von Autosuggestion als *Alternative zur Einnahme eines Medikamentes* an. Die Übung geht folgendermaßen:

Anwendungsbeispiel: »Medikamenteneinnahme imaginieren«

Suchen Sie sich einen ruhigen Ort und nehmen Sie eine bequeme Position ein, z. B. in einem Lehnstuhl oder auf einem Sofa oder auf einer Yogamatte. Nehmen Sie zuerst Ihren gesamten Körper gut wahr. Seien Sie dankbar für alles, was sich gut anfühlt. Seien Sie dankbar für alle Vorgänge im Körper, die kein Eingreifen nötig machen.

Konzentrieren Sie sich nun darauf, wo in Ihrem Körper ein Schmerz oder ein Symptom wahrzunehmen ist. Stellen Sie sich vor, dass Sie ein hochwirksames Medikament einnehmen, das gezielt an dieser Stelle wirkt (z. B. eine schnell wirksame Schmerztablette). Jede Art von »Medikament« können Sie in Ihrer Vorstellung einsetzen (einen schmerzstillenden Saft, heilende Tropfen, eine Heilsalbe, ein Pulver gegen

Spannungsgefühle, ein stimmungsaufhellendes Antidepressivum oder auch ein starkes Beruhigungsmittel). Nutzen Sie Ihre Erfahrungen mit solchen Mitteln und lassen Sie Ihre Fantasie spielen. Und beobachten Sie die Veränderungen an der störenden/schmerzenden Stelle bzw. dem unangenehmen psychischen Zustand.

Lassen Sie sich Zeit bei der Übung – auch wenn Sie sonst ein Schmerzmittel oder ein Medikament nehmen, braucht es Zeit, bis die Wirkung richtig spürbar ist. Also nicht ungeduldig werden.

Vielleicht brauchen Sie noch die Vorstellung von kleinen inneren Helfern, die mit entsprechenden Mitteln und Werkzeugen zugegen sind und sich an ihr heilendes Werk machen. Lassen Sie z. B. den langsam auseinanderbröckelnden Schmerz abtransportieren, sodass er sich verkleinert bzw. abschwächt und vielleicht sogar ganz verschwindet. Lassen Sie die Helfer die geschwollenen Körperregionen mit einer kühlenden Lösung spülen, sodass die Schwellung langsam abklingt. Lassen Sie sie eine Kopfmassage durchführen, die Ruhe und Entspannung mit sich bringt. Finden Sie Ihre eigenen Bilder, die zum Problem passen.

Wiederholen Sie diese Übung entsprechend, wie Sie sonst das Medikament einnehmen würden (vielleicht zweimal am Tag eine Schmerztablette oder eine Salbe vor dem Schlafengehen).

Verbinden Sie im optimalen Fall diese Selbstinstruktion mit einer Entspannungsmethode und nutzen Sie dabei Ihre Erfahrung, dass sowohl körperliche als auch psychische Beschwerden mit zunehmender Entspannung weniger werden.

Im besten Fall bringt bei der PMDS schon eine zuversichtliche Haltung mit der Hoffnung auf einen »besseren Zyklus dieses Mal« und das gleichzeitige Wissen um gute Selbsthilfestrategien, die man bei Beschwerden anwenden kann, eine positive Grundstimmung mit sich. Die Überzeugung, selbstwirksam zu sein und etwas bewirken zu können, bringt Gelassenheit mit sich. Wenn man die dann noch ergänzen kann durch den Placeboeffekt des imaginierten Medikamentes gegen die Beschwerden, das man autosuggestiv (sich selbst beeinflussend) einsetzt, verstärkt das das Gefühl der eigenen Einflussmöglichkeiten und hat lindernde Wirkung. Probieren Sie es aus!

Auch das sei zum Abschluss noch gesagt: Wir nutzen bei solchen Selbstinstruktionen nicht »einfach die Einbildungskraft«. Vielmehr gibt es vielfältige Hinweise darauf, dass unser Gehirn nicht nur die Inhaltsstoffe von Medikamenten verarbeitet, sondern dass sehr viel kompliziertere Mechanismen an der Wirkung beteiligt sind.

7 Häufig gestellte Fragen

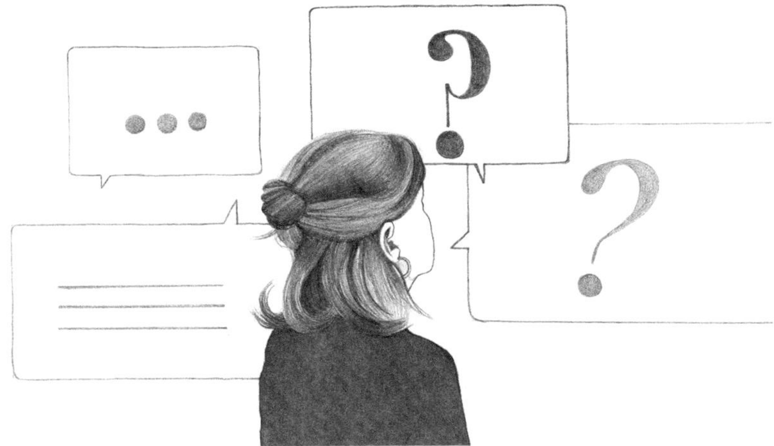

In diesem Kapitel greifen wir einige Fragen noch einmal auf, die uns häufig von Betroffenen gestellt werden. Ausführlich findet sich die Thematik auch in den jeweiligen Kapiteln.

Bedeutet PMDS, dass ich psychisch krank bin?

Wir sprechen lieber von Störung als von psychischer Erkrankung. Und diese Störung hat nicht nur eine Ursache, weshalb wir von einem bio-psycho-sozialen Entstehungsmodell ausgehen. Es ist also von einer psychischen Vulnerabilität (= Empfindlichkeit) auszugehen. Und leider machen manche Frauen mit PMDS die Erfahrung, dass sie auch von einer Depression nach der Entbindung betroffen waren oder dass sich in den Wechseljahren psychische Symptome zeigen.

Ihre PMDS zeigt, dass Sie vielleicht etwas empfindlicher sind als andere Menschen und besonders auf sich achten sollten. Dazu gehören nicht nur Stressausgleich und Selbstfürsorge auch in belastenden Lebensphasen. Wir haben eine Vielzahl von Selbsthilfestrategien beschrieben, die gerade dabei helfen können.

Was ist, wenn meine Beschwerden keine klare Zyklusbindung haben?

Wie in Kapitel 4 dargelegt, muss man immer auch das Vorhandensein einer anderen Störung in Betracht ziehen, bei der möglicherweise »nur« zyklusbedingte Verstärkungen auftreten. Zeigt das Zyklustagebuch »ein wildes Durcheinander« von Beschwerden, sollte man zunächst nach äußeren Faktoren Ausschau halten, die dafür verantwortlich sein könnten: beispielsweise Stressfaktoren bzw. bestimmte Ereignisse. Finden sich da keine Zusammenhänge, muss man sich die auftretenden Symptome noch einmal genau vor Augen führen und diese dann möglichst mit einer Fachfrau/einem Fachmann (psychiatrischer oder psychotherapeutischer Ausrichtung) genau betrachten. Die Mitnahme des Zyklustagebuches hilft dabei sehr.

Gleiches gilt auch, wenn in der 1. Zyklushälfte Symptome vorhanden sind, die sich dann in der 2. Zyklushälfte noch einmal verstärken; denn dann könnte es eine andere Störung sein (wie etwa eine Depression oder eine Angststörung), die sich prämenstruell verstärkt.

Gibt es ein bevorzugtes Alter für die PMDS?

Alle Studien zeigen zwar, dass ein PMS in jedem Alter beginnen kann, dass sich typischerweise die schwere Form einer PMDS aber eher im Alter über 30 Jahre zeigt. Nicht selten ist es eine Entwicklung von anfangs leichten Symptomen, die sich dann im Laufe der Jahre immer stärker entwickeln.

Im Übrigen gibt es auch junge Mädchen, die schon kurz nach der Pubertät eine PMDS entwickeln – was nicht selten dazu führt, dass die Symptome wie Stimmungsschwankungen oder Reizbarkeit/Aggressivität als Teil der Pubertät wahrgenommen werden.

Warum jetzt, nach der Geburt eines Kindes?

So richtig weiß das niemand, allerdings hat wohl auch das wieder mit der Zunahme der Belastungen und den immer geringeren Rückzugsmöglichkeiten zu tun. Beitragen kann auch die Tatsache, dass die betroffene Frau nicht wieder zur Pille zurückkehrt, die sie früher genommen hat, z. B. weil sie weiter nicht verhüten möchte oder sich eine Spirale hat einsetzen lassen.

Warum nach Absetzen der Pille?

Das hat wohl damit zu tun, dass durch die Einnahme einer Pille die hormonellen Schwankungen weniger werden; vor allem durch die Einnahme im Langzyklus schaltet man diese ja sogar weitgehend aus (► Kap. 5). Wird die Pille dann irgendwann abgesetzt, weil z. B. eine Schwangerschaft geplant ist oder auf eine andere Verhütungsmethode umgestellt wird, kommt u. U. die Symptomatik in unerwarteter Weise zum Vorschein bzw. wieder zurück. Nicht zuletzt diese Erfahrungen haben dazu geführt, dass die Pille heute als Therapiemaßnahme eingesetzt wird (vor allem im Langzyklus, d. h. ohne Pillenpause).

Wieso tritt die Symptomatik nach der Sterilisation auf?

Immer wieder einmal gibt es auch Frauen, die lange hormonell verhütet haben und bei denen sich dann nach einer Sterilisation die PMDS mit Wucht meldet. Wie bei der vorigen Frage beschrieben, ist es die Veränderung durch die beendete Hormoneinnahme. Als man noch weniger über die PMDS wusste, wurden solche Symptome nach einer Sterilisation oftmals so gedeutet, dass die Frau mit ihrer verlorenen Fruchtbarkeit nicht zurechtkomme.

Wie ist der Verlauf unbehandelt?

Bei den meisten Frauen wechselnd. Mal sind die Symptome sehr stark, dann wieder nur leicht oder gar nicht vorhanden. Vieles davon hängt von der jeweiligen Lebenssituation, der jeweiligen Stressbelastung und vor allem den Rückzugsmöglichkeiten ab. Viele Frauen berichten aber von einer stetig zunehmenden Belastung unter den Symptomen, wohl auch, weil sich daraus häufig eine negative Dynamik in der Partnerschaft, der Familie oder der Arbeitssituation entwickelt, die zu ernsthaften Problemen führen kann.

Hört es irgendwann von selbst auf?

Die gute Nachricht ist »Ja, es wird irgendwann von selbst aufhören« – wenn nämlich die monatlichen hormonellen Schwankungen aufhören, d. h. mit der Menopause, nach der letzten Regelblutung. Die schlechte Nachricht: Frauen, die empfindlich sind für hormonelle Veränderungen und an einer PMDS leiden, haben vor allem in der frühen Phase der Wechseljahre häufiger psychische Probleme, die manchmal auch an die PMDS-Symptome erinnern (wie etwa Stimmungsschwankungen, Reizbarkeit etc.). Insofern hilft es also nicht, unnötig zu leiden in der Erwartung, dass es irgendwann schon aufhören wird. Vielmehr ist es sinnvoll, frühzeitig dagegen zu arbeiten und eigene Strategien zu entwickeln. Damit lässt sich manchmal dann verhindern, dass es zu ernsthaften familiären bzw. partnerschaftlichen Problemen kommt und alles eskaliert. Gerade in frühen Stadien kann man sich auf Stressreduktion, Selbstfürsorge und Selbsthilfestrategien konzentrieren.

Warum Antidepressiva vom SSRI-Typ?

Die Antidepressiva vom SSRI-Typ wirken speziell auf das Serotonin-System, was bei Depressionen und Angststörungen beteiligt ist, aber eben auch bei Symptomen wie Aggressivität und Reizbarkeit. Auch andere Antidepressiva können helfen, sprechen aber die Symptomatik nicht so speziell an.

Was mache ich, wenn ich die SSRI nicht gut vertrage?

Grundsätzlich sind die SSRI gut verträglich, manchmal treten aber in der Anfangsphase Nebenwirkungen (z. B. Übelkeit, Kopfschmerzen, Unruhe) auf. Und immer wieder gibt es Frauen, die eine hohe Empfindlichkeit gegenüber SSRI zeigen, sodass gar nicht die im Beipackzettel empfohlenen Dosierungen vertragen werden.

Da gibt es zwei Möglichkeiten: zunächst würden wir empfehlen, die Dosis zu reduzieren, selbst wenn diese schon unterhalb der angegebenen Wirkdosis des Medikamentes liegt. Sowieso hat sich das langsame »Einschleichen« mit einer sehr niedrigen Dosis bewährt, dass nämlich jede Frau ihre eigenen Erfahrungen macht und gemeinsam mit dem behandelnden Arzt/der Ärztin die für sie richtige Dosis herausfindet (▶ Tab. 5.2). Und bei sehr empfindlichen Frauen lohnt sich der Versuch mit einer *Lösung*, die man tropfenweise dosieren kann. Einige Antidepressiva vom SSRI-Typ sind in Tropfenform erhältlich.

Angeblich wirken Antidepressiva doch erst nach drei Wochen. Wieso kann die Einnahme nur in der 2. Zyklushälfte helfen?

Es ist richtig, dass Antidepressiva beispielsweise bei Depressionen oder Angststörungen oftmals mehrere Wochen brauchen, bis eine deutliche Wirkung eintritt. Doch die PMDS ist keine Depression im engeren Sinne, auch wenn depressive Symptome auftreten können. Vielmehr ist sie eine

Störung, bei der Reizbarkeit und Stimmungslabilität im Vordergrund stehen.

Verschiedene Behandlungsstudien haben gezeigt, dass auch die Gabe nur in der 2. Zyklushälfte wirksam ist, allerdings wohl nicht so deutlich wie bei durchgehender Gabe. Unsere praktischen Erfahrungen haben sogar gezeigt, dass manchmal die Einnahme nur wenige Tage vor der Menstruation bzw. dann, wenn Symptome auftreten, wirksam sein kann.

Machen mich die Antidepressiva abhängig?

Es gibt zwar Psychopharmaka, die abhängig machen, wie etwa Beruhigungsmittel (Tranquilizer, dazu gehören beispielsweise Diazepam oder Lorazepam) oder bestimmte Schlafmittel. Aber nein, Antidepressiva, die ja bei der PMDS zum Einsatz kommen, machen generell nicht abhängig. Es kann zwar vor allem bei den SSRI, die vorzugsweise eingesetzt werden, beim Absetzen zu sogenannten Absetzphänomenen kommen, vor allem wenn das Absetzen zu rasch oder ganz abrupt erfolgt. Aber diese Absetzphänomene, die den anfänglichen Nebenwirkungen ähneln, sind keine Hinweise auf Abhängigkeit bzw. Sucht.

Abhängiges bzw. süchtiges Verhalten bedeutet nämlich, dass man immer mehr von einer Substanz nehmen muss, um die gleiche Wirkung zu erzielen und dass der Konsum im Vergleich zu anderen Aspekten des Lebens immer mehr in den Vordergrund tritt. Und Abhängigkeit bedeutet weiter, dass man einen bestimmten Effekt erzielen möchte (wie etwa eine euphorische Stimmung), während die Antidepressiva eingesetzt werden, um bestimmte Symptome zu beseitigen.

Ändern die Medikamente meine Persönlichkeit?

Nein, ganz sicher nicht. Antidepressiva helfen vielmehr dabei, Symptome, die sehr verunsichern und zu Selbstzweifeln führen, zu beseitigen und damit die Persönlichkeit zu stabilisieren.

Vor allem die Erfahrung, die Betroffene bei erfolgreicher Behandlung der PMDS machen, dass sie nämlich etwas tun können und wissen, mit was sie es überhaupt zu tun haben, gibt ihnen das Gefühl der Kontrolle zurück.

Die Angst vor den Symptomen ist nicht mehr so beherrschend, zumal wenn es auch in der Familie bzw. Partnerschaft zu einem anderen Umgang mit der Problematik gekommen ist und alle gelassener mit den prämenstruellen Veränderungen umgehen können.

Muss ich die Medikamente lebenslang nehmen?

Leider muss man davon ausgehen, dass die PMDS-Symptomatik unbehandelt bis zur Menopause immer wieder auftritt. Allerdings zeigt die praktische Erfahrung, dass beispielweise unter der Behandlung mit Antidepressiva vom SSRI-Typ irgendwann so viel »Ruhe einkehrt«, dass zwischendurch auf die Antidepressiva verzichtet werden kann. So etwa in stressarmen Zeiten, wie etwa im Urlaub, wo die Symptomatik sowieso oft geringer ist. Man kann das nutzen, um zwischendurch für einige Monate Medikamentenpausen zu machen und dann erneut mit der Behandlung zu beginnen, wenn die Symptome wieder stärker werden.

Ähnlich ist es übrigens mit den Verhütungsmitteln, egal ob mit Pillenpause oder als Pille im Langzyklus. Wird die Einnahme beendet, stellt sich mit hoher Wahrscheinlichkeit auch wieder eine PMS- oder sogar PMDS-Problematik ein. Allerdings sollte bei der Pille nicht »einfach so« eine Pause eingelegt werden, sondern nur in Absprache mit der Frauenärztin/dem Frauenarzt.

Was kann ich tun, wenn ich keinen Arzt/keine Ärztin finde, die sich mit der PMDS auskennt?

Machen Sie sich selbst zur Expertin für Ihre Problematik!

Führen Sie ein Zyklustagebuch, in dem Sie schon selbst beurteilen können, ob Ihre Symptome tatsächlich nur prämenstruell bzw. in der 2. Zyklushälfte auftreten. Fahnden Sie nach Einflussfaktoren und informieren Sie sich über Therapiemöglichkeiten. Gehen Sie mit all diesen Informationen ganz gezielt zu Ihrer Frauenärztin/Ihrem Frauenarzt bzw. Ihrem Hausarzt/Ihrer Hausärztin. Gerade die Hausärzte sind eine gute Anlaufstelle, wenn ein Termin beim Psychiater/einer Psychiaterin, die sich naturgemäß mit Antidepressiva sehr gut auskennen, in weiter Ferne steht. Auch Hausärzte behandeln eine Vielzahl von psychischen Störungen und das oftmals mit SSRI. Nehmen Sie Ihren Zykluskalender und evtl. Informationsmaterial über die PMDS mit.

Im Übrigen bleibt zu hoffen, dass mit der Einführung der Kriterien für die PMDS in der ICD-11 in Zukunft immer mehr Ärztinnen/Ärzte mit den speziellen Behandlungsstrategien vertraut sein werden.

Macht eine Laboruntersuchung der Hormone Sinn?

Es gibt keinen Labortest, mit dem die Diagnose einer PMDS abgesichert werden kann. Allerdings kann es sinnvoll sein, parallel zur Dokumentation der Beschwerden im Zyklustagebuch eine Hormonanalyse zu verschiedenen Zeitpunkten im Zyklus durchzuführen, um andere bzw. zusätzliche Störungen zu erfassen. Dazu kann beispielsweise die hormonelle Überprüfung der Eizellreifung sinnvoll sein, wie auch die Überprüfung anderer Hormone, wie etwa Prolaktin, Schilddrüsenhormone etc. Und bei Bedarf können damit auch (vorzeitige) Wechseljahrbeschwerden abgegrenzt werden.

Gefährde ich meine Chancen schwanger zu werden, wenn ich die Pille im Langzyklus nehme?

Nach Absetzen der Pille – egal wie lange oder in welchem Rhythmus sie genommen wurde – werden die Hormone innerhalb weniger Tage vom Körper abgebaut. Durch die regelmäßige Einnahme der Pille mit vorgegebener Pillenpause werden mögliche Zyklusunregelmäßigkeiten und hormonelle Probleme überdeckt, die dann eventuell nach dem Absetzen (wieder) deutlich werden. Diese sind aber keine Folge der Hormoneinnahme, und die Hormone haben auch nicht den Zyklus »durcheinandergebracht«. Im Gegenteil, die Pille reguliert den Zyklus und macht ihn vorhersehbar, was manche Frauen auch nutzen, um nicht gerade im ungünstigsten Moment (z. B. auf einer Reise oder während eines Wettkampfes) ihre Periode zu bekommen, indem sie die Pilleneinnahme vor der Pause verlängern. Auch wenn vor der Anwendung der Pille ein hormonelles Problem bestanden hat, beispielsweise ein Überschuss an männlichen Hormonen, ist die Wahrscheinlichkeit hoch, dass das Problem nach Absetzen der Pille wieder auftritt. Sofern Sie also nach Absetzen der Pille feststellen, dass ihre Regelblutung ausbleibt oder unregelmäßig ist, sollten Sie sich an ihre Frauenärztin/Ihren Frauenarzt wenden, um zu klären, was die Ursache ist und welche Behandlungsmöglichkeiten bestehen.

Sollte ich mit PMDS überhaupt Kinder bekommen?

Vor allem unter dem Einfluss einer ausgeprägten PMDS-Symptomatik fragen sich manche Frauen, ob sie überhaupt in der Lage wären, sich jetzt auch noch um ein Kind zu kümmern. Auch in einer Partnerschaft, in der es aufgrund der Symptomatik wiederkehrende Auseinandersetzungen und Streit gibt, wird bisweilen an der Sinnhaftigkeit einer Familienplanung gezweifelt. Zudem kommt der Kinderwunsch häufig in einer Lebensphase auf, in der zusätzlich berufliche Herausforderungen anstehen, was das Stresslevel weiter erhöhen kann. Um sich seiner eigentlichen Wünsche und Stärken wieder bewusster werden zu können, ist es gerade in dieser Lebensphase wichtig, die PMDS-Symptome zu reduzieren und mehr Ruhe »ins System« zu bekommen.

Grundsätzlich spricht auch bei PMDS gar nichts gegen Kinder. Das erste Kind bringt jedoch meist eine starke Veränderung der Lebensgewohnheiten mit sich, worauf wir zurückführen, dass nicht wenige Frauen erstmals nach der Geburt eines Kindes die PMDS-Symptomatik ganz deutlich erleben. Mit weiteren Kindern verringern sich die Entspannungs- und Rückzugsmöglichkeiten noch mehr, der Stress wird größer, die Ausgleichsmöglichkeiten werden weniger. Ein bewusster Umgang mit der Frage und das Wissen um die Behandlungsmöglichkeiten, wozu auch die Selbsthilfestrategien (► Kap. 6) gehören, hilft hier weiter. Und die PMDS sollte dann nur einer von vielen Aspekten sein, die man sowieso zu bedenken hat, wenn es an die Familienplanung geht.

Übrigens ist auch das Risiko einer Depression nach der Entbindung bei Frauen mit PMDS erhöht. Deshalb sollten Sie sich professionelle Hilfe holen, wenn es Ihnen nach der Entbindung über mehrere Wochen nicht gut geht, um die Depression nicht zu übersehen und sich behandeln zu lassen.

Hilft es, wenn ich mir die Eierstöcke oder die Gebärmutter entfernen lasse?

»Wenn ich wüsste, dass nach einer Entnahme der Eierstöcke alles besser ist, würde ich sogar das in Erwägung ziehen!« So wie die Betroffene, die das gesagt hat, denken nicht wenige Frauen. Aber Vorsicht: man würde den Teufel mit dem Beelzebub austreiben, d. h. ein Übel beseitigen, sich aber dafür ein anderes einhandeln!

Zunächst eine Klärung: Die Entfernung der Gebärmutter würde nichts bringen, da dadurch nur die monatliche Blutung ausfällt. Die Eierstöcke produzieren weiterhin die Hormone, und die Symptome treten trotzdem mehr oder weniger regelmäßig auf. Die Entfernung der Eierstöcke (Ovarien) beseitigt naturgemäß die monatliche Schwankung, aber um den Preis, dass eine Frau in die vorzeitigen Wechseljahre versetzt wird – mit allen negativen Konsequenzen, z. B. für Wechseljahrbeschwerden (► Kap. 5).

Warum bringt die Paartherapie nichts mehr?

Die Paartherapie hebt wie alle psychotherapeutischen Verfahren auf einen Prozess von Problemerkennung, Problembearbeitung, Einüben alternativer Verhaltensweisen etc. ab. Viele Betroffene haben bereits entsprechende Erfahrungen aus der Psychotherapie, und sie wissen, was sie in welcher Situation eigentlich tun möchten oder sollten. Aber unter dem Einfluss der intensiven Gefühle in der 2. Zyklushälfte versagen diese Mechanismen, was letzten Endes nur dafürspricht, dass man vielleicht zusätzlich auch andere Wege einschlagen muss. Möglicherweise sind Hormone oder Antidepressiva der richtige Weg, um dann bei Abklingen der Symptomatik in der Paartherapie bzw. Psychotherapie die aus der PMDS entstandenen Probleme in der Partnerschaft zu beseitigen.

Sollte ich mich von meinem Partner trennen?

Das ist eine Frage, die uns immer wieder gestellt wird, die wir Ihnen aber natürlich nicht beantworten können. Nicht selten spiegelt sich in einer solchen Frage auch die Hilflosigkeit wider, wenn keine andere Lösung in Sicht zu sein scheint.

Grundsätzlich muss man sagen, dass solche wichtigen, das ganze Leben beeinflussenden Entscheidungen *nicht* aus irgendwelchen negativen Gefühlen und nicht aus dem Augenblick heraus getroffen werden sollten, vor allem nicht unter dem Einfluss einer akuten PMDS-Symptomatik. Das innere Gefühl mag sagen, »das ist die Lösung«, aber eine solche Entscheidung muss tragfähig und langfristig sein. Treten solche Impulse in der akuten PMDS-Problematik auf, dann haben sie oft autodestruktive, d. h. selbstzerstörerische Anteile – nach dem Motto »Egal was ich verliere, es ist alles besser als in dieser Situation zu bleiben«. Kurze Zeit später, wenn die Periode eingetreten ist, kann man meist diese Gedanken überhaupt nicht mehr nachvollziehen.

Hilfreich ist vielleicht, wenn Sie sich überlegen, was Sie denn in symptomfreien Zeiten an Ihrem Partner mögen und lieben und ob die störenden Eigenschaften oder Verhaltensweisen alle diese positiven Gefühle überwiegen. Vielleicht kommen Sie dann tatsächlich zu dem Ergebnis, dass diese Partnerschaft nicht die richtige ist, aber es sollte sich dann ein Entscheidungsprozess anschließen, der nicht unter dem Einfluss der PMDS-Symptomatik steht.

8 Erfahrungsberichte

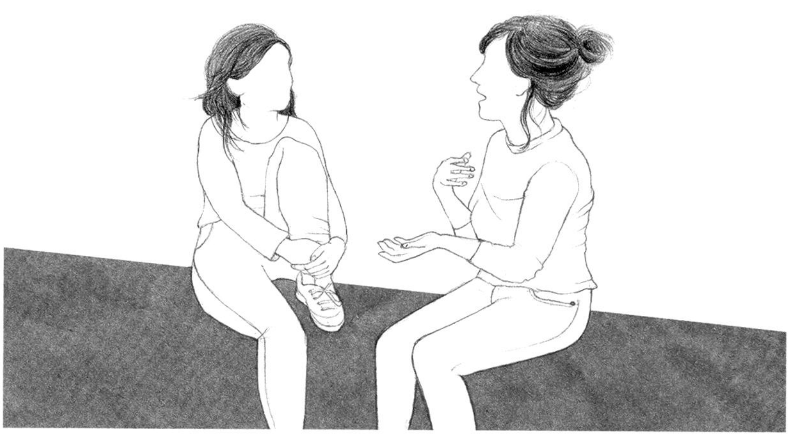

Weil wir wissen, wie wichtig es ist zu erfahren, dass man nicht »die Einzige« ist, die so etwas wie eine PMDS durchmacht, stellen wir Ihnen in diesem Kapitel einige betroffene Frauen vor, die ihre Erfahrungen aufgeschrieben haben. Sie werden sich sicher nicht in jeder dieser Geschichten wiederfinden. Doch die Darstellungen werden Ihnen zeigen, wie unterschiedlich einerseits die Gesichter der PMDS-Problematik sein können, wie ähnlich sie sich aber auf der anderen Seite in ihren Auswirkungen sind.

Nach den Geburten wurde es immer schlimmer. Ich bin froh, dass ich die Medikamente an meine Symptome anpassen kann.

Olivia C.

»Seitdem ich mich erinnern kann, haben mich Beschwerden im Zyklusverlauf begleitet. Als ich im Teenageralter war, standen körperliche Symptome im Vordergrund. In den Tagen vor den Tagen fühlte ich mich aufgebläht, hatte Heißhungerattacken. Während meiner Menstruation hatte ich mit starken Bauchkrämpfen, Kreislaufproblemen, Übelkeit bis hin zum Erbrechen zu kämpfen.

Mit den ersten Partnerschaften begann ich zunächst hormonell zu verhüten; zunächst mit der Minipille, mit einem Verhütungsring und schließlich mit einer Hormonspirale. Doch mehr und mehr hatte ich den Eindruck, dass Hormone meine Psyche beeinflussten. Durch die hormonelle Verhütung ging es mir nicht nur am Zyklusende schlechter, sondern durchgehend. Bis Anfang Zwanzig hatte ich zwei depressive Episoden, die glücklicherweise durch Verhaltenstherapien und medikamentöse Behandlungen zügig abklangen.

Mit Mitte Zwanzig ließ ich die Spirale entfernen und setzte die hormonelle Verhütung damit ab. Dadurch ging es mir zwar ungefähr zwei bis drei Wochen pro Monat besser, in den Tagen vor der Periode fühlte ich mich aber körperlich und seelisch derart eingeschränkt, dass ich meinen Alltag oft nur schwer bewältigen konnte. Meist überkam mich zuerst eine bleierne Müdigkeit, ich war antriebslos, traurig und niedergeschlagen. Ich hatte Heißhunger und war weinerlich und reizbar. Es fühlte sich an, als würde ich die Welt durch einen trüben Schleier wahrnehmen – meine Welt fühlte sich fremd an und ich mich wie ferngesteuert. Manchmal war es so schlimm, dass ich nur eine große Ausweglosigkeit und Ohnmacht spürte. Ich fühlte mich emotional stumpf und konnte meinen Alltag nur mit großem Kraftaufwand bewältigen.

Ich hatte das Gefühl, dass meine Beschwerden von meinem behandelnden Gynäkologen abgetan wurden und wandte mich schließlich an eine Hormonspezialistin. So begann ich ein Zyklustagebuch zu führen, das nach einigen Monaten den Zusammenhang meiner körperlichen und psychischen Beschwerden mit dem Zyklusende deutlich zeigte.

Ich begann eine Psychotherapie und bekam einige Empfehlungen an die Hand: Sport treiben, salzarm essen, auf Alkohol verzichten, Entspannungstechniken einsetzen, um den prämenstruellen Beschwerden entgegenzuwirken. Diese Empfehlungen hatten begrenzten Erfolg; zwar tat Sport – vor allem Yoga – für den Moment gut, die bleierne Müdigkeit, die Niedergeschlagenheit, das fremde Gefühl aber blieben. Hin und wieder war es so schlimm, dass es mich in richtige »Krisen« lavierte.

Ein erster Umbruch war die Schwangerschaft mit meinem ersten Kind. Da war ich Ende Zwanzig. In der Schwangerschaft ging es mir psychisch durchgehend sehr gut. Auch in der ersten Zeit nach der Geburt fühlte ich mich gut und stabil. Doch mit dem Abstillen kehrten die Beschwerden mit ungeahnter Wucht zurück. Mein Leidensdruck war so groß, dass ich mir bei einer Spezialistin in Berlin Rat suchte. Zum ersten Mal hatte ich das Gefühl, dass mein Leiden ernst genommen wurde. Erstmalig kam auch eine medikamentöse Therapieoption ins Spiel: ein Antidepressivum vom SSRI-Typ, das ich in Tropfenform einnahm. Die medikamentöse Behandlung schlug gut an und dämpfte meine Beschwerden deutlich.

Drei Jahre später wurde ich erneut schwanger. Wieder ging es mir sehr gut, den SSRI brauchte ich in der Zeit nicht. Mit meiner langen Stillzeit bis zu meiner dritten Schwangerschaft ein weiteres Jahr später erkläre ich mir, dass ich zwischen den beiden Schwangerschaften keine großen psychischen Aufs und Abs erlebte.

Mein drittes Kind hatte eine Gelbsucht-bedingte Trinkschwäche. Durch das unregelmäßige Stillen bekam ich nach wenigen Wochen meine Menstruation. Und wieder hatten mich die Beschwerden voll im Griff, stärker denn je. Ich hatte eine unbändige Wut in mir, die ich nicht kannte. Das Gefühl, in manchen Situationen die Kontrolle zu verlieren, insbesondere gegenüber den Kindern, und solche Aggressionen kannte ich zuvor nicht. Nicht nur, dass ich beispielsweise meinen Mann in Rage mit einer Versandtasche bewarf; dass ich so geladen war, dass ich im

Kinderzimmer voller Wut eine Packung Windeln und ein Spielzeugauto auf den Boden schleuderte.

Nach solchen Ausbrüchen fühlte ich mich unglaublich schlecht, machte mir Selbstvorwürfe und war verzweifelt. Ich spürte, dass es so nicht weitergehen konnte. Ich hatte förmlich Angst vor mir selbst, davor, die Kontrolle noch schlimmer zu verlieren, wie ein »Hormon-Zombie« ferngesteuert zu sein. Ich suchte mir schließlich Hilfe bei einer Expertin für psychosomatische Frauengesundheit, die nach eingehenden Gesprächen die Diagnose PMDS bestätigte und wieder einen SSRI einsetzte.

Heute bin ich 36 Jahre alt, und es gelingt mir, entspannter mit der Situation umzugehen. Ich gehe offen mit meinen Beschwerden um, kann mit meiner Familie und meinen Freunden über meine Gefühle sprechen. Durch meine Erfahrungen habe ich Selbstvertrauen zurückgewonnen und ängstige mich nicht mehr, die Kontrolle zu verlieren. Ich weiß, wie ich das Antidepressivum nach Bedarf punktuell dosieren kann und an wen ich mich wenden kann, wenn ich professionelle Hilfe brauche. Bis dahin war es ein langer Weg.«

Kommentar

Frau C. berichtet von einem PMS in der Jugendzeit, bei dem körperliche Beschwerden im Vordergrund ihres Erlebens standen. Die Hormone, die sie zur Verhütung einnahm, brachten dann auch psychische Symptome hervor; eventuell getriggert durch die darin enthaltenen Gestagene, die in manchen Fällen PMDS-Beschwerden verstärken, statt sie zu lindern. Psychotherapie und Strategien wie Sport, Ernährungsumstellung, Alkoholverzicht und Entspannungstechniken entlasteten sie eine Zeit lang. Typischerweise ging es Frau C. in allen drei Schwangerschaften psychisch sehr gut. Sie reagierte aber nach den Entbindungen mit deutlichem Stimmungsabfall. Auch die Hormonveränderungen nach dem Abstillen brachten jeweils deutliche depressive Symptome mit sich. Mit jedem Kind verschlechterte sich die Stimmung prämenstruell deutlich.

Die Erfahrung von Frau C., dass sie nämlich sehr sensibel auf Medikamente reagiert, weshalb ihr die verordnende Ärztin zur Einnahme in

Tropfenform riet, ist uns sehr gut bekannt. Nicht nur Frauen mit PMDS brauchen nach unserer Erfahrung oftmals nur niedrige Dosierungen, sondern auch in anderen Zusammenhängen, wie etwa Depressionen nach der Entbindung. Vor allem anfänglichen Nebenwirkungen kann man mit sehr niedrigen Dosierungen zu Beginn entgegenwirken.

Nach der dritten Geburt und der Erfahrung, dass die PMDS-Symptome ihr Leben wieder erheblich beeinträchtigen, begann Frau C. erneut mit einem SSRI. Dass sie die Dosierung je nach Symptomstärke selbst steuern kann, kommt ihr auch aufgrund ihres starken Autonomiebedürfnisses sehr entgegen.

Erkennen und akzeptieren – wichtige Schritte zum gelassenen Umgang mit PMDS

Marie M.

»Ich bin 32 Jahre alt und selbst Kinder und Jugendlichenpsychotherapeutin. Das bedeutet, ich kenne die Diagnosekriterien für eine Depression. Wie genau sich PMDS zeigt, war mir jedoch unbekannt.

Seit 5–6 Jahren habe ich an mir wiederkehrend depressive Symptome entdeckt, die zum Glück immer wieder auch komplett verschwanden. Ich habe mir das damit erklärt, dass ich, als die Beschwerden begannen, ins Berufsleben eingestiegen war. Ich habe unbezahlte, zeitintensive Praktika absolviert und dazu noch gearbeitet, um meinen Lebensunterhalt zu finanzieren. Ich dachte, dass ich einfach sehr erschöpft bin und dass sicher alles besser wird, wenn ich einmal weniger arbeite. Etwa zeitgleich habe ich eine lange Beziehung beendet, die mich ebenfalls sehr viel emotionale Kraft gekostet hat. Dementsprechend hatte ich auch emotional eine belastende Zeit.

Ich dachte also, wenn ich weniger arbeiten würde und den Schmerz der Trennung überwunden hätte und mich vielleicht sogar neu verlieben würde, dann würde alles wieder besser werden. Deshalb unternahm ich viele Versuche, mein Leben umzustellen und veränderte vieles, was mich störte. Beispielsweise wechselte ich den Wohnort, arbeitete weniger, versuchte intensiv, meinen Perfektionismus und den Leistungsanspruch an mich selbst zu reduzieren, und belegte viele Meditations- und Yogakurse. Ich führte viele intensive Gespräche mit Freundinnen und meinem neuen Partner, nahm auch ein paar psychotherapeutische Sitzungen in Anspruch.

Allerdings führten alle diese positiven Veränderungen nicht dazu, dass ich dauerhaft zufrieden und glücklich war. Es gab weiterhin schlechte Phasen, in denen es mir sehr schlecht ging, ich alles schwarzsah und das Glas immer halb leer war. Es schwebte eine schwarze Wolke über mir. Ich zweifelte an mir, an meinen Fähigkeiten, meiner Beziehung, ich stellte wiederkehrend alles infrage, die Zweifel nagten auch sehr an meinem Selbstwert. Immer wieder diese negativen Gedankenschleifen. Ich lag nachts wach und grübelte. Immer wieder kam ich zu dem Schluss, dass die besten Zeiten meines Lebens schon vorbei sind und dass es ab jetzt nur noch bergab gehen kann. Lösungen oder den Antrieb, dies zu verändern, hatte ich nicht.

Wenn ich diese Themen mit meinem Partner besprechen wollte, fing ich an zu weinen und kam aus dieser Negativspirale nicht wieder heraus, es wurde alles nur noch schlimmer.

Und dann gab es da diese andere Seite: Ich war gut drauf, machte Sport, war fröhlich, lustig und voller Tatendrang. Mein Beruf machte mir Spaß, und ich war zufrieden, genauso wie es war. Ich besuchte Kulturveranstaltungen, unternahm viel mit Freundinnen, war glücklich in meiner Beziehung und dachte über Familiengründung nach. Manchmal war ich so glücklich, dass ich vor Freude weinen musste. In den guten Phasen war es für mich unvorstellbar, dass sich meine Stimmung wieder ändern könnte. Nach dem Motto: Entweder es bleibt für immer schlecht oder eben für immer gut.

So ging das eine ganze Weile, ich hatte Phasen, in denen ging es mir nicht gut, ich fand externe Erklärungen dafür und machte tapfer weiter. Dann ging es wieder besser, und ich machte mir weniger Gedanken. Jedoch wurden die negativen Phasen immer intensiver und belastender.

Hinzu kam, dass für mich das Thema Kinderwunsch größer und größer wurde. Ich wurde ständig damit konfrontiert, ob von Freunden oder der Familie. Ich hatte das Gefühl, es wird von mir erwartet, dass ich jetzt schwanger werde. Jedoch merkte ich sehr deutlich, dass ich mich nicht in der Lage fühlte, Mutter zu werden, weil es mir oft so schlecht ging. Es war unvorstellbar, dass ich mich in diesen Phasen noch um ein Kind kümmern könnte.

Irgendwann, als ich einmal wieder nur weinte, weil ich mich selbst so abgrundtief verabscheute und nicht wusste, wie ich meine Zukunft gestalten sollte, fiel mir auf, dass es einen Zusammenhang mit meinem Zyklus gab. Daraufhin kontaktierte ich meinen Gynäkologen, der sagte: »Sie können die Pille oder Antidepressiva nehmen« und entließ mich wieder. Keine Beratung, nichts; obwohl ich mehrfach Nachfragen stellte, wimmelte er mich ab. Ich merkte, hier komme ich nicht weiter. Also ging ich weiter auf die Suche, bis ich eine Psychotherapeutin gefunden habe, die in meinen Schilderungen eine PMDS erkannte. Außerdem war sie die erste, die einen Zusammenhang meiner Symptome zum Absetzen der Pille herstellte. Ich war nicht nur ins Berufsleben eingetreten und hatte mich getrennt, was ich als Auslöser identifizierte, sondern ich hatte nach zwölf Jahren auch die Pille abgesetzt.

Ab diesem Zeitpunkt führte ich einen Zykluskalender und konnte genau sehen, dass es mir um den Eisprung herum schlecht geht und unmittelbar vor meiner Periode. Seitdem ich weiß, dass es sich auf diese Tage beschränkt und ich sie genau identifizieren kann, vor allem, dass es auch wieder aufhört, geht es mir insgesamt schon viel besser.

Die Themen, die an den schlechten Tagen aufkommen und die mich dann sehr beschäftigen und runterziehen, die notiere ich und schaue sie mir an, wenn es mir wieder gut geht. Dann kann ich meist Lösungen dafür finden. Ich habe gelernt, an bestimmten Tagen in meinem Zyklus milde zu mir zu sein und auf meinen Körper zu hören. Oft ist mir danach, mich auf dem Sofa zu vergraben, allein spazieren zu gehen und Musik oder Hörbuch zu hören. Und genau das mache ich dann, in dem Wissen, dass ich bald wieder Freude daran haben werde, aktiv, kreativ und sozial zu sein.

Ich habe akzeptiert, dass es bei mir eben so ist.«

Nachtrag (drei Monate später):

Ich habe einige Zeit mit der oben beschriebenen Strategie gelebt. Jedoch strengte mich das Ankämpfen gegen die Symptome sehr an und beeinflusste doch sehr mein Leben. Mir fehlte weiterhin Leichtigkeit. Im Austausch mit meiner Therapeutin und einem Gynäkologen habe ich mich entschlossen, es doch mit einem niedrig-dosierten Antidepressivum zu versuchen. Das Medikament macht die Probleme nicht einfacher, jedoch kann ich sie klarer sehen, mich besser abgrenzen und bei mir bleiben. Sie gehen nicht weg, doch ich kann viel besser damit umgehen und gute Lösungen finden. Ich beziehe nicht alles automatisch erstmal auf mich selbst, sondern bewahre eine Objektivität, die mir sonst oft erstmal fehlte, die ich mir erarbeiten musste.

Kommentar

Frau M. war es als Psychotherapeutin sehr wichtig, ihre Symptome und Beschwerden sehr gut zu verstehen und einordnen zu können. Zu erkennen, dass die Stimmungsschwankungen einem Rhythmus folgen und *nur* in der 2. Zyklushälfte auftreten, brachte eine große Erleichterung, gefolgt vom Bemühen, gute Strategien im Umgang mit den zeitlich begrenzten Selbstzweifeln, Gereiztheiten und Selbstabwertungen zu finden. Beispielsweise verschob Frau M. alle wichtigen Entscheidungen auf die 1. Zyklushälfte. Sie lernte sich so mehr und mehr zu akzeptieren, sie traute sich beruflich mehr zu, ihre Beziehung verbesserte sich und auch ein langer infrage gestellter Kinderwunsch wurde wieder konkreter.

Doch nach weiteren Zyklen mit PMDS-Symptomatik, die trotz allen Verstehens und Akzeptierens in ihrer Intensität nicht abnahmen, sehnte sich Frau M. nach mehr Leichtigkeit in ihrem Leben, auch für die 2. Zyklushälften. Als Psychotherapeutin, die es gewohnt ist, Problemen psychisch zu begegnen, fiel es ihr nicht leicht, sich für einen SSRI zu entscheiden. Die Einnahme eines kombinierten hormonalen Kontrazeptivums, also der klassischen Pille, kam aufgrund einer Migräne mit Aura unter früherer Pilleneinnahme nicht infrage. Bereits die SSRI-Einnahme in niedrigster Dosierung brachte eine sofortige Reduzierung der Symptomatik mit sich. Die vorgeschaltete Phase des Verstehens sieht sie nach wie vor als sehr wertvoll und wichtig für ihre Entscheidungsfindung an.

Der Eisprung hat keinen Einfluss mehr auf mein Leben. Am Ende waren es die Antidepressiva, die die letzte Stabilität gegeben haben.

Tina T.

»Meine PMDS-Geschichte begann vor ca. 4–5 Jahren, nachdem ich meine Tochter abgestillt hatte. Ob ich jemals vor der Schwangerschaft ähnliche Beschwerden hatte, kann ich gar nicht mehr so genau sagen, aber wenn, wurden sie definitiv schlimmer nach der Geburt bzw. nach dem Abstillen. Während des Stillens blieb meine Periode aus, und ich hatte keinerlei Beschwerden.

Die Geburt an sich war allerdings sehr kompliziert, meine Tochter wurde per Notkaiserschnitt geboren, dann direkt reanimiert und verbrachte ihre ersten fünf Lebenstage auf der Intensivstation, getrennt von mir. Als wir zuhause waren, ging es uns eigentlich recht gut. Ich war froh, dass das Stillen gut klappte, und wir erholten uns auch gemeinsam von ihrem schweren Start. Als die Kleine neun Monate alt war, begann ich langsam abzustillen, was eigentlich auch kein Problem darstellte. Doch als mein Zyklus wieder begann, ging es mir sehr schlecht. Bis ich jedoch einen Zusammenhang mit der Menstruation begreifen konnte, vergingen noch einige Monate.

Zuerst war ich nur sehr launisch und weinerlich, manchmal auch sehr schnell wütend und gereizt und einfach nicht belastbar. Dann ging es wieder und ich dachte, cool alles schön – ich bin glücklich. Irgendwann zeigte sich der wiederkehrende Rhythmus… immer um den 18. Zyklustag herum, also nach dem Eisprung, wurde ich zunehmend schlecht gelaunt für ein paar Tage, dann wütend und gereizt, und so um den 22./24. Zyklustag kam die große, alles überschattende Traurigkeit.

Meine Ehe zerbrach, als unsere Tochter fast drei Jahre alt, war aufgrund schwerwiegender Lügen. Wir waren uns sehr fern und wohl auch nie wirklich ein Team gewesen, obwohl ich mir das immer gewünscht hatte. Ich litt sehr unter dem zerstörten Traum von einer eigenen Familie, aber gleichzeitig wusste ich auch, es hätte mit uns auf Dauer niemals funktioniert. Zu dem Trennungsschmerz, den veränderten

Lebensumständen und der großen Angst vor dem Alleinerziehendsein kamen dann noch diese hormonellen Sprünge hinzu, die mich sehr belasteten.

In der 1. Zyklushälfte hatte ich das Gefühl, ich schaffe das alles. Ich fühlte mich stark und klar in meinen Gedanken, war selbstbewusst und sah sogar die positiven Aspekte der Alleinerziehenden-Rolle. Ich konnte nun mit meiner Tochter ein neues Leben aufbauen. In der 2. Zyklushälfte jedoch zweifelte ich an allem. Ich fühlte mich allein und der Situation machtlos ausgeliefert. All die vermeintlich glücklichen Muttis in ihren heilen Familien, die ich Tag für Tag am Kindergarten sah, triggerten mich noch mehr, und ich zweifelte sehr an mir. Ich fiel in richtige depressive Löcher.

Seltsamerweise spürte ich sehr schnell Besserung, sobald meine Periode kam. Manchmal sogar innerhalb von Stunden, als hätte man einen Schalter umgelegt in Richtung »glücklich und entspannt«.

Wichtige Termine legte ich, so gut es ging, in die 1. Zyklushälfte und versuchte, ab dem Eisprung so wenig Stress wie möglich zu haben. Ich wollte in dieser Zeit mit nichts konfrontiert werden, denn ich fühlte mich sowieso zu schwach. Gearbeitet habe ich zwar immer, aber oft war ich auch da sehr wenig belastbar und weinerlich, und vermutlich hätte man mich auch krankgeschrieben, da ich eigentlich nicht arbeitsfähig war.

Ich nahm mir immer wieder vor, die 1. Zyklushälfte zu genießen, Kraft zu tanken und mich auf die 2. Hälfte irgendwie vorzubereiten. Ich wollte mich wappnen und mir immer wieder sagen, ›es ist hormonell bedingt – es geht vorbei, stell dich nicht so an‹. Im Nachhinein muss ich sagen, dass es durch diese abwehrende und wenig akzeptierende, ja einfach gemeine Haltung mir selbst gegenüber nur noch schlimmer wurde. Ich fing an, mich zu hassen, machte mich selbst fertig, weil ich einfach nicht klarkam.

Ich versuchte, so gut es ging, für meine Tochter zu sorgen und meine inneren Kämpfe von ihr fern zu halten. Doch eigentlich war ich ein psychisches Wrack, und auch die 1. Zyklushälfte wurde mittlerweile von Ängsten beeinflusst. Ich sah alles negativ. Ich wusste zwar, dass nach der schlimmen Zeit wieder eine gute folgte, aber ebenso wusste ich, dass nach der guten unweigerlich die schlechte Phase folgt. Somit war mein

Leben zu 50% furchtbar. Das hatte niemand verdient, am wenigsten meine Tochter. Ich wollte so gern eine ausgeglichene und fröhliche Mami sein, die alles super allein stemmt. Übertriebener Perfektionismus war an der Tagesordnung, und ich stresste mich viel zu sehr.

Als der Scheidungstermin näher rückte, fiel ich in richtig depressive Löcher. Ich begab mich in Psychotherapie, da ich wirklich merkte, dass ich professionelle Hilfe benötigte. Nebenbei begann ich im Internet immer wieder nach allen möglichen Heilmitteln zu suchen. Ich hatte von pflanzlichen Beruhigungsmitteln über Homöopathie, Schüssler Salze und Co schon alles probiert. Ich merkte, dass es ohne »richtige« Medikamente wohl nicht besser werden würde. Mein damaliger Gynäkologe verschrieb mir die Pille im Langzeitzyklus, aber auch das half nicht wirklich. Zu Beginn dachte ich, ok, jetzt wird es besser. Doch ich wurde unberechenbar. Die Symptome waren nicht weniger, geschweige denn verschwunden, sondern traten nunmehr willkürlich auf. Jeder Tag war ein Glücksspiel und ich merkte schon morgens, ob der Tag gut oder schlecht werden würde.

Irgendwie lernte ich trotz allem einen tollen und liebevollen Mann kennen. Auch er war alleinerziehend. Wir verbachten viel Zeit miteinander, unternahmen schöne Dinge, machten gemeinsam Sport, lachten viel und redeten über Gott und die Welt. Ich hätte wirklich nicht gedacht, mich nochmal so verlieben zu können. Aber er war so ehrlich und warmherzig und hatte einfach einen supertollen Charakter. Meine Tochter verstand sich auch super mit seinen Kindern. Doch auch in dieser Beziehung merkte ich noch einmal richtig, wie sehr mich das monatliche Zykluschaos im Griff hatte. In der 1. Zyklushälfte war ich glücklich und sehr verliebt, schwebte mit ihm auf Wolke 7 und konnte mir eine tolle Zukunft mit ihm vorstellen, doch nach dem Eisprung zweifelte ich an der Beziehung und konnte gar nicht verstehen, was er überhaupt mit einem solchen psychischen Wrack wie mir will und ob ich das alles überhaupt kann. Mir wurde der Patchworkfamilien-Gedanke zu viel, und ich verließ ihn sogar einmal deswegen, nur um dann festzustellen, wie sehr er mir fehlte. Auch das war definitiv dem PMDS zuzuschreiben. Zum Glück ließ er nie locker und zeigte großes Verständnis für mich. Auch er litt mit mir unter der Situation, tröstete mich, wenn ich einmal wieder grundlos weinte, und hielt es aus, wenn ich ihn grundlos anzickte.

So verging wieder ein Jahr, ich war öfters wegen akuter Beschwerden beim Gynäkologen und auch beim Hausarzt. Die Gespräche mit meiner Therapeutin halfen mir zwar sehr, aber irgendwie konnte ich die während der Therapie erlernten Bewältigungsstrategien in der schlechten Zeit nicht anwenden, da ich einfach nicht klar im Kopf war. Die Gefühle brachen über mich herein, ich weinte manchmal den ganzen Tag, als hätte jemand den Wasserhahn in meinem Kopf aufgedreht. Ich dachte wirklich, ich werde verrückt, oder schizophren oder sowas… Alle rieten mir zu Geduld, der Hormonhaushalt bräuchte Zeit, bis er sich auch pillenbedingt wieder eingespielt hätte. Nichts passierte, ich quälte mich weiter, bekam vermutlich bedingt durch den Langzeitzyklus Eierstockzysten und war wirklich komplett am Ende.

Ich wechselte den Gynäkologen und ging zu einer lieben Ärztin, die sehr verständnisvoll war und die Diagnose PMDS stellte. Sie verschrieb mir ein hormonelles Medikament, was ich speziell nur in der 2. Zyklushälfte nehmen sollte und nur bis kurz vor Einsetzen der Periode. Es half ein wenig und stabilisierte mich zu Beginn immerhin so weit, dass ich Hoffnung schöpfen konnte. Das funktionierte so einigermaßen, aber nur ungefähr ein halbes Jahr lang. Dann hatte ich zwar noch einige bessere Tage, aber wenn ich wieder einen schlechten Tag erlebte, war er noch schlimmer als alles davor. Ich bekam Suizidgedanken, die mich wirklich in den Wahnsinn trieben, weil ich sie einfach nicht verstanden habe. Ich musste mich doch um meine Tochter kümmern, und solche Gedanken waren das Allerletzte, was ich gebrauchen konnte.

Als meine Tochter schon fast fünf Jahre alt wurde, beantragten wir eine Mutter-Kind-Kur. Dort erlernte ich Entspannungstechniken und konnte mich abseits vom Alltag mal nur um uns kümmern. Das waren drei absolut wertvolle Wochen für uns. Ich lernte, mich auf mich selbst zu konzentrieren, Dinge und Umstände zu nehmen, wie sie sind, und vor allem nicht so gemein mir selbst gegenüber zu sein. Auch der übliche mütterliche Perfektionismus wurde während der Kur viel thematisiert, und mir wurde bewusst, dass es eben auch ok ist, wenn mal nicht alles rund läuft, sei es erziehungstechnisch oder im Haushalt oder eben allgemein. Ich hatte ein neues Mantra, was mir sehr half: 60% ist das neue 100%. Wir versuchten, viele Tipps in unseren Alltag zuhause einzubauen. Mir ging es nicht wirklich gut, aber ich war eben auch nicht mehr am Boden zerstört.

Ich las viel über PMDS und wusste, dass es eine letzte Möglichkeit gibt: Antidepressiva. Ich fragte meine Ärztin danach, sie riet mir auch dazu, scheute sich aber, es zu verschreiben und schickte mich zu einem Psychiater. Dieser jedoch fand, es sei ein hormonelles Problem. Nach weiteren langen Recherchen fand ich eine Klinik weit von mir entfernt. Die Ärztin dort ist nicht nur Gynäkologin und Psychosomatikerin, sondern auch PMDS-Spezialistin. Sie verschrieb mir nach einer ausführlichen Anamnese ein Antidepressivum, und zwar einen SSRI in niedriger Dosis. Ich hatte zwar große Angst vor Nebenwirkungen, aber ich vertraute ihr vom ersten Moment an und fühlte mich wirklich gut aufgehoben.

Ich nehme nun dieses Medikament, und was soll ich sagen… Der Eisprung hat keinen Einfluss mehr auf mein Leben. Meine Stimmung ist während des gesamten Zyklus tatsächlich stabil. Ich kann die Erleichterung darüber nicht in Worte fassen. Ich bin ausgeglichen, fühle mich gut und tatsächlich glücklich und stark. Zu den ganz schlimmen Zeiten, als ich dachte, ich werde verrückt, fragte ich mich regelmäßig: was ist denn überhaupt echt? Sind es die guten Gefühle in der ersten Hälfte oder die schlechten Depressionen in der Zweiten? Nun weiß ich, dass die Sichtweise der ersten Hälfte »richtig« ist, und ich fühle mich jetzt gleichbleibend gut, so wie sonst nur während und nach der Periode.

Wahrscheinlich kam die Besserung durch ein Zusammenspiel von allen Verhaltensänderungen und der Psychotherapie. Das Medikament war aber dann doch der letzte Baustein, der fehlte, um mich zu stabilisieren. Ich fühle mich nun belastbar und kann mit 34 Jahren endlich anfangen, meine Zukunft zu planen. Ich habe Träume und Ziele und weiß, dass ich stark genug bin, sie zu verwirklichen. Vielleicht werde ich irgendwann einen Absetzversuch wagen, vielleicht aber auch nicht. Jetzt werde ich mich erstmal von dem ganzen Chaos der letzten Jahre erholen und einfach nur die positive Stabilität meiner Gefühlswelt genießen.

Mein Partner ist bis heute an meiner Seite und hat mir gezeigt, wie schön eine Partnerschaft sein kann, wenn man sich wirklich liebt, ehrlich zueinander ist und sich vertraut. Aber im Grunde genommen ist er einfach nur mein persönliches i-Tüpfelchen. Ich weiß nun, dass ich alles auch allein schaffen kann, und ich kann nur jeder Frau raten, egal wie schwach sie sich fühlt, egal wie am Ende sie ist: Steht wieder auf, kämpft für euch, sucht euch die richtigen Ärzte und scheut euch vor allem nicht vor der Einnahme von Medikamenten. Ich habe mich viel zu lange dagegen gesträubt, hatte wirkliche große Angst vor Abhängigkeit, Nebenwirkungen und Verschlimmerung der Symptome. Im Endeffekt war es das Einzige, was mir wirklich Besserung verschaffte und mein Leben wieder lebenswert gemacht hat.«

Nachtrag (zwei Monate später):

»Tatsächlich kam nach dem ersten ›Hype‹ ein kleiner Einbruch, nicht tragisch, aber doch so, dass ich in Absprache mit meiner Ärztin den SSRI etwas höher dosiert habe. Momentan ist es so, dass ich ganz leichte Symptome habe während der Periode, aber definitiv nicht so schlimm wie damals ohne Antidepressivum. Es gab auch viele Probleme mit dem Kindsvater in letzter Zeit. Da hilft wohl kein Medikament der Welt; aber ich habe auch das viel besser bewältigen können als vorher. Ich versuche jetzt, durchgehend die etwas höhere Dosis zu nehmen und eventuell kurz vor den Tagen noch einmal etwas zu erhöhen, dann wieder runter. Ich persönlich hoffe, dass man so vielleicht irgendwann auf eine intermittierende Einnahme gehen kann. Ansonsten sind die Dinge tatsächlich immer noch so wie vorher beschrieben. Ich fühl mich endlich stabil und kann meine Zukunft planen ohne Zykluskalender. Das ist so viel wert!«

Kommentar

Tina T. hat im Laufe ihres langen Leidensweges mit PMDS nach dem Abstillen ihrer Tochter und nach dem Zerbrechen ihrer Ehe alle möglichen sinnvollen Therapiemöglichkeiten ausprobiert: Psychotherapie, Entspannungsverfahren, Hormone in der 2. Zyklushälfte, die Pille im Langzyklus und schließlich, nachdem all das zwar teilweise, aber nicht ausreichend geholfen hat, ein Antidepressivum vom SSRI-Typ in niedriger Dosierung. Das hat ihr letztendlich Stabilität gegeben; aber sie sieht es richtig: Es war der letzte Baustein in einem Mosaik von Maßnahmen, wozu übrigens auch im optimalen Fall – wie bei ihr – ein erfülltes familiäres Leben mit einer guten Partnerschaft gehört.

Einem Problem, das viele Frauen kennen, ist auch sie begegnet: Die Gynäkologin wollte kein Antidepressivum verschreiben, weil sie sich damit nicht auskennt, der Psychiater wollte sich nicht auf die Behandlung eines »hormonellen Problems« einlassen. Sie hatte Glück, dass sie eine Spezialistin gefunden hat.

Was macht man, wenn man sich nicht selbst helfen kann? Ein kompetenter Ansprechpartner ist so wichtig.

Beatrix I.

»Seit der Geburt meines zweiten Kindes leide ich deutlich mehr unter zyklusbedingten Symptomen. Ich hatte schon als Jugendliche mit der Pille angefangen und diese bis zum Kinderwunsch durchgenommen. Unter der Pille hatte ich meinen Zyklus nie wahrgenommen, daher war diese Erfahrung für mich völlig neu.

Ich bemerke vor allem einen starken Einfluss des Zyklus auf meine Stimmung. Ab dem Eisprung bis zum Eintreten der Periode leide ich unter Stimmungsschwankungen, bin schnell reizbar und genervt und teilweise auch aggressiv. Darunter leidet dann natürlich auch mein Umfeld, aber auch ich, da ich mich nicht wohl fühle in meiner Haut. Manchmal habe ich keine Motivation, fühle mich lustlos, würde mich am liebsten zurückziehen, teilweise bin ich auch hoffnungslos und fühle mich leer. An körperlichen Symptomen kommt dazu, dass ich meinen Eisprung deutlich stärker spüre, öfter Kopfschmerzen habe, ziehende Unterleibsschmerzen, Gewichtszunahme in der 2. Zyklushälfte und eine Unzufriedenheit mit meinem Körper, mit dem ich immer zufrieden war. Die Intensität der Beschwerden schwankt etwas von Zyklus zu Zyklus, manchmal merke ich kaum etwas, dann trifft es mich mit voller Wucht.

Es hat ca. zwei Jahre gedauert, bis ich diesen Zusammenhang überhaupt selbst wahrgenommen habe und dann zunächst online recherchiert habe. Dabei bin ich auf den Begriff PMDS gestoßen und fühlte sofort eine riesige Erleichterung. Es geht auch anderen Frauen so, es ist sogar ein anerkanntes Krankheitsbild und es gibt verschiedene Therapieansätze. Das hat mir selbst schon mal ein bisschen die »Schuld« für mein Verhalten abgenommen und erklärte, warum ich mich teilweise wie fremdgesteuert fühle. Ich habe dann ein Zyklustagebuch mit einer App geführt, und die Diagnose war für mich klar.

Im Nachhinein habe ich nun auch erkannt, dass ich nach der Geburt meines ersten Kindes an einer postnatalen Depression litt, welche ich damals mit mir selbst ausgemacht habe. Interessant ist die Tatsache, dass Frauen mit PMDS darunter häufiger leiden und meine Mutter selbst nach zwei Geburten daran litt, es also eine familiäre Komponente zu geben scheint.

Da ich selbst Ärztin bin, finde ich es interessant, wie unbekannt PMDS ist, PMS kennt jeder. Um ehrlich zu sein, habe ich das früher selbst ein bisschen abgetan als Befindlichkeitsstörung. Jetzt habe ich natürlich eine komplett andere Sichtweise darauf und wende diese auch im Alltag bei meinen Patientinnen an. Aber auch meine eigene Gynäkologin und befreundete Gynäkologinnen sind nicht oder nur wenig bewandert auf diesem Gebiet. Ich habe daraufhin selbst Artikel und Studien zum Thema PMDS gelesen und mich zunächst dafür entschieden, ein Antidepressivum vom SSRI-Typ niedrig dosiert einzunehmen. Agnus castus und andere pflanzliche Präparate oder Nahrungsergänzungsmittel hatten keine Besserung gebracht.

Unter einer niedrigen Dosis des SSRI ging es mir nahezu sofort deutlich besser. Ich war entspannter, ausgeglichener und hatte so gut wie keine Stimmungsschwankungen mehr, was eine große Erleichterung war.

Ich habe das Medikament insgesamt für sechs Monate eingenommen. Leider hatte ich nach ca. drei Monaten fast täglich Kopfschmerzen, weshalb ich die Therapie dann ausgeschlichen und abgesetzt habe. Daraufhin habe ich es ca. sechs Monate ohne Therapie versucht, in manchen Zyklen ging es besser, und ich war der Meinung, »alles schon irgendwie auszuhalten«.

Zuletzt wurde der Leidensdruck aber wieder so hoch, dass ich mich auf die Suche nach anderen Therapien gemacht habe. Dazu muss ich sagen, dass ich keine Hilfe von einem Arzt bekommen habe, hier im ländlichen Bereich gibt es keine gynäkologischen Endokrinologen oder gar Spezialambulanzen für PMDS. Ich habe noch versucht, ein paar ärztliche Kollegen zu kontaktieren, aber dort leider so spät Termine bekommen, dass ich mich aufgrund meines Leidensdrucks entschlossen habe, selbst zu entscheiden, was ich nun einnehme. Zum Glück bin ich Ärztin, habe Zugang zu medizinischen Datenbanken und kann mir vor allem selbst Medikamente besorgen. Ich fühlte mich selbst schon ziemlich »verloren«, da ich nirgends einen Ansprechpartner finden konnte – aber wie wäre es, wenn ich medizinischer Laie wäre? Lange habe ich mir zum Beispiel überlegt, ob es sinnvoll wäre, eine Hormondiagnostik im Blut durchführen zu lassen. Da ich aber selbst keine Erfahrung im Bereich der gynäklogischen Endokrinologie habe, habe ich es dann nicht gemacht.

Schließlich habe ich vor zehn Tagen angefangen, die Pille zu nehmen. Die Entscheidung fiel mir nicht leicht, da ich zwar keinen Kinderwunsch mehr habe, aber normalerweise nicht mehr hormonell verhütet hätte. Ich habe mich für ein Drospirenon-haltiges Präparat entschieden, da ich diese Empfehlung in der Literaturrecherche gefunden habe, und ich werde es im Langzyklus einnehmen. All diese Entscheidungen musste ich allein treffen, ohne Beratung. Die Bewertung dieses Weges steht natürlich noch aus und die Zeit muss zeigen, ob sich meine Beschwerden darunter bessern.

Ich habe Frau Prof. Rohde durch einen E-Mail-Kontakt kennengelernt, nachdem ich auf einen Artikel von ihr aufmerksam geworden bin. Über ihre rasche Antwort damals habe ich mich sehr gefreut. Daher möchte ich durch den Erfahrungsbericht andere Betroffene ermutigen zu versuchen, sich Hilfe zu holen, da es einige Therapieoptionen gibt. Zudem möchte ich einfach auch auf die Diagnose PMDS aufmerksam machen, die meiner Meinung völlig unbekannt ist.

Ich denke, es fehlt definitiv an Ansprechpartnern und Anlaufstellen, das heißt auch Ärztinnen/Ärzten, die sich sowohl mit Psychopharmaka als auch Kontrazeptiva auskennen, und vor allem mit PMDS. Vielleicht habe ich diese aber auch einfach nicht gefunden.«

Kommentar

Auch Beatrix I. gehört zu den Frauen, die nach dem Absetzen der Pille wegen Kinderwunsches und nach einer Entbindung erstmals die PMDS-Symptome in so deutlicher Ausprägung wahrgenommen haben. Und auch sie gehört zu den vielen Frauen, die lange selbst recherchiert haben, weil sie bei ihrer Gynäkologin/ihrem Gynäkologen keine Abhilfe für ihre Beschwerden fanden.

Beatrix I. selbst ist Ärztin, und interessanterweise sind es immer wieder Frauen aus dem Gesundheitsbereich, die sich nach entsprechenden Recherchen per E-Mail bei uns melden. Möglicherweise haben sie den besseren Zugang zu den entsprechenden medizinischen Informationen und können diese einordnen. Aber Frau I. hat recht: Was macht man, wenn man sich nicht selbst ein Medikament verordnen kann oder keine befreundete Ärztin hat, die sich darum kümmert? Uns bleibt da nur die Empfehlung, sich selbst so gut es geht zu informieren und diese Informationen, wenn nötig, an die eigenen Ärztinnen/Ärzte weiterzugeben. Unserer Erfahrung nach sind die meisten offen, wenn man ihnen einen Artikel o. ä. mitbringt, in der die Diagnosekriterien und die Vorgehensweise, z. B. die Verordnung einer Pille im Langzyklus oder der Einsatz eines SSRI, klar beschrieben ist. Und ein Zyklustagebuch, das über zwei oder drei Monate geführt wurde, überzeugt oftmals dann endgültig. Und unsere Erfahrung ist weiterhin, dass vor allem Hausärztinnen/Hausärzte genug Erfahrung mit Antidepressiva und vor allem auch SSRI haben, sodass sie ein solches Medikament verordnen. Sie kennen die Nebenwirkungen und wissen, welche Dinge beim Einsatz beachtet werden müssen.

Hoffnung gibt es für die Zeit nach der Einführung der ICD-11, wenn die Diagnose PMDS auch in dem in Deutschland eingesetzten Diagnosesystem vorhanden ist. Durch die Ansiedlung im Kapitel für gynäkologische Störungen wird es dann auch Frauenärztinnen/Frauenärzten vertrauter sein. Aber jede Betroffene kann auch im Kleinen dazu beitragen, indem sie sich selbst informiert und ihren eigenen Arzt/ihre Ärztin um eine entsprechende Behandlung bittet. Zu erwarten, dass irgendwann überall spezielle Beratungsstellen existieren, ist unrealistisch. Aber es ist auch gar nicht nötig. Die PMDS ist einfach zu diagnostizieren und einfach zu behandeln!

Wutausbrüche und Nervenzusammenbrüche – Ich möchte das Vorurteil der hormongesteuerten Frau nicht bedienen.

Diana U.

»Und auf einmal ist sie wieder da, diese drückende Schwere, wie ein Grabstein auf meiner Brust. Es fällt mir schwer, aus dem Bett zu kommen, und bis die ganze Familie das Haus verlässt, um zu Kita und Arbeit aufzubrechen, habe ich schon mindestens drei »Nervenzusammenbrüche« erlitten. Ich bin gereizt bis aufs Blut. Sobald eines meiner Kinder nicht sofort auf meine Ansagen reagiert, könnte ich aus der Haut fahren. Am liebsten würde ich nur schreien, aber ich reiße mich zusammen. Ich habe zumindest das Gefühl, mich zusammenzureißen. Mein Sohn sagt beim Zähneputzen zu mir: ›Mama, du brüllst mich nur an‹. Und mein Mann fährt mich an, dass ich meine schlechte Laune nicht an den Kindern auslassen soll. Er kriegt es auch ab, alles macht er falsch. Wenn wir endlich auf dem Fahrrad sitzen und losradeln, laufen mir Tränen über die Wangen, und das schlechte Gewissen zerfrisst mich von innen. Wie kann ich nur so gemein zu meinen eigenen Kindern sein? Mich so schrecklich benehmen? Gleichzeitig kommt mir mein Leben, mein Alltag, wie eine einzige Zumutung vor, und ich wäre am liebsten weit weg, oder gar nicht da. Während der Arbeit fühle ich mich hohl, die Erinnerung an den Morgen mit der Familie sitzt mir wie ein schwarzes Loch im Hinterkopf. Ich versuche, nicht daran zu denken, schließlich muss ich mich die nächsten Stunden als Ärztin auf meine eigenen Patienten konzentrieren. Und ständig das schlechte Gewissen: warum schaffe ich es, mich für meine Patienten zusammenreißen, aber für meine Familie nicht? Den Nachmittag mit den Kindern plane ich so, dass wir möglichst viel draußen sind, viel Ablenkung und Beschäftigung haben und erst zum Abendessen nach Hause kommen. Die klassischen Hürden eines Abends mit Kindern, wie Aufräumen, Abendessen, Zähneputzen, Schlafanzug anziehen, führen wieder zu mehreren Schreianfällen meinerseits. Sobald die Kinder endlich schlafen, will ich mich selbst auch nur noch im Bett verkriechen und nichts mehr sehen und hören von der Welt.

Diese Tage wiederholen sich bei mir regelmäßig in der 2. Zyklushälfte. Oft warte ich sehnsüchtig auf das erste Blut am Toilettenpapier, dann beginnt zwar das unangenehme Unterleibs- und Schamlippenziehen, aber dafür werde ich wieder zu der Person, als die ich mich kenne: eine normale Mutter, Partnerin und Ärztin, die sich den alltäglichen Herausforderungen und Widrigkeiten gewachsen fühlt.

Begonnen haben diese Phasen nach der Geburt meines zweiten Kindes. Ich habe in den ersten Monaten unter einer insgesamt gedrückten Stimmung gelitten, schon nah dran an einer postpartalen Depression. Als dann nach ca. acht Monaten meine Periode wieder einsetzte, fiel mir der Zusammenhang zwischen meiner Stimmung und dem Zyklus auf. Die ersten zwei Wochen geht es mir gut, ich fühle mich meist ausgeglichen und stabil. Oft kippt die Stimmung schon kurz nach dem Eisprung, den ich meist anhand von Ausfluss und einem Mittelschmerz gut datieren kann. Ungefähr für zwei Wochen finde ich mich dann in einem schwarzen Loch aus Überforderung, extremer Gereiztheit bis hin zu Aggressivität und Leeregefühlen wieder. Dabei habe ich regelmäßig das Gefühl, als würde ein Sturm über mich hinweg ziehen und mich wüten und toben lassen, ich fühle mich wie fremdgesteuert, meinen Stimmungen und meiner Aggressivität wie ausgeliefert. Ich bin dabei oft so verzweifelt, dass ich darüber nachdenke, dass es meiner Familie ohne mich besser gehen würde und ich mir vorstelle, wie es wäre, diese zu verlassen. Auch von Suizidgedanken bin ich manchmal nicht weit entfernt. Ich habe das Gefühl, keine Emotionen gegenüber meinen Kindern und meinem Mann zu empfinden, außer dieser furchtbaren Gereiztheit. Abgesehen davon fühle ich nur eine tiefe Leere, kann zum Beispiel kein Mitgefühl aufbringen, wenn eines der Kinder weint oder mein Mann mir etwas erzählt. Ich stelle mir immer wieder vor, dass diese Zustände nun bis zur Menopause anhalten, was mich in Verzweiflung und Lebensüberdrussgedanken stürzt. Ich weiß auch gar nicht mehr, was denn eigentlich der »Normalzustand« ist, wenn der halbe Monat sich wie eine einzige Katastrophe anfühlt.

Ich habe nach einigen Monaten mit diesem wiederkehrenden Zustand eine Psychotherapie begonnen. Die wöchentlichen Gespräche über meine Überforderung und Gereiztheit entlasteten mich. Als Mutter auszusprechen, dass man seine Kinder manchmal am liebsten aus dem Fenster schubsen oder verlassen würde, ist eine große Hürde und gleichzeitig eine Erleichterung, dies ungestraft teilen zu können. Außerdem habe ich einen Versuch mit der Pille unternommen. Dafür habe ich mir von meinem Frauenarzt ein Präparat mit einem vergleichsweise hohen Östrogenanteil verschreiben lassen. Leider habe ich nach wenigen Tagen starke Übelkeit entwickelt, die mich an die Anfangszeit meiner Schwangerschaften erinnert hat; ich habe in beiden Schwangerschaften unter Hyperemesis gravidarum gelitten. Die Pille musste ich also wieder absetzen. Trotzdem ging es mir in den Monaten danach etwas besser, und aktuell leide ich nur an einzelnen Tagen in der 2. Zyklushälfte unter den Stimmungsschwankungen.

Ich frage mich oft, was da in mich gefahren ist. Leide ich vielleicht unter einer verschleppten postpartalen Depression? Oder ist es einfach eine Überforderung und fehlende Adaptation an die neue Mutterrolle? Oder hat das Familienleben mit kleinen Kindern die dunkelsten, schlechtesten, schwächsten Seiten in mir aufgedeckt? Oder sind es wirklich einfach nur die Hormone? Die Wirkung dieser empfinde ich nach den zwei Schwangerschaften und Geburten auf jeden Fall sehr viel deutlicher als früher. Sei es ein gesteigertes Lustempfinden in den ersten zwei Zykluswochen oder die Stimmungstiefs in der 2. Zyklushälfte. Als emanzipierte Frau ärgere ich mich, dass ich das Vorurteil der »hormongesteuerten Frau« an mir selbst so deutlich erlebe. Das ist aber das kleinere Problem, das größere ist das Leid, dass ich meinen Kindern, meiner Familie zufüge.«

Kommentar

Diana U. gehört zu den Frauen, die nach einer Geburt die ersten schlimmen PMDS-Phasen erleben und das gar nicht zuordnen können. Vorausgegangen waren einige Monate gedrückter Stimmung nach der Entbindung, die im Nachhinein als postpartale Depression zugeordnet werden kann. Nach Einsetzen der Periode wurde ihr die Verstimmung deutlicher, da es dann in Abhängigkeit vom Zyklus Stimmungsveränderungen gab.

Dass die Neigung zu Depressionen nach der Entbindung und PMDS oftmals zusammenfällt, kann an der Vulnerabilität liegen, also der Empfindlichkeit für Stimmungsveränderungen, wie Depressionen. Aber auch daran, dass bei beiden Störungsbildern (Depression und PMDS) dasselbe System von Nervenüberträgerstoffen im Gehirn betroffen ist, nämlich das Serotonin-System – einer der Gründe, warum die Antidepressiva vom SSRI-Typ, die auf das Serotonin-System einwirken – eine Verbesserung der Symptome mit sich bringen.

Besonderen Leidensdruck beschreibt Frau U. im Zusammenhang mit der Reizbarkeit und Aggressivität ihren Kindern und ihrem Mann gegenüber. Typischerweise entwickeln Frauen unter dem Einfluss einer solchen Symptomatik extreme Schuldgefühle und nicht selten auch Suizidgedanken (»Wenn ich nicht mehr bin, geht es allen besser«).

Ein guter Schritt war, dass Diana U. eine Psychotherapie begonnen hat, in der sie sich auch gerade mit diesem Aspekt beschäftigen und vielleicht auch »auseinandersortieren« kann, was tatsächlich Auswirkung der hormonellen Veränderungen ist, was Auswirkung der Belastungen als zweifache Mutter und berufstätige Frau und was sie selbst tun kann, um damit anders bzw. besser umzugehen und sich zu entlasten.

Schade ist, dass die Hormonbehandlung mit einer Pille zwar zu einer Verbesserung geführt hat, leider aber auch Nebenwirkungen mit sich gebracht hat, die zum Absetzen geführt haben. Trotzdem gibt es erst einmal eine Entlastung – ein Effekt, der auch dann bleiben kann – zumindest eine Zeitlang, wenn die hormonelle oder antidepressive Behandlung abgesetzt wird. Wir erklären es uns damit, dass das absolute Gefühl von Hilflosigkeit und Kontrollverlust dadurch vermindert wird, weil man nämlich weiß, wie man Einfluss nehmen kann.

Die Einnahme eines Antidepressivums hat Frau U. bisher noch zurückgestellt. Sie hat sich darüber aber umfassend informiert und hält es sozusagen »in der Hinterhand«. Auch das kann zum Gefühl der Kontrolle beitragen: »Ich weiß, was ich tun kann, wenn es zu schlimm wird«.

Nicht immer genau prämenstruell. Frühere Belastungen treten in den Vordergrund.

Dora T.

»Die Symptome der PMDS waren noch vor einiger Zeit etwas, das mich heimsuchte, wenn ich es am wenigsten erwartete. Ich konnte einen völlig normalen Tag haben, entspannt und gesellig gewesen sein, und dann erwischten sie mich eiskalt und scheinbar ohne jede Ankündigung.

Heute, im Alter von 28 Jahren, weiß ich: die PMDS und ihre Symptome sind bei mir nicht zwangsläufig »prämenstruell«, sondern zeigen sich vor allem um den Eisprung herum sowie kurz vor oder kurz nach Eintritt der Periode und nach deren Ende. Man kann sagen, dass sie immer dann auftreten, wenn sich die Hormonkonstellation meines Körpers in irgendeiner Weise verändert. In ihrem Ausmaß können die Symptome variieren, zeigen sich aber immer um eine ähnliche Zeit im Zyklus und bestehen bei mir neben den üblichen Beschwerden wie Wassereinlagerungen, Schlafstörungen, Blässe und Erschöpfung unter anderem aus überwältigenden Gefühlen, die prinzipiell jeder Mensch kennt. Angst, Schmerz, Trauer und in meinem Fall vor allem Wut. Diese Gefühle können mitunter eine Intensität annehmen, die sie kaum noch händelbar macht und sich auf aktuelle Themen in meinem Leben beziehen, aber auch auf Erlebnisse und Erfahrungen aus der Vergangenheit, die dann wieder zum Vorschein kommen, wenn ich am verletzlichsten bin.

In meinem Fall führt das insbesondere dazu, dass sich in meinem Kopf bestimmte besonders prägende negative Ereignisse aus der Vergangenheit oder gewisse Gedankenszenarien wieder und wieder abspielen und sich ständig aufdrängen, ähnlich wie es vielleicht bei einer Trauma-Erfahrung der Fall wäre. Man kann sich das so vorstellen, dass ich mehrere Tage hintereinander gedanklich konsequent mit für mich sehr starken Belastungen konfrontiert bin; eigentlich während des gesamten Wachzustandes eines Tages, bei allem was ich tue. Es ist also unerheblich, ob ich gerade arbeite, mit meinem Partner zusammen bin, mich mit Freunden treffe, esse oder Sport treibe. Es beginnt beim

Aufstehen und endet mit dem Einschlafen, während der Schlaf wiederum oft von Alpträumen mit ähnlichen Inhalten geprägt ist. Da ich trotzdem meinen Alltag bewältigen muss, sind diese Phasen mitunter sehr quälend und führen dazu, dass ich irgendwann an einen Punkt komme, an dem mein emotionales Fass überläuft und sich alle angestauten Gefühle irgendwie entladen müssen. Das passiert in den allermeisten Fällen, wenn ich in einen Konflikt mit meinem Partner gerate. Oder ich gerate deshalb in einen Konflikt mit meinem Partner – das kann man sich jetzt aussuchen.

Wenn die verletzliche Phase dann vorüber ist, sind die aufdringlichen Themen und Gedanken zwar nicht weg, aber ich kann sie ganz anders bewerten; sie werden wieder hintergründiger, und die Dramatik dahinter ist nicht mehr so intensiv. Dann ist auch wieder Platz für positive Emotionen, und ich kann mehr das sehen, was ich habe und weniger das, was mir mal widerfahren oder verloren gegangen ist. Die positiven Phasen betreffen einen sehr knappen Zeitraum des Zyklus und zeigen sich meistens ein paar Tage nach dem letzten Tag der Periode und einige Tage nach dem Eisprung. In diesen Phasen bin ich teilweise fast beschwerdefrei, habe jede Menge Energie und alles geht mir leichter von der Hand. Ebenso positiv reagiert dann oft mein Umfeld auf mich, sodass auch eine positive Verstärkung meines Befindens durch die Reaktion anderer stattfindet. Dennoch: wenn man sich das mal ausrechnet, ist es ein ziemlich großer Zeitraum, in dem die Lebensqualität eingeschränkt bis nicht vorhanden ist. Und: natürlich funktioniert das mit der Spiegelung meiner emotionalen Verfassung durch meine Umwelt auch im negativen Sinne.

Die PMDS sät viele Zweifel und kann alles infrage stellen. Sie stellt mich und meine Mitmenschen auf alle möglichen Proben, und sie macht mitunter auch sehr einsam. Es ist eine Erkrankung, die man heimlich hat und eine, die niemand kennt. Ja, ist sage absichtlich Erkrankung, auch wenn es in der Diagnose »Störung« heißt. Für mich bedeutet Erkrankung nämlich mehr als nur eine Befindlichkeitsstörung, etwas, was mein ganzes Lebensgefühl in all seinen Facetten beeinträchtigt. Und ich fühle mich dann tatsächlich krank.

Jegliche Kämpfe mit ihr führt man allein, und es fühlt sich oft so an, als ob niemand verstehen kann, wie es einem damit geht. Der Alltag gelingt nur mit einem höchsten Maß an Kontrolle und Konsequenz, während die Krankheit selbst in ihrer Wechselhaftigkeit so inkonsequent ist. Das bedeutet auch, dass ich an manchen Tagen aufstehe und wie immer zur Arbeit fahre, obwohl ich die ganze Nacht kaum geschlafen und am Abend zuvor stundenlang geweint habe. Dann versuche ich, mir allein im Büro irgendwie gut zuzureden, damit ich trotz aller Erschöpfung, Ängste, Traurigkeit und Zwangsgrübeleien den Tag irgendwie überstehen kann.

Beruflich habe ich viel mit fremden Menschen zu tun und viele Erwartungen anderer zu erfüllen. Es gab in der Vergangenheit an meiner Arbeitsstelle Zeiten, in denen mich die Erkrankung so sehr eingeschränkt hat, dass ich mir keinen einzigen menschlichen Kontakt mehr zugetraut habe und in Panik verfiel angesichts der Aufgaben und Erwartungen, die noch auf mich warteten. Es kann mir in einer verletzlichen Phase auch passieren, dass ich am Arbeitsplatz einfach völlig blockiert bin, weil mich alles überfordert und ich mich fühle, als müsste ich alles noch einmal neu lernen. Ich kann mir dann selbst nicht mehr vertrauen. Durch die Erkrankung kann ich sowohl beruflich als auch privat nichts sicher planen, weil ich nie weiß, wie es mir morgen oder übermorgen gehen wird. Obwohl ich meistens ahne, dass zu einem bestimmten Zeitpunkt eine kritische Phase beginnen müsste, kann sich diese auch mal um ein paar Tage verschieben oder anders ausfallen als letztes Mal. Also bereite ich in meinen stabilen Zeiten stets alles für den Worst Case vor, da ich nie sicher sein kann, dass die Dora von morgen noch in der Lage sein wird, alles so locker zu organisieren, wie es die Dora von heute vielleicht getan hat. Es ist so, als würde ich permanent versuchen, ein großes Feuer zu löschen, das – wenn ich mich umdrehe, um neues Wasser zu holen – direkt an einer neuen Stelle anfängt zu brennen. Ich bin also nie fertig.

Es ist eine Sisyphusaufgabe, der PMDS, der eigenen Umwelt und sich selbst gerecht zu werden. Das Ganze ist anstrengend, erfordert sehr viel Kraft und ist auch ein Grund dafür, dass ich nur in Teilzeit arbeite, weil ich einfach mehr Erholung brauche als andere. Sobald ich längere Zeit stressigen Situationen ohne Ausgleich ausgesetzt bin, verschlechtern sich auch die Symptome der PMDS und werfen mich und mein Leben spätestens zum Eisprung oder der Regel komplett um. Stress ist für mich vor allem das, was ungeplant in mein Leben tritt. Und davon gibt es normalerweise sehr viel.

Allgemein kann ich sagen, dass es für mich persönlich auf der Hand liegt, dass die PMDS von anderen psychischen Erkrankungen klar abgegrenzt werden muss und sie zwar eventuell Symptome einer klassischen Depression oder einer Borderline-Störung aufweisen kann, sie aber dennoch eine eigenständige Diagnose erfordert. Durch verschiedene Berührungspunkte mit Menschen in meinem Leben, vor allem bedingt durch meinen Beruf, bin ich zu dem Schluss gekommen, dass beispielsweise Borderline-Betroffene nicht abschätzen können, wann sie emotional hochfahren oder zusammenbrechen. Bei der PMDS ist das aber durchaus möglich, wenn man sich selbst bereits gut kennengelernt hat. Ich konnte vor langer Zeit schon feststellen, dass die Erkrankung in ihrer ganzen Unberechenbarkeit immer noch einigermaßen berechenbar ist und ihre Symptome sich auf bestimmte Zeiträume beziehen. Gefühle, die sie verursacht, sind nie von ewiger Dauer, aber sie kommen wieder. Seit ich das weiß, versuche ich, meinen Alltag der Erkrankung anzupassen. Durch Selbstbeobachtung, strikte Dokumentation jedes einzelnen Tages und eine Zyklus-App ist es mir möglich, vorauszusagen, wann ungefähr die kritischen Zeiten wieder auftreten werden. Obwohl ich deshalb bereits in hausärztlicher, psychotherapeutischer, psychiatrischer und natürlich gynäkologischer Behandlung bin, konnte bisher keiner meiner Behandler das Phänomen der Krankheit vollends erklären. Psychiater beschäftigen sich nach meiner Erfahrung eher weniger mit Frauenheilkunde und Gynäkologinnen meist nicht unbedingt mit den Auswirkungen weiblicher Hormonkonstellationen auf die Psyche. Erschwerend hinzu kommt, dass es aktuell in Deutschland keine Klassifikation der Erkrankung nach der ICD-10 gibt, während die Symptombeschreibung im amerikanischen DSM-5 wohl schon seit vielen Jahren existiert. Das bedeutet also für deutsche Betroffene, dass sie mit Alternativ-Diagnosen zurechtkommen müssen, die vermutlich nur ein paar der Symptome der Erkrankung erfassen und eine passende Behandlungsstrategie so nahezu unmöglich machen.

Als ich vor einiger Zeit den Rat einer Fachärztin aus dem gynäkologisch-psychosomatischen Bereich bekam, es mit einem Antidepressivum in niedrig dosierter Form in einem bestimmten Einnahmeintervall zu versuchen, habe ich für mich eine Möglichkeit gefunden, die Symptome der Erkrankung zu lindern. Ich sage hier bewusst »lindern«, denn weg sind sie nicht. Aber seit ich das Medikament einnehme, geht es mir in den schwierigen Zeiten wesentlich besser. Die Tiefphasen reißen mich nicht mehr komplett aus dem Leben, und ich kann meinen Alltag mit der Erkrankung leichter bewältigen. Ich bin meistens ruhiger und auch selbstbewusster geworden. Insbesondere besser für mich einzustehen ist mir sehr wichtig, da ich dazu neige, viele Dinge einfach zu ertragen und meine Bedürfnisse zu wenig zu verbalisieren. Wenn ich in der Vergangenheit im Alltag vieles emotional herunterschluckte oder anderweitig über meine Grenzen ging, zeigte mir die Erkrankung gerne rückwirkend, wo ich besser auf mich hätte achten sollen, und meine Aus- und Einbrüche waren umso heftiger (ein Psychosomatiker würde jetzt natürlich in die Hände klatschen, wenn er das liest).

Hilfreich ist auch, dass mein Partner gelernt hat, mit der PMDS besser umzugehen und Dinge, die ich dann eventuell sage, weniger persönlich zu nehmen. Die Krankheit ist durch ihre Verstärkungstendenzen, was Emotionen betrifft, nämlich unheimlich geschickt darin, mich während der schlimmen Phasen in ein ziemliches Biest zu verwandeln und mir jegliche Gemeinheiten zu entlocken, welche die Situation dann so hergibt – die ich aber normalerweise niemals sagen (und auch nicht denken) würde. Es war viel Arbeit für uns und für mich, überhaupt an diesen Punkt zu kommen und ein halbwegs normales Leben zu führen. Ich sage meinem Partner auch seit einiger Zeit Bescheid, wenn ich wieder auf eine kritische Phase zusteuere, damit wir beide die Gelegenheit haben, uns darauf einzustellen. Zudem machen wir einmal die Woche eine Art »Sprechzeit«, wo wir über aktuelle Themen unserer Beziehung sprechen. Zum Beispiel über das, was nicht so gut läuft, aber auch über Dinge, bei denen wir schon gut miteinander funktionieren. Diese Zeit nutzen wir dann ebenso, um uns noch einmal bewusst zu machen, wie froh wir darüber sind, einander zu haben.

Ursprünglich wollte ich meinen Erfahrungsbericht mit dem Wunsch beenden, dass die Erkrankung in Deutschland endlich eine eigene Klassifikation nach der ICD bekommt, um als eigenständiges Krankheitsbild anerkannt werden zu können. Ich habe allerdings vor kurzem erfahren, dass es voraussichtlich ab 2022 endlich soweit sein wird und die prämenstruelle dysphorische Störung mit in die neue ICD-11 aufgenommen wird. Seltsamerweise war das für mich eine große Erleichterung. Ich denke nicht, dass die Erkrankung dadurch heilbar wird, aber dass sie an Aufmerksamkeit gewinnt und man vielleicht irgendwann dazu in der Lage sein wird, zu wissen, warum sie bei manchen Frauen entsteht und wie damit ein halbwegs zufriedenstellendes Leben gelingen kann. Außerdem gehe ich davon aus, dass durch die dann auch in Deutschland existierenden Diagnosekriterien viele alternativ gestellte psychische Diagnosen für Betroffene eventuell noch einmal hinterfragt und revidiert werden müssen.

In meinen schlimmen Zeiten habe ich mir oft gewünscht, auch mal von anderen zu hören, denen es so geht wie mir. Ich hoffe deshalb, dass mein Erfahrungsbericht einigen Betroffenen helfen kann, sich weniger allein mit der Erkrankung und ihren schwierigen Symptomen zu fühlen. Auch deshalb, damit es irgendwann kein Leiden mehr sein muss, das man heimlich hat, oder eines, das niemand kennt.«

Kommentar

In ihrem Erfahrungsbericht schildert Dora T. das, was auch viele andere Frauen berichten, nämlich dass sie zwar die ganzen typischen PMDS-Symptome erleben, aber nicht immer so streng prämenstruell in der 2. Zyklushälfte mit direktem Abklingen nach Beginn der Periode. Sie ordnet es selbst so ein, dass ihr Körper auf die hormonellen Vorgänge (z. B. Eisprung, Periode) reagiert. Das passt durchaus zu den Verursachungshypothesen, wie wir sie dargestellt haben (► Kap. 3).

Und noch etwas anderes findet sich in ihrem Bericht, nämlich in den Symptomphasen das besondere Hervortreten von Symptomen, die man am ehesten einer Posttraumatischen Belastungsstörung zuordnen würde (wie etwa Albträume, ständige gedankliche Beschäftigung mit früheren belastenden Ereignissen etc., von denen man in guten Zeiten eigentlich glaubt, dass sie keine besondere Bedeutung mehr haben). Auch das ist gut nachvollziehbar, dass nämlich in den Phasen der besonderen Empfindlichkeit die Psyche weniger gut auf ihre Abwehrmechanismen zurückgreifen kann, um die früheren belastenden Erfahrungen auszublenden. In diesen Zeiten wird sozusagen die Mauer, die man darum herum errichtet hat, eingerissen bzw. bröckelt. Die gute Nachricht ist: Die gegen die PMDS eingesetzten SSRI wirken auch gegen PTSD-Symptome, einzelne sind sogar für diese Indikation zugelassen.

Die Wechseljahre haben alles noch verschlimmert. Und Progesteron auch.

Daniela N.

»Schon als junge Frau kannte ich PMS. Über meine »fruchtbaren« Jahre hinweg haben in den Tagen vor der Periode die Symptome wie Wassereinlagerungen, Verdauungsbeschwerden, Brustspannen und depressive Verstimmungen zugenommen. Aber es war für mich ›normal‹, völlig aufgedunsen herumzulaufen. PMS haben ja viele Frauen. Auf Nachfrage wurde es vom Frauenarzt auch als normal abgetan. Das würde ja wieder schnell weg gehen, ›dauert ja nicht lange. Haben doch viele Frauen‹. Also blieb nur durchhalten.

Ab Ende 30, Anfang 40 wurden die Symptome stärker. Noch tiefere Stimmungsschwankungen, Selbsthass, Aggressionen gegen meinen Partner, Streitereien auf der Arbeit, ungerecht gegen alle und auch mich. Selbst während der Vorfälle fragte ich mich, warum ich mich so verhielt, warum war ich so? Menschen, die mir nahestanden, habe ich verbal verletzt, und manchmal hätte ich auch gerne einfach zugeschlagen. In diesen Phasen konnte ich mich selbst überhaupt nicht leiden und kam mir fremdbestimmt und hilflos vor. Mit Einsetzen der Periode wurde es jedes Mal besser. Ich reagierte wieder normal, wurde wieder freundlich, liebevoll, fürsorglich und gesprächig. Dann setzten Scham und Schuldgefühle ein und die steigende Anspannung vor dem nächsten Zyklus.

Mit dem Einsetzen der Wechseljahre sind die Hormone nun völlig durcheinander. Hitzewallungen, Schwitzen, Angst, depressive Stimmungen, Traurigkeit, Gewichtszunahme, Verlust der weiblichen Silhouette, Libidoverlust, Haarausfall und Schlafstörungen.

Die Frauenärztin hat mir gegen die Schlafstörungen Progesteron verschrieben. Sie erklärte mir, dass dieses Hormon vor der Periode physiologisch immer abfällt und dass es den Schlaf fördert. Trotz wirklich langjähriger Behandlung und offener Kommunikation über die jeweils starke Zunahme meiner psychischen Beschwerden in den Tagen vor meiner Periode bekam ich das Medikament verschrieben. Ist ja nur eine Hormonersatztherapie und gehört also dazu! Ohne Warnung über eventuelle Nebenwirkungen.

Während der Medikamenteneinnahme ging es mir gut, geschlafen habe ich allerdings kaum besser. Wie zuvor abgesprochen, wurde das Progesteron wieder reduziert bzw. abgesetzt. Mit dem Absetzen ging es aber erst richtig los. Die ›normalen‹ PMS-Symptome wurden noch um ein Vielfaches gesteigert. Innerhalb von zwei Tagen kam es zu unkontrollierbaren Weinanfällen, Selbsthass, Zweifel an meinen Fähigkeiten, Trauer, Gedächtnisstörungen, tiefen depressiven Gefühlen mit immer stärker werdenden Selbstmordgedanken. Innerhalb von ca. 1–2 Stunden erlebte ich einen völligen Kontrollverlust. Ich stand auf einmal mit einer Rasierklinge an der Pulsader im Bad und wollte mich wirklich selbst töten! Das war furchtbar erschreckend, und auch jetzt habe ich noch Angst, wieder so abzugleiten, ohne die Möglichkeit, Herrin der Situation zu sein. Die Tabletten werde ich nie wieder nehmen. Lieber schlafe ich schlecht, als mich noch einmal so zu verlieren.

Obwohl ich selbst im Gesundheitswesen tätig bin, habe ich erst nach dieser Erfahrung, im Alter von 50 Jahren, selbst recherchiert und dabei viel über PMS und psychische Beschwerden in den Wechseljahren erfahren. Dabei begegneten mir auch Informationen zur PMDS, in denen ich mich sofort wiedererkannte. Nachdem ich mich entsprechend beraten ließ, bat ich meinen Hausarzt, mir ein Antidepressivum, und zwar einen SSRI zu verschreiben, um diese tiefen Abstürze abzufangen. Seit einiger Zeit nehme ich nun einen SSRI und merke eine deutliche Abschwächung der depressiven Symptomatik und eine zunehmende Stabilisierung meiner Stimmung.

Ich mache der Ärztin keine Vorwürfe. Ich hätte mir aber gewünscht, dass ich schon früher über PMDS und die Behandlungsmöglichkeiten Bescheid gewusst hätte. Ich werbe dafür, dass Frauen mit bekannten psychischen Problemen Progesteron vorsichtiger verschrieben bekommen und dass eine Aufklärung über evtl. Nebenwirkungen stattfindet.«

Kommentar

Bei Frau N. ist leider das eingetreten, was wir gar nicht so selten sehen: Dass nämlich mit Beginn der Wechseljahre die ganz typische PMDS-Symptomatik und vor allem der klare zeitliche Rhythmus nicht mehr feststellbar sind, dass dafür aber typische Wechseljahrbeschwerden auftreten, die in vielerlei Hinsicht den PMDS-Symptomen ähneln. Und sie hat leider auch das beobachtet, was wir bei der Hormontherapie dargestellt haben, dass nämlich Progesteron nicht immer hilft, sondern sogar noch zu einer Verschlimmerung führen kann.

Die für sie richtige Therapiestrategie ist offensichtlich die Einnahme eines Antidepressivums vom SSRI-Typ, was dann mit Abklingen der Wechseljahre irgendwann auch schrittweise wieder ausgeschlichen werden kann. Wir gehen davon aus, dass auch für ihre früheren typischen PMDS-Beschwerden diese Behandlung schon eine Besserung gebracht hätte.

Die ganze Familie ist mit betroffen – Erfahrungen einer Mutter

Ortrud F.

»Unsere Tochter ist heute 17 Jahre alt. Sie ist das ältere von zwei Geschwistern. Sie war ein sehr aufgeschlossenes und fröhliches Kind mit ausgeprägter Fantasie und einer hohen Intelligenz und Kommunikationsfähigkeit.

Mit dem Beginn der Grundschulzeit zeigte sich ein charakterlicher Wechsel. Sie wurde zunehmend zurückhaltender, traute sich weniger in der Kommunikation mit Gleichaltrigen zu und zeigte sich gegenüber Lehrerinnen und Lehrern sehr regelhörig und strebsam. Sie litt darunter, wenn ihre Lehrerin laut die Klasse zurechtwies, sie reagierte hochsensibel, fühlte sich immer direkt angesprochen und nahm sich jede allgemeine Schelte persönlich sehr zu Herzen. Auch gegenüber offensiv auftretenden Kindern konnte sie sich nicht zur Wehr setzen und zog sich zurück.

Mit dem Schulwechsel in Klasse 5 erhoffte sie sich, neue Freunde finden zu können. Sie hatte allerdings große Schwierigkeiten, Kontakte zu knüpfen und empfand unharmonische Klassensituationen als unerträglich. Sie fühlte sich oft allein und entwickelte zunehmend Angst vor der Schulsituation und Menschenansammlungen im Allgemeinen, was dazu führte, dass sie mit 13 Jahren eine Gesprächstherapie begann.

Im Verlauf der folgenden drei Jahre und zweimaligem Therapeutinnenwechsel verschlimmerte sich ihre Angst immer mehr, und es entwickelte sich zusätzlich eine Depression; unsere Tochter wurde immer niedergeschlagener und hilfloser. Die Therapeutinnen probierten sich aus, worunter sie deutlich litt.

Ende 2019 war ihr Zustand so schwerwiegend und lebensbedrohlich und ihre schulischen Fehlzeiten so massiv, dass wir sie in einer psychiatrischen Klinik vorstellten, in der sie nach einer für uns sehr schwierigen Wartezeit stationär aufgenommen wurde. Mit Unterbrechung durch Corona verbrachte Sie dort etwa fünf Monate.

Zum Ende ihrer Klinikzeit schien sich ihre Situation einigermaßen stabilisiert zu haben. Zusätzlich wurde eine antidepressive Medikation begonnen, die nachfolgend weiter gesteigert werden sollte. Die Beschulung innerhalb der Klinik war zurückhaltend, die Gruppe sehr klein und der soziale Druck sehr gering. Dadurch gelang ihr die Rückkehr in eine überschaubare Schulsituation, sie legte die Prüfungen zur mittleren Reife in der Klinik ab.

Nach der Klinikzeit baute unsere Tochter zu ihrer neuen Therapeutin schnell eine sehr positive Beziehung auf. Nach den anschließenden großen Ferien wollte sie mit frischer Energie in die Oberstufe starten, die Lerngruppe setzte sich neu zusammen, und es ergab sich daraus ein Neustart.

Sie wirkte wie unter Strom, war unglaublich aktiv, offensiv und leistungsstark und hinterließ in kürzester Zeit einen sehr positiven Eindruck. Allerdings zeigte sich innerhalb weniger Wochen, dass sie deutlich über ihre Leistungsgrenze ging. Ihre Psychiaterin verschrieb ihr zusätzlich zu dem Antidepressivum verschiedene weitere Medikamente, um die aufkommende Depression und die massiv werdende Angststörung aufzufangen. Allerdings traten massiv Nebenwirkungen auf, das Absetzen der Medikation folgte und der weitere Versuch mit einem anderen Präparat.

Mit den Herbstferien kam der Zusammenbruch. Die Angst vor Menschen wurde übermächtig und hielt sie oft im Bett fest, Schule war nur noch sporadisch möglich, ab Mitte November wurde unsere Tochter vorläufig krankgeschrieben.

Es folgte eine Zeit, in der der wechselnde extreme Zustand unserer Tochter das Familienleben massiv bestimmte, in einer Weise, in der wir wiederum über eine Klinikzeit nachdachten, da wir emotional und erzieherisch massiv an unsere Grenzen kamen. In besonderem Maße betraf dies auch den Bruder, der sich auf unsere Bitte hin ebenfalls in therapeutische Begleitung begab. Er war oft Anker und Aufmunterer seiner Schwester, gleichzeitig massiv belastet und hin- und hergerissen zwischen Hilflosigkeit, Fürsorge und Wut. Sie hatte häufig schlimme Phasen mit lauten Schreiattacken quer durchs Haus, massiver Konzentration aller Aufmerksamkeit auf sie und häufigen zerstörenden Auswirkungen auf unseren Alltag und unsere Pläne als Familie. Viele Unternehmungen waren zu diesem Zeitpunkt, wenn überhaupt, nur noch sehr kurzfristig und eingeschränkt möglich und mussten allzu oft kurzfristig vorher oder kurz nach Beginn abgebrochen werden, wenn es unserer Tochter spontan wieder schlechter ging.

Im Verlauf zeigte sich uns immer deutlicher ein stark schwankender Zustand unserer Tochter. Bei einer sehr fragilen Gesamtlage wechselten sich schlimme Phasen totaler Apathie, schüttelnder Angst, Hyperventilation und lebensmüder Gedanken mit positiven, manchmal euphorischen Phasen ab. Ihr Schlafbedürfnis wurde oft übermächtig, hysterische Phasen und Panikattacken waren häufig.

Als zweites Psychopharmakon schien ein weiteres Antidepressivum hilfreich und ohne massive Nebenwirkungen zu sein, allerdings blieb es bei den stark schwankenden Zuständen, es schien ein gewisser Rhythmus von zwei erträglichen Wochen und zwei unerträglichen Wochen vorhanden zu sein.

Eine Internetrecherche brachte uns auf die Spur von PMDS, nach Korrespondenz mit Frau Prof. Rohde und Konsultation einer Gynäkologischen Endokrinologin in unserer Heimatstadt wurde unserer Tochter die durchgängige zusätzliche Einnahme einer Pille verschrieben.

Innerhalb weniger Wochen flachten die Stimmungsschwankungen deutlich ab, wenn auch auf niedrigem Niveau. Die Wochen des Corona-bedingten Homeschoolings ermöglichten es unserer Tochter, sich schulisch wieder in eine erleichterte Belastungssituation zu begeben, was dazu führte, dass sie sich nach den Osterferien wieder zurück in den Regelunterricht in die Schule traute. Für den Rest des Schuljahres besuchte sie regulär mit nur wenigen Fehltagen den Unterricht und schrieb alle Klausuren mit. Die Belastung war nach wie vor sehr hoch, teilweise grenzwertig hoch, aber die Medikation erschien zunächst erstmalig gut eingestellt und die monatlichen Schwankungen haben seitdem aufgehört. Unsere Tochter hat es trotz der erheblichen Fehlzeiten geschafft, das Schuljahr erfolgreich abzuschließen, und wurde versetzt. Sie hat jetzt nach den Ferien sehr positiv das neue Schuljahr begonnen und sich auf die Schule gefreut. Wir haben begonnen, die Dosis des einen Antidepressivums langsam zu reduzieren, was bisher gut funktioniert.

Ihre Angststörung ist nach wie vor präsent und wird sicherlich noch eine längerfristige Fortsetzung ihrer Psychotherapie bedeuten, allerdings ist unsere familiäre Situation durch die größere Berechenbarkeit ihrer Erkrankung und das fast vollständige Fehlen der dramatisch schlechten Phasen wieder erträglich und lebenswert geworden, und wir haben wieder Kraft, sie auf ihrem Weg unterstützend zu begleiten. Ihr nächstes Ziel wird sein, sich auch privat wieder aus dem Haus zu trauen. Wir sind sehr zuversichtlich, dass sie dies zeitnah schaffen wird.«

Kommentar

Die Schilderung von Frau F. zeigt eindrücklich, wie sehr die ganze Familie betroffen sein kann, wenn ein Familienmitglied – hier ein noch recht junges Mädchen – von so erheblichen psychischen Problemen betroffen ist, die auch große Auswirkungen auf ihr Sozialleben haben. Die kombinierte psychotherapeutische und antidepressive Behandlung führte zu einer positiven Veränderung, allerdings blieben die Schwankungen, die sich irgendwann als klar zyklusgebunden herausstellten. Die Verordnung einer Pille im Langzyklus brachte dann noch einmal eine erhebliche Verbesserung und ermöglichte dem jungen Mädchen einen schulischen Neustart und eine Beruhigung der familiären Situation.

Weiterhin ist die Tochter von Frau F. ein Beispiel für das Zusammentreffen von psychischer Störung mit zyklusgebundenen Verschlechterungen, was ja immer eine wichtige Abgrenzung von einer reinen PMDS ist. Und wie wichtig die Zyklusbeobachtung, im Idealfall die Führung eines Zyklustagebuches, zur genauen Diagnosestellung sein kann.

Literatur

Auf den folgenden Seiten finden Sie Angaben zu der wissenschaftlichen Literatur, die wir bei der Vorbereitung und Erstellung der Texte für dieses Buch verwendet haben. Die Aussagen, die durch diese Quellen untermauert werden, sind nicht extra gekennzeichnet, um die Lesbarkeit dieses Ratgebers nicht zu beeinträchtigen. Falls Sie im Einzelfall dazu Informationsbedarf haben, können Sie gerne bei uns nachfragen.

Vorwort

Bundeszentrale für Politische Bildung: Bevölkerung nach Altersgruppen und Geschlecht. (https://www.bpb.de/nachschlagen/zahlen-und-fakten/soziale-situation-in-deutschland/61538/altersgruppen, Zugriff am 10.02.2021).

Ein Blick zurück zu Beginn

American Psychiatric Association (APA) (1989) Diagnostisches und Statistisches Manuel Psychischer Störungen DSM-III-R. Weinheim: Beltz.

Barthel S (2021) Arbeit unter Schmerzen: Menstruationsurlaub für Frauen in Deutschland gefordert. (https://www.tz.de/welt/sollte-es-fuer-frauen-menstruationsurlaub-geben-zr-90849099.html, Zugriff am 22.02.2022).

Battey R (1880) Summary of the results of fifteen cases of Battey's Operation. The British Medical Journal, 3. April, 510–512.

Bleuler E (1930) Lehrbuch der Psychiatrie. 5. Stark umgearbeitete Auflage. Berlin: Springer-Verlag.

Blume A, Schneider S (1985) Die Regel: Eine herbeigeredete Krankheit. Das Handbuch über den weiblichen Monatszyklus. München: Mosaik.

Brockington I (2005) Menstrual psychosis. World Psychiatry 4: 9–17.

Dalton, Katharina D (1961) »Menstruation and Crime.« British Medical Journal: 1752–1753. (http://www.ncbi.nlm.nih.gov/pmc/articles/PMC1970933/pdf/brmedj03030-0034.pdf, Zugriff am 08.08.2021).

Diener H-C, Gaul C, Kropp P (2018) Therapie der Migräneattacke und Prophylaxe der Migräne. (www.dgn.org/leitlinien/ll-030-057-2018-therapie-der-migraene attacke-und-prophylaxe-der-migraene/, Zugriff am 28.09.2021).

Dilling H, Martin W, Schmidt H (2015) Internationale Klassifikation psychischer Störungen. ICD-10 Kapitel V (F). Klinisch-diagnostischer Leitlinien. 10. Aufl. Bern: Huber.

Endicott J, Eriksson E, Frank E et al. (1999) Is premenstrual dysphoric disorder a distinct clinical entity? J Womens Health Gend Based Med 8: 663–679.

Frank RT (1931) The hormonal causes of premenstrual tension. Arch Neurol Psych 26(5): 1053–1057.

Green R, Dalton KD (1953) »The Premenstrual Syndrome.« British Medical Journal 4818 (1953): 1007–14.

Hamilton JA, Parry B, Alagna S et al. (1984) Premenstrual mood changes: a guide to evaluation and treatment. Psychiatric Annals 14: 426–435.

Hering S, Maierhof G (2002) Die unpässliche Frau. Sozialgeschichte der Menstruation und Hygiene. Frankfurt: Mabuse.

Krafft-Ebing R v (1878) Untersuchungen über Irresein zur Zeit der Menstruation. Arch Psychiatrie 8: 65–107.

Krafft-Ebing R v (1893) Lehrbuch der Psychiatrie. 5. Vermehrte und verbesserte Auflage. Stuttgart: Enke Verlag.

Prigerson HG, Horowitz MJ, Jacobs SC et al. (2013) Prolonged Grief Disorder: Psychometric Validation of Criteria Proposed for DSM-V and ICD-11. PLOS Medicine 6(8): e1000121.

Rohde A, Klemme A (2002) Die Prämenstruelle Dysphorische Störung als schwerste Form des prämenstruellen Syndroms. Geburtsh Frauenheilk 62(Suppl. 1): 17–25.

Selby D, Singer C (2019) Mutter und ihre Kinder ersticken in einer Menstruationshütte in Nepal. (www.globalcitizen.org/de/content/nepal-mother-dies-period-hut/, Zugriff am 24.01.2022)

Studd J (2006) Ovariotomy for menstrual madness and premenstrual syndrome – 19th Century history and lessons for current practice. 6th IMS Workshop Menopause and Ageing, Quality of Life and Sexuality.

PMDS

APA (American Psychiatric Association) Diagnostisches und Statistisches Manual psychischer Störungen DSM-5. Deutsche Ausgabe. Herausgegeben von Falkai P, Wittchen H-U et al. (2020). 2. korrigierte Auflage. Hogrefe Göttingen

Dennerstein L, Lehert P, Heinemann K (2012) Epidemiology of premenstrual symptoms and disorders. Menopause Int. 18(2): 48–51.

Rapkin AJ, Lewis EI (2013) Treatment of premenstrual dysphoric disorder. Womens Health (Lond) 9(6): 537–56.

Rohde A (2008) Dr Jekyll and Ms Hyde: a case study of premenstrual dysphoric disorder. Gynecology forum 3: 29–32.

Rohde A, Dorn A, Hocke A (2017) Psychosomatik in der Gynäkologie. Stuttgart: Schattauer Verlag.

WHO: Einführung ICD-11: (https://www.bfarm.de/DE/Kodiersysteme/Klassifikationen/ICD/ICD-11/_node.html, Zugriff am 13.02.2022).

WHO: Kriterien ICD-11: (https://icd.who.int/browse11/l-m/en#/http://id.who.int/icd/entity/1526774088, Zugriff am 13.02.2022).

Ursachen/Einflussfaktoren

Dubol M, Epperson CN, Lanzenberger R et al. (2020) Neuroimaging premenstrual dysphoric disorder: A systematic and critical review. Front Neuroendocrinol 57: 100838. (doi: 10.1016/j.yfrne.2020.100838. Epub 2020 Apr 5).

Dubol M, Epperson CN, Sacher J et al. (2021) Neuroimaging the menstrual cycle: A multimodal systematic review. Front Neuroendocrinol 60: 100878. (doi: 10.1016/j.yfrne.2020.100878. Epub 2020 Oct 22).

Färber F, Rosendahl J (2018) Zusammenhang von Resilienz und psychischer Gesundheit bei körperlichen Erkrankungen. Systematisches Review und Metaanalyse. Dtsch Arztebl Int 115: 621–7.

Fava GA, Cosci F, Sonio N (2017) Current Psychosomatic Practice. Psychother Psychosom 86: 13–30.

Gordon JL, Girdler SS, Meltzer-Brody SE et al. (2015) Ovarian hormone fluctuation, neurosteroids, and HPA axis dysregulation in perimenopausal depression: a novel heuristic model. Am J Psychiatry 1;172(3): 227–36. (doi: 10.1176/appi.ajp.2014.14070918. Epub 2015 Jan 13).

Greene R, Dalton K (1953) The premenstrual syndrome. Br Med J 1(4818): 1007–14. (doi: 10.1136/bmj.1.4818.1007).

Hantsoo L, Epperson CN (2020) Allopregnanolone in premenstrual dysphoric disorder (PMDD) Evidence for dysregulated sensitivity to GABA-A receptor modulating neuroactive steroids across the menstrual cycle. Neurobiol Stress 12: 100213. (doi: 10.1016/j.ynstr.2020.100213).

Henshaw C, Foreman D, Belcher J et al. (1996) Can one induce premenstrual symptomatology in women with prior hysterectomy and bilateral oophorectomy? J Psychosom Obstet Gynaecol 17(1): 21–8.

Huo L, Straub RE, Roca C et al. (2007) Risk for premenstrual dysphoric disorder is associated with genetic variation in ESR1, the estrogen receptor alpha gene. Biol Psychiatry. 15;62(8): 925–33. (doi: 10.1016/j.biopsych.2006.12.019. Epub 2007 Jun 27).

Jahanfar S, Lye M, Krishnarajah IS (2011) The heritability of premenstrual syndrome. Twin Res Hum Genet 14(5): 433–436.

Kendler KS, Karkowski LM, Corey LA, Neale MC (1998) Longitudinal population-based twin study of retrospectively reported premenstrual symptoms and lifetime major depression. Am J Psychiatry 155: 1234–40.

Kiesner J, Granger DA (2016) A lack of consistent evidence for cortisol dysregulation in premenstrual syndrome/premenstrual dysphoric disorder. Psychoneuroendocrinology 65: 149–164.

Leidenberger F, Strowitzki T, Ortmann O (2014) (Hrsg.) Klinische Endokrinologie für Frauenärzte, 5. Aufl. Heidelberg: Springer.

Marjoribanks J, Brown J, O'Brien PM, Wyatt K (2013) Selective serotonin reuptake inhibitors for premenstrual syndrome. Cochrane Database Syst Rev (6): CD001396. (doi: 10.1002/14651858.CD001396.pub3).

Masho SW, Adera T, South-Paul J (2005) Obesity as a risk factor for premenstrual syndrome. J Psychosom Obstet Gynaecol 26: 33–39.

Perkonigg A, Yonkers K, Pfister H et al. (2004) Risk factors for premenstrual dysphoric disorder in a community sample of young women: The role of traumatic events and posttraumatic stress disorder. J Clin Psychiatry 65: 1314–22.

Schmidt PJ, Martinez PE, Nieman LK et al. (2017) Premenstrual Dysphoric Disorder Symptoms Following Ovarian Suppression: Triggered by Change in Ovarian Steroid Levels But Not Continuous Stable Levels. Am J Psychiatry 174(10): 980–989. (doi: 10.1176/appi.ajp.2017.16101113. Epub 2017 Apr 21).

Schweizer-Schubert S, Gordon JL, Eisenlohr-Moul TA et al. (2021) Steroid Hormone Sensitivity in Reproductive Mood Disorders: On the Role of the GABAA Receptor Complex and Stress During Hormonal Transitions. Front Med (Lausanne) 18(7): 479646. (doi: 10.3389/fmed.2020.479646).

Segebladh B, Borgström A, Nyberg S et al. (2009) Evaluation of different add-back estradiol and progesterone treatments to gonadotropin-releasing hormone agonist treatment in patients with premenstrual dysphoric disorder. Am J Obstet Gynecol 201(2): 139.e1–8. (doi: 10.1016/j.ajog.2009.03.016. Epub 2009 Apr 26).

Treloar S, Heath A, Martin N (2002) Genetic and environmental influences on premenstrual symptoms in an Australian twin sample. Psychol Med 32: 25–38.

Ullah A, Long X, Mat WK et al. (2020) Highly Recurrent Copy Number Variations in GABRB2 Associated With Schizophrenia and Premenstrual Dysphoric Disorder. Front Psychiatry 30(11): 572. (doi: 10.3389/fpsyt.2020.00572).

Walton N, Maguire J (2019) Allopregnanolone-based treatments for postpartum depression: why/how do they work? Neurobiol Stress. 11: 100198. (doi: 10.1016/j.ynstr.2019.100198).

Yonkers KA, O'Brien PM, Eriksson E (2008) Premenstrual syndrome. Lancet 371(9619): 1200–10.

Abgrenzung PMDS und Zykluseinflüsse bei anderen Störungen

Accortt EE, Kogan AV, Allen JJB (2013) Personal history of Major depression may put women at risko for premenstrual dysphoric symptomatology. J Affect Disord 150: 124–1237.

Bharadway S et al. (2015) Symptomatology of irritable bowel syndrome and inflammatory bowel disease during the menstrual cycle. Gastroenterology Report 3(3): 185–193. (doi: 10.1093/gastro/gov010).

Gregory RJ, Masand PS, Yohai NH (2000) Depression Across the Reproductive Life Cycle: Correlations Between Events. J Clin Psychiatry 4: 127–129.

Pinkerton JV, Guico-Pabia CJ, Taylor HS (2010) Menstrual cycle-related exacerbation of disease. Am J Obstet Gynecol 202(3): 221–31. (doi: 10.1016/j.ajog.2009.07.061).

Sepede G, Brunetti M, Di Giannantonio M (2020) Comorbid Premenstrual Dysphoric Disorder in Women with Bipolar Disorder: Management Challenges. Neuropsychiatric Disease and Treatment 16: 415–426.

Slyepchenko A, Frey BN, Lafer B, Nierenberg A, Sachs GS, Dias RS (2017) Increased Burden in Women with Co-Morbid Bipolar and Premenstrual Dysphoric Disorder: Data from 1.099 Women from STEP-BD-Study. Acta Psychiatr Scand 136(5): 473–482. (doi: 10.1111/acps.12797).

Slyepchenko A, Minuzzi L, Frey BN (2021) Comorbid Premenstrual Dysphoric Disorder and Bipolar Disorder: A Review. Frontiers in Psychiatry. (Doi:10.3389/fpsyt.2021.719241).

Yen J-Y, Lin P-C, Huang M-F et al. (2020) Association between Generalized Anxiety Disorder and Premenstrual Dysphoric Disorder in a Diagnostic Interviewing Study. Int. J. Environ. Res. Public Health 17(3): 988. (doi:10.3390/ijerph17030988).

Therapiemöglichkeiten

Alder J, Urech C (2014) Psychotherapie in der Frauenheilkunde. Göttingen: Hogrefe.

Arab A, Golpour-Hamedani S, Rafie N (2019) The Association Between Vitamin D and Premenstrual Syndrome: A Systematic Review and Meta-Analysis of Current Literature. J Am Coll Nutr 38(7): 648–656. (doi: 10.1080/07315724.2019.1566036. Epub 2019 May 10).

Arab A, Rafie N, Askari G, Taghiabadi M (2020) Beneficial Role of Calcium in Premenstrual Syndrome: A Systematic Review of Current Literature. Int J Prev Med 11: 156. (doi: 10.4103/ijpvm.IJPVM_243_19).

Bäckström T, Ekberg K, Hirschberg AL et al. (2021) A randomized, double-blind study on efficacy and safety of sepranolone in premenstrual dysphoric disorder.

Psychoneuroendocrinology 133: 105426. (doi: 10.1016/j.psyneuen.2021. 105426. Epub ahead of print).

Baker FC, Colrain IM (2010) Daytime sleepiness, psychomotor performance, waking EEG spectra and evoked potentials in women with severe premenstrual syndrome. J Sleep Res 19(1 Pt 2): 214–27. (doi: 10.1111/j.1365-2869.2009. 00782.x. Epub 2009 Oct 14).

Beck AT, Rush AJ, Shaw BF, Emery G (1979) Cognitive Therapy of Depression. New York: The Guilford Press.

Bromberger JT, Epperson CN (2018) Depression During and After the Perimenopause: Impact of Hormones, Genetics, and Environmental Determinants of Disease. Obstet Gynecol Clin North Am 45(4): 663–678. (doi: 10.1016/j.ogc.2018.07.007. Epub 2018 Oct 25).

Brown J, O'Brien PMS, Majoribanks J, Wyatt K (2009) Selective serotonin reuptake inhibitors for premenstrual syndrome. Cochrane Database Syst Rev 15: CD001396. (Doi:10.1002/14651858.CD001396.pub2).

Canning S, Waterman M, Orsi N et al. (2010) The efficacy of Hypericum perforatum (St John's wort) for the treatment of premenstrual syndrome: a randomized, double-blind, placebo-controlled trial. CNS Drugs 24(3): 207–25. (doi: 10.2165/11530120-000000000-00000).

Cerqueira RO, Frey BN, Leclerc E, Brietzke E (2017) Vitex agnus castus for premenstrual syndrome and premenstrual dysphoric disorder: a systematic review. Arch Womens Ment Health 20(6): 713–719. (doi: 10.1007/s00737-017-0791-0. Epub 2017 Oct 23).

Cunningham J, Yonkers KA, O'Brien S, Eriksson E (2009) Update on research and treatment of premenstrual dysphoric disorder. Harv Rev Psychiatry 17(2): 120–376.

de Wit AE, de Vries YA, de Boer MK et al. (2021) Efficacy of combined oral contraceptives for depressive symptoms and overall symptomatology in premenstrual syndrome: pairwise and network meta-analysis of randomized trials. Am J Obstet Gynecol 225(6): 624–633. (doi: 10.1016/j.ajog.2021.06.090. Epub ahead of print).

Eisenlohr-Moul TA, Girdler SS, Johnson JL et al. (2017) Treatment of premenstrual dysphoria with continuous versus intermittent dosing of oral contraceptives: Results of a three-arm randomized controlled trial. Depress Anxiety 34(10): 908–917. (doi: 10.1002/da.22673. Epub 2017 Jul 17).

Erickson MH (2018) Meine Stimme begleitet Sie überallhin: ein Lehrseminar mit Milton H. Erickson. In: Zeig J K (Hrsg.) 12. Aufl. Stuttgart: Klett-Cotta.

Fanaei H, Khayat S, Kasaeian A, Javadimehr M (2016) Effect of curcumin on serum brain-derived neurotrophic factor levels in women with premenstrual syndrome: A randomized, double-blind, placebo-controlled trial. Neuropeptides 56: 25–31. (doi: 10.1016/j.npep.2015.11.003. Epub 2015 Nov 11).

Fernández MDM, Saulyte J, Inskip HM, Takkouche B (2018) Premenstrual syndrome and alcohol consumption: a systematic review and meta-analysis. BMJ Open 8(3): e019490. (doi: 10.1136/bmjopen-2017-019490).

Ford O, Lethaby A, Roberts H, Mol BW (2012) Progesterone for premenstrual syndrome. Cochrane Database Syst Re 2012(3): CD003415. (doi: 10.1002/14651858.CD003415.pub4).

Freeman EW (2010) Associations of depression with the transition to menopause. Menopause 17: 823–827.

Freeman EW, Kroll R, Rapkin A et al. (2001); PMS/PMDD Research Group. Evaluation of a unique oral contraceptive in the treatment of premenstrual dysphoric disorder. J Womens Health Gend Based Med 10(6): 561–9.

Freeman EW, Rickels K, Yonkers KA et al. (2001) Venlafaxine in the treatment of premenstrual dysphoric disorder. Obstet Gynecol 98: 737–744. (Doi:10.1016/s0029-7844(01)01530-7).

Gemeinsamer Bundesausschuss: Off-Label-Use – Verordnungsfähigkeit von Arzneimitteln in nicht zugelassenen Anwendungsbieten (www.g-ba.de/themen/arzneimittel/arzneimittel-richtlinie-anlagen/off-label-use/, Zugriff am 11.10.2021).

Gordon JL, Girdler SS, Meltzer-Brody SE et al. (2015) Ovarian hormone fluctuation, neurosteroids, and HPA axis dysregulation in perimenopausal depression: a novel heuristic model. Am J Psychiatry 172(3): 227–36. (doi: 10.1176/appi.ajp.2014.14070918. Epub 2015 Jan 13).

Hantsoo L, Epperson CN (2020) Allopregnanolone in premenstrual dysphoric disorder (PMDD) Evidence for dysregulated sensitivity to GABA-A receptor modulating neuroactive steroids across the menstrual cycle. Neurobiol Stress 12: 100213. (doi: 10.1016/j.ynstr.2020.100213).

Hernandez-Reif M, Martinez A, Field T et al. (2000) Premenstrual symptoms are relieved by massage therapy. Journal of Psychosomatic Obstetrics an Gynecology 21(1): 9–15.

Hunter MS, Ussher JM, Browne SJ, et al. (2002) A randomized comparison of psychological (cognitive behavior therapy), medical (fluoxetine) and combined treatment for women with premenstrual dysphoric disorder. J Psychosom Obstet Gynaecol 23(3): 193–9.

Jang SH, Kim DI, Choi MS (2014) Effects and treatment methods of acupuncture and herbal medicine for premenstrual syndrome/premenstrual dysphoric disorder: systematic review. BMC Complement Altern Med 14: 11. (doi: 10.1186/1472-6882-14-11).

Jarosz AC, El-Sohemy A (2019) Association between Vitamin D Status and Premenstrual Symptoms. J Acad Nutr Diet 119(1): 115–123. (doi: 10.1016/j.jand.2018.06.014. Epub 2018 Sep 1).

Joyce KM, Good KP, Tibbo P et al. (2021) Addictive behaviors across the menstrual cycle: a systematic review. Arch Womens Ment Health (4): 529–542. (doi: 10.1007/s00737-020-01094-0. Epub 2021 Jan 6).

Khayat S, Fanaei H, Kheirkhah M et al. (2015) Curcumin attenuates severity of premenstrual syndrome symptoms: A randomized, double-blind, placebo-controlled trial. Complement Ther Med 23(3): 318–24. (doi: 10.1016/j.ctim.2015.04.001. Epub 2015 Apr 9).

Lin PC, Ko CH, Lin YJ, Yen JY (2021) Insomnia, Inattention and Fatigue Symptoms of Women with Premenstrual Dysphoric Disorder. Int J Environ Res Public Health 18(12): 6192. (doi: 10.3390/ijerph18126192).

Lopez LM, Kaptein AA, Helmerhorst FM (2012) Oral contraceptives containing drospirenone for premenstrual syndrome. Cochrane Database Syst Rev (2): CD006586. (doi: 10.1002/14651858.CD006586.pub4).

Lundin C, Danielsson KG, Bixo M et al. (2017) Combined oral contraceptive use is associated with both improvement and worsening of mood in the different phases of the treatment cycle-A double-blind, placebo-controlled randomized trial. Psychoneuroendocrinology 76: 135–143. (doi: 10.1016/j.psyneuen.2016.11.033. Epub 2016 Nov 29).

Lustyk MK, Gerrish W G, Shaver S, Keys SL (2009) Cognitive-behavioral therapy for premenstrual syndrome an premenstrual dysphoric disorder: a systematic review. Arcives of Women's Mental Health 12(2): 85–96.

Maki PM, Kornstein SG, Joffe H et al. (2019) Guidelines for the Evaluation and Treatment of Perimenopausal Depression: Summary and Recommendations. J Womens Health (Larchmt) 28(2): 117–134.

Marjoribanks J, Brown J, O'Brien PM, Wyatt K (2013) Selective serotonin reuptake inhibitors for premenstrual syndrome. Cochrane Database Syst Rev (6): CD001396. (doi: 10.1002/14651858.CD001396.pub3).

Marr J, Heinemann K, Kunz M, Rapkin A (2011) Ethinyl estradiol 20µg/drospirenone 3 mg 24/4 oral contraceptive for the treatment of functional impairment in women with premenstrual dysphoric disorder. Int J Gynaecol Obstet 113(2): 103–7.

Marr J, Niknian M, Shulman LP, Lynen R (2011) Premenstrual dysphoric disorder symptom cluster improvement by cycle with the combined oral contraceptive ethinylestradiol 20 mcg plus drospirenone 3 mg administered in a 24/4 regimen. Contraception 84(1): 81–6.

Masho SW, Adera T, South-Paul J (2005) Obesity as a risk factor for premenstrual syndrome. J Psychosom Obstet Gynaecol 26: 33–39.

Moderie C, Boudreau P, Shechter A et al. (2021) Effects Of Exogenous Melatonin On Sleep And Circadian Rhythms In Women With Premenstrual Dysphoric Disorder. Sleep 8: zsab171. (doi: 10.1093/sleep/zsab171. Epub ahead of print).

Parry BL, Meliska CJ, Sorenson DL et al. (2011) Reduced phase-advance of plasma melatonin after bright morning light in the luteal, but not follicular, menstrual cycle phase in premenstrual dysphoric disorder: an extended study. Chronobiol Int 28(5): 415–24. (doi: 10.3109/07420528.2011.567365).

Pearce E, Jolly K, Jones LL et al. (2020) Exercise for premenstrual syndrome: a systematic review and meta-analysis of randomised controlled trials. BJGP Open 4(3): bjgpopen 20X101032. (doi: 10.3399/bjgpopen20X101032.)

Pearlstein TB, Bachmann GA, Zacur HA, Yonkers KA (2005) Treatment of premenstrual dysphoric disorder with a new drospirenone-containing oral contraceptive formulation. Contraception 72(6): 414–21.

Pearlstein TB, Steiner M (2008) Premenstrual dysphoric disorder: burden of illness and treatment update. J Psychiatry Neurosci 33(4): 291–301.

Rapkin AJ, Lewis EI (2013) Treatment of premenstrual dysphoric disorder. Womens Health (Lond) 9(6): 537–56.

Rohde A (2019) PMS und PMDS – Behandlungsmöglichkeiten in der Frauenarztpraxis, wenn die psychischen Symptome im Vordergrund stehen. GYNE (2): 30–36.

Rohde A, Dorn A, Hocke A (2017) Psychosomatik in der Gynäkologie. Kompaktes Wissen – Konkretes Handeln. Stuttgart: Schattauer.

Sander B, Gordon JL (2021) Premenstrual Mood Symptoms in the Perimenopause. Curr Psychiatry Rep 23(11): 73. (doi: 10.1007/s11920-021-01285-1).

Sayegh R, Schiff I, Wurtman J et al. (1995) The effect of carbohydrate-rich beverage on mood, appetite, and cognitive function in women with premenstrual syndrome. Obstet. Gynecol 86(4 Pt 1): 520–528.

Schechter A, Boivin DB (2010) Sleep, hormones, and circadian rhythms throughout the menstrual cycle in healthy women and women with premenstrual dysphoric disorder. Int. J.

Segebladh B, Borgström A, Nyberg S et al. (2009) Evaluation of different add-back estradiol and progesterone treatments to gonadotropin-releasing hormone agonist treatment in patients with premenstrual dysphoric disorder. Am J Obstet Gynecol 201(2): 139.e1–8. (doi: 10.1016/j.ajog.2009.03.016. Epub 2009 Apr 26).

Shobeiri F, Araste FE, Ebrahimi R et al. (2017) Effect of calcium on premenstrual syndrome: A double-blind randomized clinical trial. Obstet Gynecol Sci 60: 100–105. (doi: 10.4103/IJPVM_243_19).

Soares CN (2014) Mood disorders in midlife women: understanding the critical window and ist clinical implications. Menopause 21: 198–206.

Steinberg EM, Cardoso GM, Martinez PE et al. (2012) Rapid response to fluoxetine in women with premenstrual dysphoric disorder. Depress Anxiety 29(6): 531–40. (Doi: 10.1002/da.21959).

Steiner M, Pearlstein T, Cohen LS et al. (2006) Expert guidelines for the treatment of severe PMS, PMDD, and comorbidities: The role of SSRIs. J Women's Health 15: 57–69.

Stute P, Neulen J, Wildt L (2016) The impact of micronized progesterone on the endometrium: a systematic review. Climacteric 19(4): 316–28. (doi: 10.1080/13697137.2016.1187123. Epub 2016 Jun 9).

Sulak PJ, Scow RD, Preece C et al. (2000) Hormone withdrawal symptoms in oral contraceptive users. Obstet Gynecol 95(2): 261–6. (doi: 10.1016/s0029-7844(99)00524-4).

Thys-Jacobs S, Starkey P, Bernstein D, Tian (1998) Calcium carbonate and the premenstrual syndrome: effects on premenstrual and menstrual symptoms. Premenstrual Syndrome Study Group. Am J Obstet Gynecol 179(2): 444–52. (doi: 10.1016/s0002-9378(98)70377-1).

Verkaik S, Kamperman AM, van Westrhenen R, Schulte PFJ (2017) The treatment of premenstrual syndrome with preparations of Vitex agnus castus: a systematic review and meta-analysis. Am J Obstet Gynecol 217(2): 150–166. (doi: 10.1016/j.ajog.2017.02.028. Epub 2017 Feb 22).

Wegner M, Helmich I, Machado S et al. (2014) Effects of exercise on anxiety and depression disorders: review of meta-analyses and neurobiological mechanisms. CNS Neurol Disord Drug Targets 13(6): 1002–14.

Weise C, Kaiser G, Janda C, Kues JN, Andersson G, Strahler J, Kleinstäuber M (2019) Internet-Based Cognitive-Behavioural Intervention for Women with Premenstrual Dysphoric Disorder: A Randomized Controlled Trial. Psychother Psychosom;88(1): 16–29. (doi: 10.1159/000496237. Epub 2019 Feb 19).

Wyatt KM, Dimmock PW, Ismail KM et al. (2004) The effectiveness of GnRHa with and without ›add-back‹ therapy in treating premenstrual syndrome: a meta analysis. BJOG 111(6): 585–93. (doi: 10.1111/j.1471–0528.2004.00135.x).

Yonkers K, O'Brien S, Eriksson E (2008) Premenstrual Syndrom. Lancet 371(9619): 1200–1210. (DOI: 10.1016/S0140–6736(08)60527–9)

Yonkers KA, Brown C, Pearlstein TB et al. (2005) Efficacy of a new low-dose oral contraceptive with drospirenone in premenstrual dysphoric disorder. Obstet Gynecol 106(3): 492–501.

Yonkers KA, Pearlstein TB, Gotman N (2013) A pilot study to compare fluoxetine, calcium, and placebo in the treatment of premenstrual syndrome. J Clin Psychopharmacol 33(5): 614–20. (doi: 10.1097/JCP.0b013e31829c7697).

Selbsthilfestrategien

Bandura A (1977) Self-Efficacy: Toward a Unifying Theory of Behavioral Change. In: Psychological Review. Band 84, Nr. 2. S. 191–215.

Dorn A, Rohde A (2020) Krisen in der Schwangerschaft. Ein Wegweiser für schwangere Frauen und alle, die sie begleiten. Stuttgart: Kohlhammer.

Gordon T (2012) Familienkonferenz: Die Lösung von Konflikten zwischen Eltern und Kind. München: Heyne.

Jacobson E (1990) Entspannung als Therapie. Progressive Relaxation in Theorie und Praxis. Aus dem Amerikanischen von Karin Wirth. 7. Aufl. Stuttgart: Klett-Cotta.

Jütte R (2019) Selbsteingebildete Pillen können wirken. Deutsches Ärzteblatt 31–32: 1426–1427.

Kabat-Zinn J, Kappen H (2011) Gesund durch Meditation: Das vollständige Grundlagenwerk zu MBSR. Frankfurt: O.W. Barth.

Lazarus RS (1999) Stress and Emotion. A new Synthesis. London: Free Association Books.

Linehan MM (2006) Trainingsmanual zur Dialektisch-Behavioralen Therapie der Borderline-Persönlichkeitsstörung. 2. Aufl. München: CIP-Medien.

Schultz JH (2004) Das original Übungsheft für das autogene Training. Anleitung vom Begründer der Selbstentspannung. 24. Aufl. Stuttgart: TRIAS.

Selye H (1976) Stress in health and disease. Woburn: Butterworth.

Wegner M, Helmich I, Machado S, Nardi AE, Arias-Carrion O, Budde H (2014) Effects of exercise on anxiety and depression disorders: review of meta-analyses and neurobiological mechanisms. CNS Neurol Disord Drug Targets 13(6): 1002–14.